U0112444

后浪

人体
不可思议的
兵工厂

IMMUNE:

HOW YOUR BODY DEFENDS AND PROTECTS YOU

[英]凯瑟琳·卡弗 著

CATHERINE CARVER

徐说 译

唐杰 审校

贵州出版集团
贵州人民出版社

前　言

养兵千日

史诗里的每一个故事都需要一位英雄。我们的英雄身高 12 微米，寿命以小时计算——它就是中性粒细胞（neutrophil），你的性命依赖它来保全。不要小看它迷你的身材和短暂的生命。中性粒细胞能够分泌 DNA 形成的网状陷阱去抓捕腺鼠疫的病原体，能释放酶分解炭疽芽孢杆菌，还能够对细菌发动大规模袭击并光荣牺牲。我们的身体与周围环境中的细菌、病毒、真菌和寄生虫之间永远炮火连天，而中性粒细胞就是我们的关键兵力。从性交到清洁厨房水池，我们所做的每一件事都将自身暴露在上百万的潜在入侵者面前，但我们依然相当安全。大多数时候，入侵者都失败了。因为人体就像一座十分坚固的城堡，驻有数十亿士兵。有的士兵只能存活不到一天，有的士兵能在多年后仍记得打过的仗，这一切都具有重要的保护意义。每个人的身体里都有一支看不见的队伍，我们将一同领略有关这支队伍的种种奇迹和秘密。

此次冒险将从游览主要防御措施开始。我们身体的主要防御措施包括眼泪、鼻涕、胃酸和一众具杀伤性的细胞。借助从医学史到科技前沿的各种实例，我们将探索人类体内不可思议的兵工厂，探讨它是如何抵御从普通感冒到瘟疫的各种疾病的。

接下来，我们将一口气看完器官移植的过去、现在和将来——从第一起心脏移植到实验室培养的阴道，以及免疫系统对移植成败的重要影响。我们中的绝大多数人可能都没有做过器官移植，但每一个人的健康都依赖于异体细胞。这将是"寡不敌众"一章（第五章）的中心，你将读到有关免疫系统与身体内数以万亿计的常驻菌之间关系的新证据。

在这些肮脏的事情被揭露以后，我们将谈一谈性科学，研究一下免疫系统在短暂邂逅时、在我们遇见爱情并跳起"免疫探戈"（第六章）时的作用。后续的一章将抓住大好时机，谈一谈怀孕。在写这本书时，我可爱的女儿正寄生在我的腹内，我在这一章中倾注了真情，因为它讲述了免疫系统如何允许甚至鼓励胎儿存活，尽管胎儿是外来入侵者。

当然，并非所有寄生生物都是可爱可贵的。在"寄生生物的王宫"（第八章）中，我们将认识这些令人毛骨悚然的、居住在我们体内的生物，以及免疫系统将它们清扫出门的方法。这一章还介绍了寄居在大脑内的蠕虫，以及小小的寄生虫是如何让人想去高空跳伞的。读完这些令人不愉快的内容后，会有一些轻松的阅读，涉及我们的适应性刺客——T细胞和B细胞，以及我们如何制造出多如繁星的抗体。接下来，你将会读到人类如何训练这些细胞听从指挥。疫苗是人类操纵免疫系统的一大胜利，让我们能够预防和治疗一系列严重疾病。

然而，这个故事不会是一路彩虹，我们将发现过敏背后的可怕事实，以及身体如何对一些看似无害的事物——比如草莓、乳胶，甚至是体育锻炼——产生过激反应。免疫系统将在后面的一章中继续扮演反派角色，我们将探讨其阴暗面，看一看当它将火力对准自身时会发生什么。在拿出我们的防御措施之前，我们先谈一谈"无防御"（第十三章），了解一下过弱的免疫系统导致的可怕后果，及其怎样使正常生活变成奢望。

以此为跳板，我们跃向免疫系统最凶猛的敌人。排在首位的是癌症，这位大腕占据单独的一章，我们将回顾为何癌症是免疫系统的艰难挑战，以及现代医学是如何应对的。在"病菌杀手"（第十五章）中，我们将考察埃博拉病毒与炭疽杆菌——两种最富经验的人类杀手——并说明我们为什么对其瑟瑟发抖，非常害怕。

然而，尽管这一切如此可畏，也有许多值得期盼的。"聪明的药物"一章（第十六章）将以展望未来作为结尾。一种新型药物将利用免疫系统的能力，带我们逃离抗生素灾难的噩梦。

本书涉及的货币汇率换算：

1. 当前 1 美元 ≈ 7.3015 人民币

   2011 年 1 美元 ≈ 6.4588 人民币

   2014 年 1 美元 ≈ 6.1428 人民币

   2015 年 1 美元 ≈ 6.2284 人民币

2. 当前 1 英镑 ≈ 8.9371 人民币

   2013 年 1 英镑 ≈ 9.6793 人民币

3. 当前 1 加元 ≈ 5.3340 人民币

注：当前汇率均为 2023 年 10 月数据；年汇率均为年度平均汇率。

目　录

第一章

正面免疫：第一道防线

望着眼前这个装满我自己的尿液的量筒，我不禁感叹，在剑桥学习的真实体验和我的想象着实差距太大。在我的想象中，剑桥是那些尖顶建筑、成群结队的自行车或者与诺贝尔奖得主共襄盛宴，我当然不曾设想过有关尿液的场景。这次随堂实验和其他许多次随堂实验一起向我展示了人体内部的辉煌（以及书呆子愿意为了知识能探索到怎样极致的深度）。在一个人类已经花费数十亿经费来研究遥远星球的时代，我们对每时每刻发生在每个人体内的事情仍然了解得少得可怜。而此时的你不必像我一样贡献自己的体液，就能轻松地从这本书中读到一系列关于免疫系统的趣闻。

我们先来做一个大胆的想象：假设我们将一百个人放进同一个房间，给他们一些蜡笔，让他们画一个防御系统。你认为我们将看到什么？他们大概会画出高高的城堡、坚固的城墙，再画上一圈护城河（更有想象力的人可能会在护城河里画上鲨鱼）。或许，一些士兵会在不速之客来访时倾倒沸油。而在那些不那么怀旧的人的画中，也许会出现一排激光器、火箭和机关枪。这些都在意料之中。就算人们不知道谁是防御的对象，也能做出一些看上去不错的选择。这很像是免疫系统的"固有免疫"部队——人们生来就具有的防御部队，而且终身不会发生太大的改变。固有免疫系统是人体的第一道防线。在我们出生时，它就已经准备就绪，能够根据外来威胁的可预测的特征，防御多种普通疾病。例如，入侵者都需要一个突破口——不论是微小的病毒，还是大个头的虫子，都得寻找入口——所以，人体所有能够进出的部位都需要被牢牢控制，固有免疫系统扮演的正是这一防卫的角色。

让我们来想象另一种情形。如果我们让房间中的一百个人画一个针对某一种特定威胁的防御系统，他们的画法将与前一种情形大为不同。例如，如果要抵抗吸血鬼德古拉（Dracula），那么大蒜和圣水将是防御系统的重点。但如果要抵抗黑武士达斯·维德（Darth Vader），那么大蒜和圣水就派不上用场了。这种具有针对性的武器部署就好比是我们免疫系统的"适应性免疫"部队。固有免疫反应拥有广泛的作用范围，而适应性免疫作为补充，能够识别某些特定的威胁并做出反应。这座"兵工厂"自我们出生起就建设了一个记忆库，记录着我们遇到的每一次感染。也就是说，我出生的时候，我的免疫系统的技能包里可能不包括应对天花的方法，但是一旦我染上了天花，那么我的免疫系统就会竭尽所能，在我被杀死之前，制造出一种物质来消灭这些病毒。不过，这一适应性过程需要时间。所以，固有免疫会率先进行防御。甚至在大多数情况下，在适应性免疫系统开始打造具有针对性的武器之前，第一道防线就足以摆平入侵者。固有免疫反应与适应性免疫反应之间有紧密的联系，随着认识的深入，二者之间的界限越来越模糊。不过现在将两者分开讨论仍是一个好方法，毕竟我们所谈论的是这个星球上最精密的防御系统——人体——之最复杂的内部结构。

所谓肤浅

我们的第一道固有免疫防线隐藏在众目睽睽之下，那就是我们的皮肤。皮肤是人体最大的器官，如果将皮肤剥下，一个人会立刻减轻 12 公斤。人皮曾被用来制作钱包和书皮，如果将一个成年人的皮肤铺开来，可以做成一个相当大的地毯，面积大约为 2 平方米。也许是受到了这个想法的启发，一家设计公司打造了一组仿人体家具，并且借助信息素的渗透，设计出了外观、触感、气味等都和肉体一模一样的胖乎乎的座椅。他们甚至为座椅设计了肚脐眼。这听起来可能很新奇，但是，很多人每天晚上都会窝在一张真正的死牛皮肤的沙发上。谢天谢地，沙发行业的人才比我更擅长市场营销，让人们用上了"真皮沙发"，而不是"死牛沙发"。

言归正传。人们之所以用真皮制作沙发，是因为真皮是一种经久耐用的材料。我们脚底的皮肤厚度是眼睑的皮肤厚度的 8 倍，但它的每一寸都是精致的屏障，能够防御有害入侵者的袭击。这个屏障的重点在其最外层，被称作表皮。当我们脱皮的时候，皮肤细胞需要用 2~4 周才能穿过 4 层表皮细胞，在从最深层到表面的迁移过程中，其外观和功能像微型变色龙一样不断变化。最深处的一层只有一个细胞那么厚，是表皮上唯一能够发生细胞分裂的一层——从这里开始，细胞们将踏上通往死亡的单程旅行。

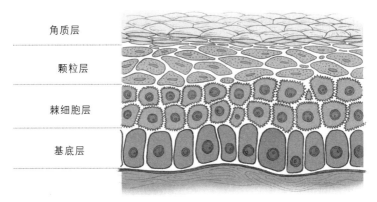

图 1.1　细胞层

这些微型变色龙的死亡旅行的第一步，是把结构调整为棘细胞层（prickle cell layer）。棘细胞层的名称来自其形状，如果你通过显微镜观察处于这一阶段的细胞，它们看起来好像用刺或棘与彼此连接在一起。这些棘状突起本质上是角蛋白纤维，连接点被称为桥粒，能够将细胞牢固地扣接在一起，形成一个 8～10 个细胞厚的相对难以透过的墙。

细胞离开这一层后，将迁移到颗粒层（granule cell layer），接着细胞核逐渐消失，并开始装填脂肪。这些脂肪将被释放在颗粒层与透明层（stratum lucidum）的边界处，为皮肤提供防水保护。在最近一个关于防水功能的研究中，瑞典的科研工作者从 5 名志愿者的手臂上各刮取了一小块皮肤。接着，他们把取下的皮肤组织放进高压冷冻机，在-140℃的温度下冷冻，以俘获那一刻精确的原子排列。然后，他们取出这一"柯达时刻"，用冷冻的钻石刀片将皮肤组织切成非常薄的切片，在降温至-180℃的显微镜下观察这一脂肪层的结构。结果颇为出人意料——这种脂肪分子的排列方式是前所未有的。脂肪分子通常看起来有点像一字发夹，由一个头部和两个朝向同一边的尾巴构成。但是，在冷冻固定的皮肤细胞中，脂肪分子的两个尾巴指向了相反方向，就像一个几乎被掰直的发夹一样。这些呈被掰直的发夹状的脂肪层的密度也比普通的脂肪层的更大，这便造就了更好的屏障。

最后一层是死去的皮肤细胞的终点站——角质层（stratum corneum）。这些细胞最终在这里变成了一叠扁平的角蛋白鳞屑。在每一分钟里，都会有大约50 000个这样的细胞从你身上脱落，我们每一个人都这样掉着渣渣，于是，并不奇怪，大气中约有十亿吨的粉尘都来自死亡的皮肤细胞。不令人吃惊，却令人恶心。从好的一面来说，在不断脱落的表层上，细胞不断更替，意味着皮肤屏障在不断地补充并更新，维持着皮肤的健康，把落在皮肤表面的大量细菌隔离开来。

肺、内脏及意外攻击

不幸的是，我们并不是真的无坚不摧。我们需要摄入食物和水，接触空气和光，我们还需要排出一些东西。因此，我们的身体有很多空隙，从安保的角度来看，这着实很不方便。不过，这些空隙很聪明。以你的嘴为例，每次吸气时，你的肺都会吸入大约 10 000 个细菌。幸运的是，你的气道是一个布满了饵雷的通道，上面排布着杯状细胞，它们分泌出一层薄薄的黏液，能够捕捉粉尘和细菌。随后，变脏的黏液会被名叫纤毛的微小鞭状结构送出体外。纤毛从气道的表面伸出，每分钟摆动 1 000～1 500 次，推动黏液在肺中以每分钟 2 厘米～3 厘米的速度向上移动，直到排出体外。吸烟可破坏这一保护结构，最初会减缓纤毛的运动，接着会使纤毛瘫痪并死亡。因此，吸烟者的肺里充满了肮脏的黏液，他们的身体不得不采用一种不那么精确的方法来排出黏液——吸烟导致的咳嗽。

肺以一种有序的方式清除侵入物，内脏则采用了一种更古朴的方法来实施边境管制——酸。酸的发现有着一段阴森可怖的历史。故事始于 1822 年 6 月，发生在密歇根地区未开化的麦金诺岛上。当时，这座郁郁葱葱的绿岛被渥太华人和齐佩瓦族部落命名为"巨龟岛"，是美国毛皮公司 [美国第一位千万富翁约翰·雅各布·阿斯特（John Jacob Astor）的智慧结晶] 的主要交易站。一名 20 岁的捕兽工亚历克西斯·圣马丁（Alexis St Martin）在毛皮公司的商店排队时，不幸被近距离射中腹部。岛上唯一的医生赶到现场，看到了堪比恐怖电影的一幕：火鸡蛋大小的一块肺脏从伤口处溢出，伤口呈撕裂状，并伴有灼伤。圣马丁同时也出现了肋骨断裂、膈膜撕裂和胃穿孔，他的早饭从胃里漏了出来，流到了他的衬衫上。岛上的随军外科医生名叫博蒙特，他认为圣马丁几乎不可能存活，但即便如此，仍然竭尽全力地施行救治。令人吃惊的是，圣马丁活了下来，还在博蒙特的照料下逐渐康复起来。

不过，还是差了一点儿。圣马丁胃部的伤口并没有完全愈合，他拒绝了博蒙特将伤口缝合的提议，于是，他的胃与外部环境之间就有了一个小而永恒的通道。这种身体上的怪异不仅改变了他们二人的关系，也影响了科学的发展历程。1823 年 5 月 30 日，博蒙特写了一篇文章，首次透露了他对圣马丁的研究兴趣。在文章中，他描述了如何直接通过圣马丁胃部的洞给药，"自创世纪以来从未出现过这样的给药方法"。在此创新后，博蒙特把亚历克西斯带回了家中，让他担任自己的仆人和副官。这位善良的医生表示，这一职位由于慈善的初衷将无限期延长，否则亚历克西斯将身无分文。然而，也有人说他的目的并不主要是道德上的（更是包含野心的）。几个世纪过去了，我们已无法对这一事件做出准确的伦理评价。不过，我们明确知道的是，在 1825 年，一系列实验正式开始了，这让二人确凿无疑地过渡成了科学家与实验对象的关系。博蒙特会用丝线系住一些食物，将它们直接放进亚历克西斯胃部的洞里。他尝试过的食物包括卷心菜、陈面包和咸牛肉，并从圣马丁的胃里抽出液体进行深入分析。

在整整 8 年中，博蒙特共在亚历克西斯身上进行了 238 个实验，最终就实验结果发表了一篇开创性的文章——《关于胃液和消化生理的实验和观察》。此前，从未有人直接研究过人类的胃的内部机制。医学之父威廉·奥斯勒（William Osler）称，博蒙特的研究证实了胃里最重要的酸是盐酸。

博蒙特因此而闻名。亚历克西斯·圣马丁也度过了完整的一生，他生养了 20 个孩子，最终在 78 岁高龄时去世。与医生合作的这段经历或许让他得享天年，然而在他死后，他家人的所作所为更能表现这段经历对他和他们的影响。圣马丁死后，他的家人不肯直接将他下葬，而是放置了四天，以确保他的尸体已经腐坏到了无法解剖的程度。他们了解医学工作者的固执和这些人偶尔掘墓盗尸的倾向，因此将亚历克西斯葬在了半米多深的石头下，又覆盖上了大约两米厚的土。他们通过一封电报向伟大的奥斯勒爵士本人表明了他们的决心：严禁解剖，违者偿命。

在之后的数年中，科学家在博蒙特研究的基础上（凭借更加日常的方法），对胃酸的生理学特征有了更深入的了解。胃壁上存在着壁细胞，这些细胞含有质子泵，就好比是离子的小型旋转木马。这些质子泵从胃液中将钾离子分离出来，让它们进入壁细胞。再迈开小小的舞步，将氢离子从壁细胞内置换出来，释放到胃里的大漩涡中。氢离子在胃内容物中游走，与氯离子结合，形成盐酸。盐酸使得正常胃里的 pH 值保持在 2 左右，这一 pH 值很不友好，可将抵达胃部的细菌置于死地。

但有一个例外，即幽门螺杆菌（*Helicobacter pylori*），这种细菌能够在胃里的黏液中生存。黏液在一定程度上保护了幽门螺杆菌不被胃酸杀死，而幽门螺杆菌本身精巧的结构也让它住得更加舒适。幽门螺杆菌能够分泌尿素酶，尿素酶能将尿素（一种自然存在于胃中的化学物质）分解成氨。氨呈碱性，能够中和幽门螺杆菌周围的盐酸，在局部制造更加温和的 pH 值。历史上人们一度相信是胃本身制造出了"胃尿素酶"，但自从知道了幽门螺杆菌才是真正的制造者之后，"尿素呼气试验"成了检测幽门螺杆菌感染的通用方法。病人将饮下一种含有碳 13（一种无害的碳元素）标记的尿素的饮料。如果病人的胃中有幽门螺杆菌，那么碳 13 标记的尿素会被分解为二氧化碳，后续的呼吸测试就可以检测到呼出的气体中碳 13 升高。

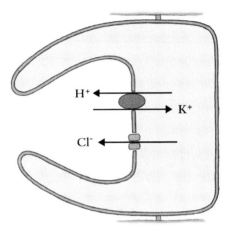

图 1.2　壁细胞的离子转运

大约有 40% 的人胃里都有幽门螺杆菌，但大多数人不会表现出任何症状。在这些携带幽门螺杆菌的人之中，只有约 15% 的人会发展成胃部炎症和胃溃疡。这一事实的发现过程颇为传奇。巴里·马歇尔（Barry Marshall）和罗宾·沃伦（Robin Warren）用了多年时间想让医学界接受幽门螺杆菌可以导致胃溃疡，但是他们的观点与传统观点相悖。传统观点认为，导致胃溃疡的罪魁祸首是压力和不良的生活方式。为了找到确凿的证据，马歇尔接受了胃活检，证实了他本人并无幽门螺杆菌感染，也没有胃部炎症。接着，他故意饮下了幽门螺杆菌，并在两周后再次接受了活检。这一次的活检结果显示，他的胃黏膜已被幽门螺杆菌感染。这一非凡壮举加上二人此前的研究共同说服了医学界。人们开始相信马歇尔和沃伦的开创性理论确实是一个突破。胃溃疡的研究领域再次活跃起来，相继发表了 25 000 余篇研究论文，发行了一本专门期刊《螺杆菌》（*Helicobacter*），开发了一种新的胃溃疡治疗方法，马歇尔和沃伦两人也因此获得了诺贝尔奖。

可畏的眼泪

我们的另一道防御有性别差异。每年，女性平均会做这件事 47 次，男性平均仅会做 7 次，88% 的人做过之后的感觉都比做之前更好，这件事就是哭泣。不过，我们流下眼泪不仅具有宣泄的功能，眼泪本身还是一种化学武器。眼泪中含有多种电解质，包括钠离子、钾离子和氯离子，以及 80～100 种蛋白质。在种类繁多的蛋白质里，含量较高的有三种（溶菌酶、乳铁蛋白和载脂蛋白）。不可避免地，我们的眼睛会接触到肮脏的手指或过期睫毛膏，在这些时候，这些蛋白质将保护我们的眼睛免受各种病原体的侵入。

让我们来认识一下这三位明星吧。溶菌酶（lysozyme）在抗菌界是一位小有名气的明星，发现它的人是颇具传奇色彩的亚历山大·弗莱明（Alexander Fleming），意外科学发现之王。当时是 1921 年，弗莱明正在探寻抗生素。他不断把各式各样的东西滴进细菌培养皿里，想找到一种能够阻碍细菌繁殖的物质。有一天，弗莱明感冒了，他趁机取了一些自己分泌的黏液，加进了细菌培养皿里。令他大吃一惊的是，这些黏液能够阻碍细菌的生长，其中起效的物质就是溶菌酶。这种强大的酶也存在于眼泪、鼻涕、唾液和宫颈分泌的黏液里。它能够消化细菌细胞壁上有保护作用的糖链，这些糖链对维持细胞壁结构至关重要。失去了细胞壁的保护，细菌的结构就会受损，并最终解体。可惜的是，溶菌酶分子太大，难以在细胞间移动，因此无法有效地克制向全身扩散的感染。弗莱明继续寻找医用抗生素。5年之后，他发现了青霉素，并因之获得了诺贝尔奖。

乳铁蛋白（lactoferrin）的出身虽然不够显赫，但它有一个很有名的别名，叫作"奶中的铁"（milk iron）。它的特殊技能是调节血液、乳汁和其他身体分泌物中铁的含量。科学家最初在牛奶中发现了这种蛋白，因此将它命名为乳铁蛋白。像溶菌酶一样，乳铁蛋白也存在于眼泪、鼻涕和唾液中。它具有很强的结合铁的习性，这样一来就减少了细菌生长所依赖的铁元素。有的细菌很聪明，它们把铁元素耗竭当成一种信号，表明自己已经进入了动物体内。还有一些细菌能够分泌能与铁强力结合的分子，叫作"嗜铁素"，专门用来从乳铁蛋白的牙缝里抢夺铁元素。或许，一个更聪明的策略是从抢夺铁元素的战争中抽身退出。伯氏疏螺旋体能够导致莱姆病，它在制造酶的时候，用锰代替了铁。因此，铁元素耗竭的环境无法对它构成威胁。

我们来看免疫系统中以"L"开头的另一位成员，也是眼泪里的第三个关键蛋白质——载脂蛋白（lipocalin）。载脂蛋白家族历史悠久且人丁兴旺，不仅出现在人类身上，也出现在许多其他物种之中，比如犀牛和龙虾。载脂蛋白具有多种功能，包括信息素的运输、维生素A的吸收等，还有我们所关注的增强眼泪的防御能力。在我们的眼泪中，大约20%的蛋白质都来自泪液脂蛋白，这些蛋白共有的结构呈口袋形，能够结合多种分子。这个聪明的口袋使得泪液脂蛋白能够与细菌的嗜铁素结合，中和细菌争夺铁元素的能力，使细菌缺乏铁元素。

不可小觑的耵聍

我想你现在应该对自己的分泌物充满了好奇。如果没有，或许我还可以再争取一把，借助于另一位恶心的、厉害的（略有些发黏的）免疫系统战士——耵聍（耳垢）。这种低调的琥珀色物质远比你想象的更引人入胜。比如，已有证据表明，不同种族的人的耵聍具有不同的气味（白人男性的耵聍所含的气味化合物比东亚男性的要多）。耵聍也被研究者用来追溯一头蓝鲸的一生。在蓝鲸死后，它们的耵聍会被人类采集。通过分析这块长达 24 厘米的耵聍的化学组成，研究者能够得出该蓝鲸曾在一生中的哪些阶段接触过水污染。当它性成熟并开始竞争雌性的青睐时，耵聍中压力激素皮质醇的浓度也会出现峰值。

和蓝鲸不同，我们无法一直储存自己的耵聍。诚然，人类是动物王国中独一无二的物种，具有许多独特的特点。最为特殊的特点之一，就是我们渴望摆脱自己的耵聍。市面上流通着数百种去除耵聍的产品，有的产品每毫升的售价比名牌香水的还要昂贵，有的产品则相当危险。比如"耳烛引流护理"——将一段织物制成的 25 厘米的空心管浸透石蜡或蜂蜡，置入人们的耳道中，然后再把它点燃——人们错误地相信，这样做能够排出耵聍（或起到净化血液、治愈癌症、强健大脑的作用）。实际上，比起排出耵聍，耳烛更有可能把滚烫的蜡油滴在你的脸上、刺穿你的耳膜，甚至引起小型火灾。因此，美国食品药品监督管理局（Food and Drug Administration，FDA）也发出了警告，提醒人们谨慎对待耳烛，发现运输中的耳烛还会进行扣押。

将燃烧的蜡烛插进耳朵明显是个坏主意，然而，还有一种更加流行、看起来也更加无害的危险物品——棉棒。在英国，每年因为使用棉棒受伤而去医院看急诊的人远多于因剃须刀片受伤的人。超过1/3的英国成年人有用棉棒掏耳朵的习惯。事实上，棉棒会压紧耵聍，是听力受损的常见原因。或许我们认为耵聍是肮脏的、不雅观的，所以清理耵聍会让人伴有一种奇特的满足感。

然而我必须要说，这些金色的黏性物质只是相当不擅长包装自己罢了。耵聍非但一点都不肮脏，反而惊人地干净，它能够帮助耳道解决其结构性问题。耳道是一个凹陷结构。这一解剖学事实意味着耳道需要一个体系，让进入耳道的灰尘都原路离开。该事实还意味着，当耳道中的细胞死亡后，它们也必须被排出——倘若任由这些细胞堆积，耳道就会阻塞，我们也就聋了。耵聍就是这个问题的大救星！耵聍由耳道表面的微小腺体分泌，含有胆固醇、甘油三酯以及一种叫作角鲨烯[①]的脂类。这些像蜡一样的脂质精华也含有能够杀死微生物的物质，比如乳铁蛋白。耵聍滑腻的质地能够捕捉细菌、灰尘和死细胞，这一切都会被耵聍传送带运输到耳朵外面。传送带的动力来自细胞从鼓膜向外迁移，以

---

① 角鲨烯因在鲨鱼体内发现而被命名，它是鲨鱼肝油的关键成分，肝油能够增强鲨鱼的浮力。人们将鲨鱼体内的角鲨烯提取出来，制作成唇膏及痔疮膏等一系列商品。——作者注（本书所有注释如无特别标示，均为原书作者注。）

及咀嚼时下颌的运动。因此，耵聍能够捕捉、杀灭并排出多种多样溜进我们耳朵里的微生物。它或许其貌不扬，但是当你下一次想要拿起棉棒或耳烛的时候，务必记得你的耳朵正忙着清理自己呢！

　　尽管鼻涕、皮肤、胃酸、眼泪和耵聍都是很好的防御措施，它们也不是完美的。诺克斯堡（Fort Knox，美国北部军用地）称其有三万士兵，大量武装直升机，在边界处还装配有激光触发机枪。除了反派角色詹姆斯·邦德以外，甚至都没有人曾试图进去偷点什么。可惜，我们的身体没有诺克斯堡那么高的安全等级，细菌时不时地就会穿透黏液，熬过胃酸的洗礼，潜入身体内部。这才是真正的免疫系统乐园开始运行的时候，我们将在下一章中继续这一话题。

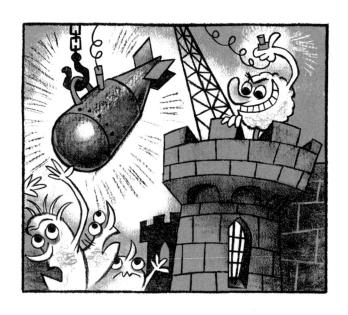

第二章

见血封喉:"杀手细胞"是我们的卫兵

我们的免疫系统首先要面临的挑战是发现入侵者。人体大概由 37 万亿个细胞构成,而每一个细胞的尺寸都比病毒颗粒巨大得多。一个皮肤细胞足以容纳 1 000 个排成一排的感冒病毒。细菌要稍大一些,但一个平均大小的细菌——比如大肠杆菌——只有人类单个细胞的 1/10 大。尽管它们的体积很小,但免疫系统仍然能够发现这些微小的入侵者,因为我们每个人体内都有一个监视网络,优秀到能让美国国家安全局倍感嫉妒。这个监视网络依赖于对一系列病原体相关分子模式(Pathogen-Associated Molecular Patterns, PAMP)的识别。PAMP 是细菌、病毒和其他病原体的特征性结构,使它们区别于人体细胞。比如双链 RNA(病毒复制的标志)、脂多糖(细菌外膜的一部分)和未甲基化的含胞嘧啶-鸟嘌呤(CpG)的核苷酸(细菌 DNA 的成分)。这些结构的共同之处是它们都是病原体存活的基础。这就是 PAMP 的精妙之处——PAMP 对微生物的功能而言十分关键,因此不同类型的细菌或病毒都有 PAMP,而且它们几乎不可能改变这些特征来逃避监视。就像鱼不能没有水，病毒不能不复制，细菌也不能没有细胞膜。

忍者：中性粒细胞

免疫系统持续地使用一系列细胞表面的受体来扫描体内的PAMP，这些受体专门被用来捕捉和摧毁入侵者。而这一系列细胞阵容强大，包括中性粒细胞、嗜碱性粒细胞、巨噬细胞和自然杀伤细胞（NK细胞）。其中最重要的是中性粒细胞，它就是酷的代言人。在免疫系统中，它相当于是詹姆斯·迪恩（James Dean）：生得肆意，死得年轻，还很适合戴太阳镜。好吧，最后一点可能没有证据，但我敢赌一把。发现中性粒细胞是一个离奇的故事。早在19世纪80年代初，俄罗斯科学家埃黎耶·梅契尼可夫（Ilya Mechnikov）试着用橘子树上的小刺刺伤了几只海星幼虫。这棵橘子树是他买给孩子们当圣诞树的。第二天一早，他发现这些小刺被移动的细胞包围了，他假设这些细胞能够吞噬并破坏感染海星幼虫伤口的细菌。这一重大发现让梅契尼可夫获得了诺贝尔奖，并向全世界宣告了中性粒细胞的存在。

最初，人们认为中性粒细胞是普通战士，拥有"发现细菌、吃掉细菌"的简单技能，但是随着时间的推移，人们对中性粒细胞的作用有了新的理解。现在我们已经知道，它是具备一系列凶残杀戮技巧的狡猾刺客。每天都有多达两亿个中性粒细胞从我们的骨髓涌出并进入血液。它们随着血液四处奔走，寻找感染迹象。如果它们没有发现目标，就会在几天内死去。不过，在感染区域，中性粒细胞可被血管上的细胞捕获，这些细胞伸出受体，轻轻地抓住移动的中性粒细胞。这就减慢了中性粒细胞沿血管移动的速度，直到它们遇到另一种能够紧紧地粘住滚动的中性粒细胞的受体，它们便停下来，穿过血管，进入感染组织的战场。

在这里，中性粒细胞的杀戮技巧将得以发挥。常规的超级英雄通常只有单一的特殊技能（飞行、变成绿色并发出怒吼、变成蝙蝠，等等），但中性粒细胞有多种技能，包括吃掉敌人和用中性粒细胞自身的 DNA 织成的网捕捉微生物。它只需要思考一个问题：眼下该用哪种超能力来对付手头的问题？

它的选择可能会受到免疫系统其他成员的影响。例如，抗体可以与细菌表面结合，通过发挥所谓的"调理作用"让中性粒细胞更愿意吞下细菌，就好像在细菌饼干上撒了巧克力碎屑一样。中性粒细胞通过"吞噬作用"包裹微生物，将微小的入侵者密封在中性粒细胞内部的隔室中。接着，中性粒细胞会向隔室中注入酶、有毒的化学物质和自由基来消灭微生物。

2004 年，中性粒细胞的一项以前不被认可的忍者技能首次被发现。沃尔克·布林克曼（Volker Brinkmann）及其同事们证明了，中性粒细胞能把自身 DNA 织成一张网。一旦释放，中性粒细胞胞外网状陷阱（Neutrophil Extracellular Trap，NET）将展开到原细胞的 15 倍大，诱捕其范围内的任何细菌。捕捉到细菌之后，这张美丽的网状陷阱上镶嵌的各种酶就会将细菌杀死并消化。此外，NET 不仅可以杀死细菌，还可以阻挡感染蔓延，阻止细菌在人体内扩散。几个世纪前，人们已经注意到"好"的脓，也就是能迅速解决感染的脓，通常具有较高的黏度。现在我们已经知道，脓几乎完全由中性粒细胞和 NET 组成，而它的黏稠质地就是 NET 造就的。

不幸的是，使用这种武器似乎是以中性粒细胞的生命为代价的。NET 的生成是一种程序化的自我毁灭过程的最终结果，这一过程被称为陷阱激活与释放过程（NETosis）。陷阱激活与释放过程一旦被触发，马上就会启动一系列变化。首先，中性粒细胞开始变得平坦。在接下来的一个小时中，细胞核将从多叶的不规则体变成简单的球体，包裹着细胞核的膜逐渐破裂。同时，细胞内的有毒颗粒开始分裂，为中性粒细胞内的混乱推波助澜。最后，细胞先紧紧地收缩，随即像派对烟花一样爆炸，不过释放出来的不是飘带，而是具有杀伤力的 NET。

这种说法来自发现 NET 的研究团队，但最近另一个团队观察到了不同的现象，比如细胞死亡不一定是 NET 生成的必要条件。2012 年，一组来自加拿大、法国和美国的科学家报告说，释放 NET 后，中性粒细胞不会立即死亡。相反，他们观察到，释放 NET 后的中性粒细胞在被感染组织中迅速穿行，仍然能够吃掉细菌。这项研究的解读仍有争议，在对 NET 的理解上，科学家们正处在学习曲线最陡峭的起步阶段。雪上加霜的是，我们的大部分知识来自观察培养皿上的中性粒细胞，这种环境比人体要简单得多。就好比在动物园里看动物，而不是在野外观察动物——虽然在动物园里也可以看到动物的许多行为，但并不意味着跳踢踏舞是企鹅的正常行为。尽管如此，NET 可以被各种令人不快的事物（包括病毒、真菌和细菌）触发的事实说明，它们可能是对抗大到结核病、小到鹅口疮等诸多疾病的第一道防线，就像一个潘多拉魔盒,能让我们进一步认识免疫系统。

中性粒细胞的第三种策略就没有这么优雅了,但效果依然良好:向周围组织中喷洒溶微生物化学物质。这样一来,中性粒细胞就能够一次性破坏多个微生物,有点像用炸药来捕鱼。但也和炸鱼一样缺乏灵活性,可能会同时造成周围组织的严重损伤。人们认为,中性粒细胞的这项技能参与了1918年的流感大流行,造成了一个巨大的谜团。这次的流感大流行十分严重,相比之下,之前的流感只配叫作轻微感冒。全世界有1/3的人口受到了感染。一年之内,死于流感的人数就超过了4年内死于黑死病的人数。它甚至比残酷的第一次世界大战夺走的生命还多。

然而,五千万人的惨死并非"西班牙流感"唯一的显著特征。其感染对象也非同寻常。流感通常容易感染老年人和身体虚弱的人,但是这次的破坏性极强的病毒盯上了年轻人和健康的人。当时流传的故事描述了死亡之迅速——女士们聚在一起打桥牌直到深夜,次日一早其中三人就去世了;男人们早上还走着去上班,当天晚上就被夺去了生命。对全人类而言,其影响是灾难性的。仅仅在美国,平均寿命就下降了整整十年。当时,关于这场致命灾祸的原因流传着各种理论:有些人认为这是德国发起的生物战争,有些人则倾向于认为这是第一次世界大战时使用的芥子气、烟和雾。数十年来,世界各地的科学家一直在研究为何这一新毒株的致死性这么强,答案是……仍不清楚。

死于西班牙流感的人的肺部呈现出了奇特的病理现象。肺中充满了中性粒细胞,这就带来了一个问题:既然发生过如此剧烈的免疫反应,病人为什么还是会死?也许中性粒细胞也是问题的一部分。最近，科学家发现，在感染 1918 年流感毒株的小鼠中，中性粒细胞的过度激活实际上导致了肺部组织的破坏，而没有替其抵御疾病。因此，可能是因为年轻人和身体健康的人的中性粒细胞过于活跃，不幸死于己方炮火。然而，故事没有这么简单。研究还发现，感染流感病毒后，中性粒细胞水平较低的小鼠比中性粒细胞水平正常的小鼠的死亡率更高。

这一处明显的矛盾，是 1918 年流感大流行的诸多难解谜题之一。寻找谜底的方法变得越来越大胆，甚至有人认为很危险。2005 年，科学家从阿拉斯加永冻层之下挖出了一具死于 1918 年流感大流行的女性尸体。他们从冷冻的肺中取出样本，不辞辛苦地重建病毒，希望能够明确地回答 1918 年流感大流行为何如此强大。到目前为止，他们的实验已发现病毒可能是由鸟类传播给人类的，这意味着当时地球上没有人预先具有任何针对这种病毒的免疫力。

在这些科学家追求真相的同时，另一些科学家则对前者复活有史以来最致命的流行病毒的行为持保留态度。也许他们联想到了一种曾经泄漏的致命病毒——天花。1978 年 8 月 24 日，伯明翰大学一位 40 岁的医学影像技师珍妮特·帕克夫人感到有些不舒服。接下来的几天里，她出现了皮疹、头痛和肌肉疼痛等症状，最终住进了医院。她的母亲也病倒了，两个人都被诊断为天花。珍妮特的母亲活了下来，但珍妮特却不幸去世了。

当时的调查得出的结论是，珍妮特办公室附近的天花实验室最有可能是感染源所在地。珍妮特虽然没有进过这个实验室，但该实验室的安全措施并非十全十美，所以微量但致命的病毒随着空气泄漏了出去。该实验室的负责人 H. 贝德森（H. Bedson）教授的整个职业生涯都致力于消除天花，这次泄漏对他的打击是毁灭性的，他在调查结束前自杀了。这种祸事层见叠出——1973年在伦敦、1966年在伯明翰，实验室培养的天花病毒都曾导致感染。

有的人可能会争辩说，如今的实验室在高精度监控和层层防护下已经改头换面，病原体再也无法越狱了。但是，21世纪的实验室并不完美。尽管如此，考虑到1918年流感大流行的巨大危害，如果能够有助于阻止未来的流感爆发，冒险或许是值得的。

大嚼大咽的巨噬细胞

虽然令人印象深刻，但中性粒细胞不是唯一一种能吃掉细菌的细胞，它们的体形也不是最大的。最大的当数巨噬细胞，它才是"大胃王"。这些敦实的有机体遍布身体的各个组织：从大脑到骨骼，到处都有张口大嚼的巨噬细胞。大多数巨噬细胞驻扎在一些能够提供丰富微生物和死细胞的战略基地。例如，肝脏为常驻巨噬细胞提供了名副其实的自助餐，它们可以尽情享用衰老的红细胞和从肠胃送来的新鲜细菌。这些肝脏巨噬细胞也被称为库普弗细胞，以纪念第一个发现它们的德国科学家。不过卡尔·威廉·冯·库普弗（Karl Wilhelm von Kupffer）其实不曾意识到这些细胞的作用，而误以为它们是肝脏血管内皮的一部分。发现它们是另一类细胞的是波兰科学家塔德乌什·布洛维奇（Tadeusz Browicz），不过他的名字就没那么有曝光度了。库普弗细胞占人体内依附于组织的巨噬细胞的 80%～90%，这说明肝脏是免疫系统的一个重要基地。

肝脏和脾脏是变形或衰老的红细胞被分解的主要部位。库普弗细胞像伏在墙上的蜘蛛一样挂在血管壁上，等待着捕捉任何已过最佳状态的红细胞（红细胞的寿命通常是 120 天）。一旦捕获红细胞，库普弗细胞就会把整个红细胞吞噬，并开始分解这块美食里的血红蛋白。血红蛋白是红细胞中负责运输氧气的蛋白质，它依赖于铁，而铁必须被红细胞释回到血液里循环利用。

从血红蛋白中释放铁的过程中，库普弗细胞也会制造一种色素，名叫胆绿素，胆绿素接着又转化为胆红素。身体上的瘀伤之所以有丰富的颜色，这些色素就是关键。瘀伤是因为血管损伤、血液渗入组织造成的。首先，渗出的血液迅速释放出携带的氧气，导致血红蛋白的颜色从鲜活的红色变成了阴沉的深蓝色。接着，巨噬细胞抵达现场，清除死亡和垂死的细胞，分解血红蛋白并释放胆绿素，这时皮肤呈现绿色调。随着胆绿素逐渐降解为胆红素，瘀伤处最后呈相应的黄褐色。最终，色素渐渐消退，皮肤恢复了最初的颜色。

将这些巨噬细胞召集到瘀伤组织、使它们发挥绘画天赋的号角声来自炎症和感染，与召集中性粒细胞的相同。巨噬细胞通常比中性粒细胞晚到。在到达时，它们不仅会吞噬细菌，还会吞噬那些最先响应且已经耗竭的中性粒细胞。有时它们还会发生明显的变化：它们的体形变得庞大。巨噬细胞的形成有一点像科学黑盒子，有很多待解之谜，散发着神秘的气息。我们已知的是，各种各样的环境都能聚集巨噬细胞，就像复杂的变形金刚一样，这些巨噬细胞能够自行组装成一个壮观的多核巨细胞。最常见的一类巨细胞是异物巨细胞。当单个的巨噬细胞无法吞噬的医疗装置、假体和异物出现时，异物巨细胞就会形成。这种巨细胞会黏附在异物上，直接对其表面发起攻击。巨细胞的庞大体积意味着它能够造成远胜于单个巨噬细胞的伤害，有时甚至会导致植入物失败。

身体对植入物所发起的一系列免疫反应称为异物反应，巨细胞的释放只是其中一种。如果巨细胞不能消灭目标，异物反应还可以选择通过用致密的纤维囊包裹植入物，从而屏蔽植入物与身体的其他部分接触。这可能导致"植入失败"（implant failure），这个术语可用于各种场景，人们只有在知道植入物的主要目的时才能确定其含义。比如说，乳房植入物的失败意味着什么呢？它们存在的目的是让乳房显得更大，所以如果植入失败了，乳房就会变小。异物反应所生成的纤维囊是"罪魁祸首"，它会挤压植入物并将其束缚起来。纤维囊还会妨碍药泵，阻止其把预定剂量的药物释放到病人体内。通过用相对不可穿透的囊壁把药泵包裹起来，阻碍了药物的泵出。这些失败吸引了大量用于开发新型生物材料的投资。虽然发现了一些有潜力的备选材料，但目前仍然没有一种能够完全不被异物反应腐蚀及包裹的可供临床使用的植入材料。

好在，这些庞大的巨细胞也有不少优点，足以抵消它们破坏乳房植入物的罪行。其中最重要的一种是位于骨骼中的巨细胞，称为破骨细胞（osteoclast），一直在我们的骨骼里扮演着园丁的角色。虽然骨骼本质坚硬，但它们并非静态结构，而是存在着一种类似阴阳交替的过程，不断地被分解和被重建——依赖于破骨细胞和成骨细胞。其中，正常大小的成骨细胞负责建造。它们产生自骨骼的骨膜和骨髓，能分泌多种构建骨基质（骨骼的支架）所必需的酶和生长因子。骨基质逐渐钙化，变得坚硬，将辛勤的成骨细胞固定在原地。当这一任务完成后，成骨细胞就变成了骨细胞，终身生活在骨骼中，并伸出指状结构，穿过骨骼中的微小通道与其他骨细胞连接。

　　成骨细胞留下的遗赠是新生成的骨骼，和它相反，破骨细胞扮演着破坏者的角色。破骨细胞在骨骼表面分泌酶和盐酸，这是巨细胞最擅长的行为——溶解和破坏。这一骨吸收过程能够去除旧的骨骼、为新的骨骼开辟空间，在骨骼生长和骨折修复的过程中起着重要作用。那些患有破骨细胞功能障碍的遗传性疾病的人会得骨硬化病，又被形象地称为"大理石骨病"。这种异常致密的骨骼会挤压经过面骨的神经，并限制骨髓用于造血的空间。此外，由于密度很大使得骨骼变脆，因此也更容易骨折。这句话有点儿矛盾，但如果想象一下将玻璃杯或塑料杯摔到地上的场景就好理解了。玻璃比塑料的密度更大，但是你认为哪一个更容易破裂呢？

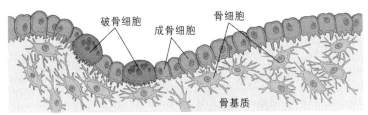

图 2.1　骨骼中含有骨细胞、破骨细胞和成骨细胞

天生的杀手

在我们的刺客集团的核心成员里，接下来要出场的是拥有优美名称的自然杀伤细胞（natural killer cell，NK cell）。不同于中性粒细胞和巨噬细胞——它们负责搜寻、破坏入侵血液和组织的感染源——NK 细胞以细胞内的微生物为目标。尽管仅占人体全部白细胞的 1%～6%，NK 细胞的分布遍及整个身体。它们所承担的任务就像哨兵一样，询问遇到的每一个细胞，盘查它们是否受到了伤害。具体来说，是否受到伤害通常是指细胞是否被病毒感染，因为病毒是病原体当中的非法占据者。细菌通常会装载着自己需要在致病过程中用到的全部行李，而病毒不同，病毒总是轻装简行。它们只携带非法入侵细胞时需要的基因，进入细胞后再就地取材，把细胞内的装置纳为己用。病毒在细胞里过得如鱼得水，同时也不容易被免疫系统发现。

然而，受感染的细胞也会发出遇险信号，出卖这些入侵者。一些信号是主动的，比如在细胞表面探出一种被称作 ULBP（UL16 结合蛋白）的受体。当 NK 细胞发现自己被 ULBP 受体结合的时候，它就会明白这个细胞已经沦陷了。另一种信号则是被动的，当 NK 细胞伸出受体，它却发现本该结合的正常细胞的某个部位缺失了，就也会发现异常。正常且健康的细胞表面有一系列受体，这是在告诉外界"我是自己人，这里一切正常"。与这些受体接触让 NK 细胞心平气和，其杀伤力也得到了抑制。在应激的、被感染的细胞表面，这类正常受体的数目就会下降，没有了受体的安抚，好战的 NK 细胞会立即发起攻击。

　　NK 细胞发起攻击的关键武器是穿孔素，这是一种能够附着在靶细胞上、将细胞膜捅出若干小孔的蛋白质。目前我们对穿孔素的认识仍在不断加深。其中一种理论认为，穿孔素的行为就像特洛伊木马一样——在小孔刚刚出现的时候，细胞会努力自我修复，先将凹陷的部位拖进细胞内，然后扭断受损部分与细胞膜的连接，从而形成一种被称作巨大胞内体（gigantosome）的薄膜球体，在细胞内部四处乱窜。然而，巨大胞内体不仅仅是一块被夹断的带孔的细胞膜；它的产生是 NK 细胞杀死细胞时必不可少的一步。在细胞把穿孔素打造的小孔拖进内部的同时，一类由 NK 细胞分泌、以蛋白质为食的酶（颗粒酶）也不知不觉地混了进来。颗粒酶不会一直留在巨大胞内体里，而是很快就会渗透出来，在细胞内部制造伤害。最终，巨大胞内体渐渐分解，其包含的颗粒酶一个不剩地漏进细胞里，触动了细胞的自毁开关。这一程序性自毁过程被称

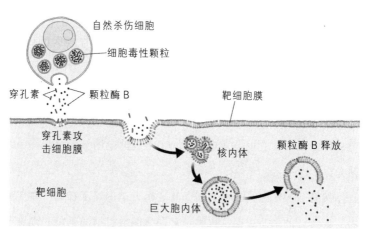

图 2.2　细胞表面的穿孔素 > 伴着颗粒酶被内吞 > 巨大胞内体 > 颗粒酶的释放

作细胞凋亡，将受到感染的细胞干净利索地终结掉。越干净利落越好，因为这样可以最大限度地减少对周围细胞的损伤。如果一个细胞死相惨烈，临死前把酶吐得到处都是，那就很危险了。

作为最利落的刺客，NK 细胞还有一套行刺方法，可以媲美《杀死比尔 2》中的"五雷摧心掌"，不论是招式之利落还是命名之艺术：TNF（肿瘤坏死因子）超家族介导的细胞死亡——这真是有史以来最好的名字。每一个狂热的科学家都会对这个名字赞不绝口。TNF 超家族介导的细胞死亡涉及被感染的细胞表面的一种受体，这种属于 TNF 超家族的受体像一把神奇钥匙，正确地转动它就能开启死亡之门。死亡受体（这种受体的专业名称确实如此）通过死亡结构域（没错，这也是真名）锚定在细胞内。当死亡受体暴露在细胞表面的部分被 NK 细胞激活时，死亡结构域就会引发细胞内的一系列化学级联反应。级联反应中最重要的参与者之一，是一个被称为胱天蛋白酶的酶家族。每个细胞都含有各种各样的胱天蛋白酶，正常状态下都处于非激活状态。但是，一旦有少许胱天蛋白酶被激活，它们就会玩起经典的标签游戏——招募更多的胱天蛋白酶，加强彼此的活性，让细胞迅速迈向死亡。除了传达死亡信息以外，胱天蛋白酶也积极参与了细胞的分解。它们扯破细胞内部的支架，切碎细胞核里的蛋白质，并对细胞的 DNA 修复机制发出"停止并终止"的指令。死亡来得很快：在自毁命令发出后的数小时内，细胞已经把事情安排妥当，体积缩小并把自己分解成可被巨噬细胞吞下的若干小包裹。

细胞凋亡的优点是精确性高，它可能是最精确的细胞死亡方式。这种精确性在生物的早期发育过程中表现得淋漓尽致，细胞凋亡让不断生长的胚胎成形，将一团细胞雕刻成一只小鼠、小猫或小鱼。比如小鼠的脚爪——最初看起来就像一把小铲子，只有通过精确的凋亡，趾间的细胞消失，才能形成脚趾。这一过程不会引发炎症，也不会损伤周围的细胞。这是细胞凋亡与细胞坏死（另一种细胞死亡方式）之间最重要的差异。坏死的细胞在膨胀后破裂，其内容物泄漏到周围组织中，引起中性粒细胞的无针对性攻击。因此，细胞坏死是无序且混乱的，往往会蔓延开来，波及一大片细胞。这就是为什么细胞凋亡是 NK 细胞的首选执行方式。只有通过细胞凋亡，NK 细胞才能以最小的附带损伤瞄准受感染的细胞。

在细胞上钻孔、吞噬细菌和投出 DNA 制成的网状陷阱都是非常有效的策略，但这些策略都具有高度的靶向性，耗时也很长。如果你问有没有一种能够守卫一整个区域的方法，那就需要一些影响范围更大点的工具了——一些爱聊天的化学物质。让我们翻开第三章，听听它们都在谈些什么吧。

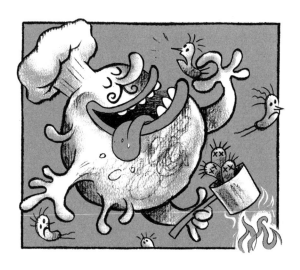

第三章

爱谈天的化学物质：免疫系统如何发声

想象这样一个场景：火龙来了，你要通知邻居们把门锁好并把干草叉收好。你既可以挨家挨户地解释一番，也可以直接跑到街上大喊"有火龙！"。免疫系统中与高喊"有火龙"相对应的策略是释放化学信使，通过引发急性炎症和募集上一章中提到的杀伤细胞军队，为应对入侵者做好组织准备。

淘气的硝酸

我们体内的"女巫佳酿"是一些传递消息的化学物质，包括一氧化氮（NO）——其身份相当高贵，曾被美国科学促进会评为"1992 年年度分子"。NO 由巨噬细胞和血管内壁分泌，是一种强力的血管扩张剂，能够扩大血管的直径。通过扩张血管，NO 就可以增加局部血流量，从而让更多的白细胞来到现场。

这显然在抗感染中十分有益，不过，血管扩张还有其他妙用——其中一种绝佳的应用场景是卧室。1989 年，辉瑞公司（Pfizer）

制造出一种名为"U-92,480"的新药，其作用是促进血管中 NO 的产生。他们的本意是寻找一种能够治疗心绞痛的疗法。心绞痛是指由于向心脏供血的血管过度收缩而引发的胸痛。科学家们满怀希望地开展了临床试验，早期结果却令他们大失所望。正当他们准备结束试验时，志愿者报告了一种有趣的副作用：阴茎勃起，而且不是个别现象。接下来的事就水到渠成了，科学家们热切地对这种副作用展开了调查。他们在实验室里搭建了一个模型"人"——向试管中灌满惰性液体，再放入一小块性无能者的阴茎组织。科学家们使电流通过这块组织来模拟勃起，正如他们所料，电流并不能让这块性无能的组织充血。然而，将 U-92,480 加入试管中后，这块组织中的血管就像正常勃起的阴茎一样扩张了。万艾可（Viagra）诞生了。1998 年，万艾可获批上市，彻底改变了勃起功能障碍的治疗方法。

热休克蛋白如何让我们更强大

"但凡不能杀死你的，最终都会使你更强大"不仅是欧普拉和其他人生导师的专利，也是对热休克蛋白的生物特性的精确描述。当细胞暴露在过热、过冷、感染或过多的其他压力下时，其正常的蛋白质折叠功能就会出错。这便导致细胞无法制造出工作与生存所必需的蛋白质，而畸形蛋白质会在细胞内堆积。这时，一种名叫热休克反应的程序就被激活了。该程序的关键步骤之一是产生大量的热休克蛋白（heat-shock protein，HSP）。HSP 能够捕获错误折叠的蛋白质，然后就像折纸一样，将乱七八糟的蛋白质重新排列成美丽的、具有功能的形状。与此同时，HSP 还会让幸存下来的细胞短暂地变得更强壮。实验表明，如果一个细胞曾暴露在严重但不致命的威胁里，经过热休克反应的武装，这个细胞未来将能够抵挡原本致命的刺激。

前列腺素交响曲

人体内的每一个细胞都含有一种名叫花生四烯酸（arachidonic acid，AA）的脂肪酸。通常情况下，它的功能只是参与构成细胞膜。然而，当细胞损伤或面临威胁时，细胞膜上的一部分花生四烯酸会被酶剥脱下来。接着，它们被环氧合酶（COX）扫荡一空。环氧合酶能将花生四烯酸转化为很多种奇妙的分子，包括前列腺素。前列腺素得名于前列腺，因为人们在精液中发现了第一种前列腺素。后来人们逐渐认识到，前列腺素无处不在，功能多种多样，从预防血栓到刺激宫缩帮助分娩一应俱全。

前列腺素（PG）有多种类型：PGE_2、PGI_2、PGD_2（遗憾的是没有 PGR_2[①]）和 $PGF_2\alpha$。PGE_2 是一种颇为矛盾的前列腺素——既有促炎作用，也有很强的抑制免疫系统的作用。PGE_2 能够召唤中性粒细胞、巨噬细胞和其他重要的免疫系统成员，一旦集合完毕，它又会抑制这些细胞的杀伤技能。这种策略看似违反直觉，但其实合情合理，就像把麸皮麦片当早餐一样。从根本上说，PGE_2 无异于放出一群饥饿的洛特维勒牧犬，再用拴狗绳牵紧了凶

---

① PGR_2 是 XBOX 平台的一款赛车游戏，中文名叫《哥谭赛车计划2》。——译者注

猛的免疫细胞，避免它们横冲直撞、不慎伤害我们自身的健康细胞。像这样的 PG 还有一些——PGI$_2$ 和 PGD$_2$ 也同时具有促炎和抗炎作用。因此，PG 对免疫系统交响乐的协调性来说非常重要。

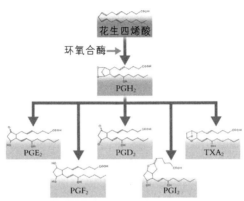

图 3.1　环氧合酶将花生四烯酸转化为前列腺素。

细胞因子风暴

最后这类爱谈天的化学物质也是最丰富、最难解释的一类。为了解释清楚，我得找蝙蝠侠来帮忙。这位蝙蝠侠不是克里斯蒂安·贝尔（Christian Bale）扮演的那个阴郁的、披着斗篷的斗士，而是 20 世纪 60 年代亚当·韦斯特扮演的蝙蝠侠。他穿着莱卡睡衣跑来跑去，打架时屏幕上则会出现"POW！""BAM！"等象声词。我尤其喜欢蝙蝠侠在字母汤中寻找线索的这一集。无巧不成书，当天早上蝙蝠侠刚好带上了他的字母汤收集器，让他可以把字母汤舀到蝙蝠电脑里——这台电脑处理液体的能力可比我的那些笔记本电脑强多了。接着，蝙蝠电脑从乱七八糟的字母中破译出了机密信息。我从前在大学里学习细胞因子，常常觉得自己是在破译免疫学字母汤。IL-1、IL-2、IL-6、TNF-α、TGF-β、IFN、GCSF——像这样的名字还有许多。我花了很多时间温习它们，总是一边背诵，一边希望自己也能拥有一个字母汤收集器和一台蝙蝠电脑……曾经有许多饱学之士试着在没有蝙蝠电脑的情况下为细胞因子分类，或以制造细胞因子的细胞为依据，或以细胞因子的功能为依据。然而，仅仅是白细胞介素家族就有超过40类，分子的多样性更让每个分类系统都剩下了一堆难以归入任何一个盒子的细胞因子。因此，让我们不要纠结于细胞因子的分类，而是直接来认识几位核心成员。本书统称这些细胞因子为"精选辑"，其中包括白细胞介素-1（IL-1）、干扰素（interferon）和趋化因子（chemokine）。

早些时候，新发现的细胞因子都被命名为白细胞介素（interleukin），这是因为最早发现的几种细胞因子都是由白细胞分泌的。但是随着时间的推移，人们逐渐发现白细胞并不是唯一一种能够制造白细胞介素的细胞，这让整个命名体系陷入了混乱。如果非要沿袭白细胞介素的命名体系，就像把若干品种各异的猫关进一个笼子。其中一种猫名叫IL-1，尽管它常常被形容成一个信使，但实际上却是一整个细胞因子亚家族的统称，由11种不同的蛋白质组成，负责调节面对感染时的即时应答。IL-1亚家族是通过一系列直接或间接途径来实现这一功能的，包括将免疫细胞募集至感染部位，以及促进细胞分泌其他促炎信使。

IL-1亚家族的两个创始成员（IL-1α和IL-1β）主要由巨噬细胞产生。IL-1α和IL-1β能让人们发烧，这是它们入选"精选辑"

的原因。这两种促炎的迷你点火器随着血液循环进入大脑底部，重置我们人体的内部恒温器，使体温上升。细菌和病毒对温度敏感，只有在 37℃ 上下的环境中才能茁壮成长。体温一上升，人体环境就不再适宜细菌和病毒生存了。体温升高对人体自身的细胞来说没有那么危险，但是如果超过 40.5℃，我们体内的蛋白质就会变形并丧失功能。这可能导致癫痫发作、虚脱甚至死亡，所以有时医生会采用快速降温技术来治疗体温过高的患者。

最快的一种快速降温技术是蒸发冷却，即脱去病人的衣服，用喷雾瓶将温水洒满病人全身，再把大风扇对准病人直吹，让室内的空气循环起来。这种降温方法极其快速，可使病人的核心体温每分钟降低约 0.3℃，因此在使用这一方法时，必须用直肠温度计持续监测病人的体温。或许这听起来不太愉快，但比起"全身冰敷"恐怕还是好一些的。顾名思义，"全身冰敷"要求病人裸躺在塑料床单上或儿童充气游泳池中，全身覆盖碎冰。从好处想，这些碎冰不过是覆盖在体表，还有侵入性的胃冷却法——光是想想就够惨了。

接下来的一位聪明的化学信使是干扰素。恰如其名，它们主要功能就是干扰。很多细胞都可以分泌干扰素，包括巨噬细胞和 NK 细胞，由病毒 RNA 触发分泌。干扰素分子渗入附近组织中，与细胞表面的受体结合，能够激活其接触的组织内的数百个基因。这些基因被激活后，细胞就会开始合成一些蛋白质，这些蛋白质或者能够抑制被感染细胞内的病毒复制，或者能够增强未感染细胞的抵抗力，让它们阻挡任何病毒颗粒的进入。干扰素还能够激活附近的 NK 细胞，让它们对周围的病毒保持警惕。由于干扰素的干扰作用十分强大，所以制药公司开发了人工合成的干扰素，用于治疗丙型肝炎。在合成干扰素面世之前，我们对这种严重的肝脏疾病束手无策。针对病毒感染的药物开发一向很困难，合成干扰素是一个难得的成功。

现在，让我们来看一看细胞因子一日游的第三个值得一看的景点——趋化因子。迄今为止，人们已经发现了50多种不同的趋化因子，这一数字还在增长，趋化因子是已知最大的细胞因子亚型。趋化因子是细胞因子界的穿花衣的吹笛手，吹奏着美妙的音乐把多种多样的细胞召集到特定的位置。在这一被称为趋化作用的过程中，趋化因子召集中性粒细胞、巨噬细胞和其他免疫系统的士兵对伤口和感染做出应答，启动愈合过程。

上述的细胞因子，连同那些未被提及的细胞因子，共同构成了一个高效的内部通信系统，为免疫系统在整个身体里传递信息。然而，一些疾病会制造过剩的细胞因子"垃圾邮件"，让通信系统进入过载状态。这种混乱被称为"细胞因子风暴"（cytokine storm），可能由一系列传染性或非传染性的因素引起，从输血到SARS病毒。细胞因子风暴于1993年初次被描述，但它真正受到重视却要到2005年，因为它使得禽流感比普通流感更加凶险，科学界和公众都对这一术语展开了讨论。现在，细胞因子风暴不仅有了冠名的先锋金属乐队和业余爱尔兰足球队，甚至还有了自己的社交网络标签。然而，就像其他很多风靡社交媒体的事物一样，细胞因子风暴实际恶名昭彰：它是致命的。

有一个非常典型的细胞因子风暴的例子。2006年，一种新型抗癌药物被投入临床试验，引起了严重的事故。该药物名为

TGN1412，被设计用来激活白血病患者的免疫系统。白血病能够摧毁白细胞中的 T 细胞。通常，只有当 T 细胞上的两个独立开关同时被触碰时，其阻击入侵者的能力才会被激活。动物研究表明，TGN1412 能够颠覆这个系统，无须任何信号就能激活 T 细胞。研究者希望用 TGN1412 增强 T 细胞的活性，来补偿白血病患者较少的 T 细胞数量，从而提高病人的抵抗能力。当时，该药物才刚刚进入人体试验的早期阶段（所谓的 I 期试验），目的是在健康的人群中测试药物的安全性。6 名健康的年轻男性接受了 TGN1412 注射，另外两人则被注射了无活性的安慰剂。在注射后的 60 分钟内，6 名接受 TGN1412 注射的男性表现出了头痛、肌肉疼痛、腹泻、心率上升和血压下降的症状，这些都是细胞因子风暴的表现。在接下来的几个小时里，他们的中性粒细胞数量猛增，细胞因子水平超过了所有测试的测量范围，他们的器官也开始衰竭。TGN1412 对免疫系统的过度激活让他们命悬一线。6 名参与者被紧急送往重症监护室。为了抑制他们体内致命的免疫应答，医生给他们注射了大量的类固醇，并用透析机代替他们衰竭的肾脏，用呼吸机代替他们受损的肺。细胞因子风暴让 6 名参与者都在鬼门关走了一遭。

你可能想问，为什么临床试验的参与者都是男性？这是一个很好的问题。在历史上，临床试验的首选参与者一向是男性。但是近年来，科学家一直在努力纠正这种不平衡。原因显而易见——男性与女性的疾病症状和药物反应都存在差异。1993 年，美国国立卫生研究院要求接受其资助的研究必须包含女性及少数族裔参与者，这一规定使情况有所改善，但依然还有很长的路要走。以心血管疾病为例，它是发达国家排名最高的死亡原因之一；男性和女性心血管疾病患者在病理学和症状等方面都截然不同。然而，在心血管疾病的临床试验中，仅有 1/3 的参与者是女性，只有不到 31% 的试验会按照性别分别呈现结果。这一做法使我们无法探知男性和女性对同一治疗方案的不同反应，这对两性双方都很不利。而女性的处境则尤其糟糕，由于女性参与者数量较少，处方药或非处方药在投入使用之前都不曾大规模地试用于女性。

致命的补体

那么，正如我们所见，我们的血液不仅是运输红细胞和白细胞的简单媒介，实际上，血液中充满了化学物质，给细胞分派它们的目的地和任务。这些机智的化学物质既可以激发炎症让我们发烧，也可以通过让士兵细胞撤出战场，进入休整期，来平息兴奋的免疫系统。两个系统——细胞和化学物质——相辅相成。我们接下来要介绍的这些化学物质就是最典型的例子，它有一个当之无愧的名字——补体系统（complement system）。

补体系统包含 30 多种蛋白质，有的存在于血液中，有的则分布在细胞表面。当谈到这些蛋白质的名称及其化学途径时，你可能会想，主持该项目的难道是实验室里的一只猴子？这不能怪你。以经典途径（classical pathway）（三种已被发现的补体途径中的第一种）为例，它涉及以下补体蛋白的依次激活：C1、C4、C2、C3、C5。这个仿佛随机数一样的序列接下来才恢复了一般规律，以 C6、C7、C8、C9 告终。这种命名模式是科学发现顺序的遗留问题，这也是为什么第二种被发现的补体途径被称为旁路途径（alternative pathway）。当人们意识到还有第三种途径时，那一定是一个尴尬的时刻。"旁路途径"一看就没有出路，因此第三种途径被称为凝集素途径（lectin pathway），因为它是由糖结构结合蛋白激活的。

事实上，每种途径的激活方式都不同，确保多种触发物质能够实现补体系统的三重目标：抵御产脓细菌的黑魔法；充当固有免疫应答和适应性免疫应答的桥梁；在愈合开始时清理炎症遗留下来的碎屑。

经典途径是由C1触发的。当C1接触到细菌或接收到感染所释放的烟雾信号（例如从垂死的细胞中逸出的DNA），它就会被激活。这导致了C1的裂解并释放活化形态，进而启动了一连串的化学反应。旁路途径的工作方式则略有不同。它依赖于血液中的C3恒定的、低水平的自发活性，C3不断地分解为C3a和C3b，并像投放一些小手榴弹一样将C3b散布在周围细胞上。我们自身的细胞能够解除这些手榴弹，但是细菌不能。凝集素途径也是一种由细菌触发的途径；除此之外，如果我们自身的细胞濒临死亡或发生了癌变，也可以激活凝集素途径。

虽然三种途径的激活方式各异，但它们最终会汇集到一个共同的终极途径上，该途径能够产生一种仿佛詹姆士·邦德的对头发明的武器：膜攻击复合物（membrane attack complex，MAC）。MAC是由几种补体蛋白聚合形成的，它能够在靶细胞上打穿一个小孔。这将使靶细胞（通常是细菌）无法控制水的进出，从而死亡。该技术对引起脑膜炎的一种细菌——脑膜炎奈瑟菌——特别有效。在脑膜炎奈瑟菌侵入人体之后，它就会在人体细胞里大开商店，这一举动特立独行，因为细菌通常不会生活在人体细胞里。所以，最重要的一项攻克这名入侵者的技术就是在它进入细胞之前消灭它，这正是 MAC 的职责。有一项针对日本的某种遗传性疾病患者的研究说明了 MAC 的重要性。这些患者无法制造 MAC，这使他们患流行性脑脊髓膜炎（一种细菌性脑膜炎）的风险比拥有正常补体系统的日本人高 5 000 倍。

遗传学研究还论证了另一种补体的重要性：在细菌表面喷洒 C3b 会让它们在巨噬细胞和中性粒细胞等能够吞噬微生物的细胞眼里变得更加美味。发生了基因突变而丧失喷洒调料能力的人的补体功能有所缺陷，他们在小时候容易反复出现脓液和严重感染。因此，这些人会受到"发育不良"的折磨，意味着与其他同龄孩子相比，他们的成长会渐落下风。听起来很糟糕，对吧？所以，当我们发现其中一种基因突变在某些种族的人群中普遍存在的时候，还真有点惊讶。这说明我们忽略了拼图的一部分——该基因突变也携带着某些好处，弥补了童年时期所付出的代价。一种理论认为，它可以保护人们不被分枝杆菌感染。分枝杆菌是导致结核病和麻风病的细菌家族，其特异之处在于：它们实际上希望被巨噬细胞吞噬，因为它们得寄居在巨噬细胞里才能致病。也就是说，补体给细菌喷洒调料、让它们变得更美味的功能正好落入了分枝杆菌之菌毛（细菌上最像手的部位）。持这种理论的证据来自埃塞俄比亚的一项研究，比起健康对照者，麻风病患者体内的一种关键的补体系统蛋白质的水平更高。此外，还有一些研究表明，分枝杆菌能够自己生产 C4 山寨分子，这种山寨分子能够触发我们体内的补体发生级联反应。

到目前为止，我们已经认识的从忍者中性粒细胞到补体级联反应的这些免疫系统元素，都有着数千年抵御外来入侵者的经验。但是，有一件事就连演化也没考虑到，那就是人类发明了摘取一个人的器官再将其移植到另一个人体内的技术。移植的成败取决于免疫系统的反应。我们接下来要探索的，就是这个充斥着复杂的免疫学、凌乱的医学伦理和精心设计的阴道的世界。

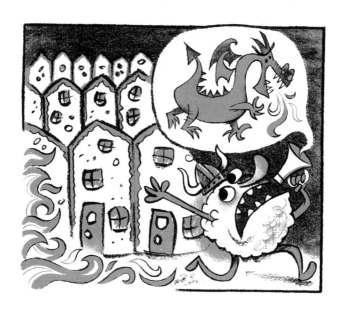

第四章

移植：从人工阴道到猪心脏的完美契合

在东京的河上航行并非阴道的标准用途。但这并没有阻止日本漫画家五十岚惠（Megumi Igarashi）。2013 年，她在东京的河上航行时，就乘坐了一艘装有她自己的外阴 3D 模型的皮艇。这场水上冒险最终以五十岚惠被捕收场，她将此设计的计算机代码非法共享给了众筹活动中的主要赞助者，让这些人可以复制这艘皮艇，因此犯下了传播淫秽数据罪。而整个事件得以进行，多亏了3D 打印技术。五十岚惠兴奋地在推特上给 Lady Gaga 留言道："我的阴道经过 3D 扫描，被放大至 2 米打印，可作为皮艇使用。" 3D 打印是一种制造阴道的方法，但正如上文所说，这种用途却着实称不上标准。想要制造一个功能俱全的真正的阴道，所需技术远比 3D 打印多得多，不过已经有人做到了。2014 年，几位来自墨西哥和美国的医生共同在《柳叶刀》（The Lancet）上发表了一篇文章，称他们已成功为四名患有苗勒管发育不全综合征的年轻女性移植了实验室培养的阴道。苗勒管发育不全综合征在新生女婴中的发病率为 1/1 500，它导致女婴天生就缺少全部或部分阴道。

到了青春期早期，这些女孩的初潮无法如期到来，她们通常会在此时得到诊断。苗勒管发育不全综合征的常规治疗手段包括扩张术、进行性牵引术和手术。多年来，医生为患有苗勒管发育不全综合征的女孩悉心打造了多种合成阴道，取材十分多样化，从纤维素（植物细胞壁的主要成分）到切碎的颊黏膜（口腔黏膜的一个特定区）。我们要讲的这个团队则采用了略微不同的方法——他们从每个女孩的外阴（外生殖器）中提取了细胞，放在为该女孩量身打造的生物可降解模具上培养。好比是科幻小说版本中灰姑娘的水晶鞋。在平均 6.75 年的追踪调查中，四名女孩在润滑、唤起、高潮、满足与无痛等维度给人造阴道的打分均在正常范围内。简言之，移植非常成功。

这几例移植之所以能够成功，原因之一是取材自女孩自身的细胞。阴道虽然是新制造的，但免疫系统却认出这些细胞是昔日老友，只不过稍稍改变了位置，因此并不排斥它们。凡是自体移植，都会表现为免疫接受，这一现象被应用在了很多场景中。例如，大拇指比大脚趾要有用得多。如果没有了大拇指，很多日常中不需思考就能完成的精细、复杂的动作，比如握笔或打响指，就会变得难以置信的困难——实际上，一只没有大拇指的手大概只能履行鼓掌的功能。相较之下，如果擅离职守的是大脚趾，可能只会让保持平衡变得稍微困难一点（当然，在穿露趾鞋的日子里，它也是一个有趣的话题），但也就到此为止了。因此，一些失去了大拇指的人选择把大脚趾移植到手上，起到替代作用，移植后的脚趾有时被称为"手趾"①。不仅病人需要进行一些训练来适

---

① 英文为 thoe，由 thumb（拇指）和 toe（脚趾）两个单词拼成。——译者注

应手趾，手术本身也涉及很多精湛的技术（一位外科医生形容它相当于"用头发缝起切碎的韭菜"），但对免疫系统来说却是小菜一碟。

阴茎，虽然从很多意义上说都是一种简单的造物，但从器官移植的角度来看要复杂得多。与阴道不同，我们无法在实验室里培养阴茎，而且显然大脚趾在这种情况下也无法充当替代品。因此，不屈不挠的外科医生只能选择尸体作为阴茎移植的器官来源。2006 年，一名中国男子接受了世界首例阴茎移植。该男子因事故失去了大部分阴茎，只留有一厘米长的残端。由于无法正常排尿和进行性生活，他自愿成了第一个接受这种复杂且精细的手术的人。经过 15 个小时的手术，这名 44 岁的男子拥有了一个 20 岁出头的男子的阴茎。与大脚趾 / 大拇指的移植类似，连接这个 10 厘米长的附件也需要大量精湛的手术技巧来把接口处的血管、皮肤和筋膜妥帖地缝合在一起。而这些技艺精湛的大师却不知道两周后他们将亲手把它移除。

起初手术非常成功，移植后的阴茎得到了充足的血液供应，并使该名男子能够正常排尿。但成功的喜悦转瞬即逝，阴茎开始被排斥——并不是被免疫系统所排斥，而是被当事人和他的妻子排斥。从某种程度上说，这一结果颇为出人意料——考虑到他们曾经付出的努力和承担的风险——才过了两周，他们就改了主意，要求将其移除。话又说回来，心理上的"恶心"因素是非常值得重视的。并不需要多少想象力，我们就可以理解使用一个死人的阴茎是多么富有……挑战性。

为何心理因素至关重要

这种"恶心"情绪不仅限于像阴茎一样私密的器官，接受任何一个器官所伴随的心理影响都不可轻视。病人可能焦急地等待了数月，期盼着、祈求着电话铃响起，通知自己中了器官彩票，但等待他们的并不一定是美好的前景。完成移植手术以后，病人往往会感到焦虑、抑郁，担心排斥反应。从情绪后遗症来说，进行移植后可能出现的长期症状更为罕见。有一小部分病人报告了移植之后的性格改变。

在《濒死研究杂志》（*Journal of Near-Death Studies*）的一篇文章中，研究者报告了 10 名心脏移植受者及其亲友的访谈结果。访谈问及了移植受者对各种事物（包括食物、音乐、性和艺术）的偏好都有哪些变化。一位女士描述了她的男朋友在接受了一颗女人的心脏后，变成了一个更贴心的爱人。虽然医生认为这种转变可能是因为他不再受绝症的困扰，但受者本人坚称原因是他获得了女性看待性生活的视角。一位 29 岁的女士接受了一名死于车祸的 19 岁捐赠者的心脏，她说自己能够感受到那场让她的捐赠者丧生的事故："我的胸口能感觉到冲击，它猛地撞上了我。"

先入为主的作用在另一个个案中更为明显，一位白人男士（声称自己不是种族主义者）认为移植一颗来自非裔美国人的心脏可能会让他的阴茎变得更大。顺便提一句，移植之后他的音乐品位变得更倾向于古典了，但他并不认为这与捐赠者有关，因为他觉得捐赠者会更喜欢说唱音乐。实际上，他的捐赠者是一位小提琴家。

虽然这篇学术论文甚至能让福克斯·穆德[①]顿生疑窦，但问题的关键不在心脏能否传递记忆或增大阴茎（给你一个提示：其实不能），而在心理层面上移植对人们复杂的自我意识的影响。这也证明了这块跳动在我们胸腔里的肌肉在我们文化中的强大地位——我们把心献给我们爱的人；我们鼓励人们听从他们的心；我们努力赢得别人的心。器官捐献者的性格是否会影响人们接受他／她器官的意愿一项相关研究发现，人们最不愿意接受杀人犯的心脏。想象一下杀人犯的心脏——它是什么颜色的？我敢打赌，大多数人都想象出一团黑色的、扭曲的东西。

心脏对我们的文化意义无疑是世界上第一例心脏移植手术引发媒体风暴的部分原因，之前任何外科手术的热度都不可与之同日而语。1967 年 12 月 3 日，克里斯蒂安·巴纳德（Christiaan Barnard）在南非进行了首次人之间的心脏移植手术，他也因此被载入史册。据传，巴纳德是情场老手而且脾气暴躁，他的同事都很不喜欢他。但是，他的魄力和敬业精神是不可否认的，为了准备这次具有里程碑意义的手术，他和他的弟弟首先给狗做了心脏移植手术。

他们的第一个人类心脏移植受者是 53 岁的蔬菜水果商路易斯·沃什坎斯基（Louis Washkansky），他患有糖尿病，还爱抽烟，由于水肿，他的腿部肿胀得像米其林轮胎人一样，经历了三次心脏病发作之后，他的心脏已经到了承受的极限。巴纳德摘除了这颗疲惫的心脏，代以一颗因车祸而丧命的年轻女子捐赠者的心脏。新的心脏移植手术很成功，但遗憾的是，它在沃什坎斯基先生

[①] 福克斯·穆德（Fox Mulder），在美剧《X 档案》中饰演主角，一名行事乖张的 FBI 探员。——译者注

的体内没能活多久。18 天后，沃什坎斯基先生死于肺炎和败血症。

这未曾熄灭世界各地其他地区的热情：截至 1967 年，全世界只有一例心脏移植手术，而到了 1968 年，全世界的心脏移植手术超过了 100 例。但是手术的成功率低得可怕，只有不到 50% 的人在术后存活一个月，11% 的人存活超过两年。因此，许多地区都放弃了这种手术，只有弗吉尼亚医学院、巴黎的皮蒂耶 – 萨勒佩特里埃附属医院、加利福尼亚州的斯坦福医院和开普敦的巴纳德小组继续开展心脏移植手术，推动这门医术的发展。现在，每年都有 5 000 多人接受心脏移植手术，这些患者的一年生存率达 85%～90%，三年生存率接近 75%。

排斥反应

虽然手术技术的提高功不可没，但是生存率提高的极大原因还要归功于免疫学领域的进展。路易斯·沃什坎斯基和其他早期移植受者死亡的主要原因是当时医学界对移植排斥的认识有限，也不知道哪些药物可以抑制排斥反应。如今，我们已经对移植排斥有了更好的了解，也知道了一些避免被免疫系统攻击的方法。1967 年，也就是首次心脏移植之后的那一年，科学家发现了人类主要组织相容性复合体（major histocompatibility complex，MHC）。MHC[①] 是一段位于 6 号染色体短臂上的 DNA，包含 200

---

① 有趣的命名小知识：MHC 还有一个名字，叫作人类白细胞抗原（Human Leukocyte Antigen，HLA）。有的人用 MHC 代指相应的基因，用 HLA 代指该基因指导合成的蛋白质；有的人则混用 MHC 和 HLA，把它们当成同义词。MHC I 类分子另外的名字是 HLA-A、HLA-B 和 HLA-C，第六章还会再提到它们。

多种基因，能够编码被称为 I 类 MHC 分子的标记物。MHC 分子会呈现在细胞表面，就像一个能扫描的条形码一样，用以辨别该细胞是否属于健康的"自身"细胞。人体内每一个有核细胞——从舌尖一直到肠道最深、最暗的沟回——的表面都分布着 MHC。我们拥有的分子标记有两个来源，50% 来自妈妈，50% 来自爸爸，共同创造了每个人独有的 I 类分子。这种组合方式意味着我们很有可能与兄弟姐妹拥有一套相同的 MHC I 类分子（所以兄弟姐妹是一个备用零件的供体）。

MHC I 类分子将细胞内部的蛋白质碎片呈现在细胞表面，供一种名叫 T 细胞的白细胞审查。T 细胞的职责是排查感染或异常细胞。在人体内植入外来器官，就像在黑白条纹沙发上摆上了粉红圆点靠垫——T 细胞一定会发现这种违和的存在。身体发现这个闯入者是陌生而不同的，就会开始攻击它。于是，T 细胞通过逐个杀死移植器官的细胞，激活移植器官的自杀程序。这就是急性排斥反应，通常发生在移植后的 6 个月内。

对移植受者而言，急性排斥反应无疑来得太快，但和超急性排斥反应一比，它简直称得上是龟速：在超急性排斥反应中，抗体能够迅速摧毁移植器官的血管，在数分钟到数小时内引发排斥反应。超急性排斥反应通常在受者体内已经存在针对供体细胞的抗体时发生。这是因为受者的免疫系统曾暴露在与供体细胞十分相似的细胞下，导致这种情况的事件多种多样，包括之前接受的移植或输血。这些抗体能够迅速附着在移植器官上，激发补体级联反应（我们在第三章里提及过），将致密的血栓打入供体器官的血管，导致血管阻塞。血流被阻断而没有氧气，使得细胞无法存活，最后导

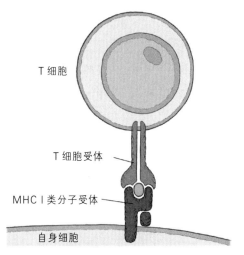

图 4.1　MHC I 类分子将自身抗原呈递给 T 细胞

致移植器官死亡。

虽然超急性排斥反应的速度十分残酷，但从某些角度来看，慢性排斥反应的缓慢和煎熬比这更糟糕。慢性排斥反应的凶险征兆会在急性排斥反应反复发生的几个月甚至几年内邪恶地显现。T 细胞与抗体的联合攻击使移植器官遭受了进行性损伤，它们缓慢、稳定、毫不留情地在移植器官上制造瘢痕。其导致的症状因器官而异——在心脏移植中，瘢痕使得冠状动脉加速硬化；在肝脏移植中，瘢痕导致胆管消失综合征。

绝大多数的肺移植都会遭受严重的慢性排斥反应，这种慢性排斥反应会导致闭塞性细支气管炎综合征（bronchiolitis obliterans syndrome，BOS）。任何疾病带上了"闭塞"二字都不是什么好兆头，BOS 也不例外。BOS 的攻击让肺部原本薄得透明的气体交换装置变成了瘢痕化、纤维化的口袋，使得氧气和二氧化碳极难通过。BOS 是造成单肺移植后患者中位生存期[①]只有 4.6 年的关键原因——比起肾脏移植后长达 15 年的中位生存期，这个数字低得惊人。可悲的是，一旦 BOS 发生，肺功能的损坏将是持续的、不可逆的。

　　尽管 BOS 不可逆，但是原则上，监测移植器官的健康状况在病人护理和排斥反应的控制中都很重要。监测移植器官其实并不容易，因为这通常需要从器官上取下一小块组织放到显微镜下观察。如果移植器官是心脏，那就需要取一小块心脏——这一听就很危险，会带来一系列风险，轻则心律失常，重则心脏穿孔。没有人愿意定期来这么一回。然而，由于别无选择，心脏移植受者前前后后一共会接受数十次活检。目前，研究者一直在努力改变现状，寻找一种非侵入性的监测移植器官的方法，让整个过程像验血一样简单。一个很有前景的方法是测量受者白细胞的基因表达模式，就像你想的那样，这一指标在健康受者和发生严重排斥反应的受者中似乎差别很大。从这一方法衍生出的 AlloMap 是美国 FDA 批准的首个血液测试，目前已在临床上被用于监测心脏移植的排斥反应。遗憾的是，它的缺点是假阳性率高，在解读测试结果时需要多加小心。不过，如果只把 AlloMap 看成一张拼图，与其他测试——比如心脏超声检查、医生检查——结合起来解读，它确实能够减少对心脏活检的需求，而且它本身也不会增加诱发严重心血管事件的风险。

---

① 中位生存期是指 50% 的个体能够存活的时间。——译者注

另一种新型的监测排斥反应的方法是测量受者血液中捐赠者DNA 的含量。当移植器官的细胞被免疫系统攻击并死亡时，它们就会喷射出 DNA，这时，在受者的血液中就可以检测到含量高的捐赠者 DNA，这宣告着排斥反应的发生。这一研究领域最初的关注点是跨性别肾移植，也就是接受了男性肾脏的女性移植受者。在这类案例中，研究者可以在女性受者的血液和尿液中检测到男性独有的 Y 染色体。然而，检测 Y 染色体的方法显然仅适用于女性接受男性器官的情况，这一比例还不到所有移植手术的 1/4。斯坦福大学的科学家研发出了进阶版的测试，目标是检测心脏移植受者血液中捐赠者的 DNA 指纹。这一测试才初具雏形，在投入临床之前还有很多工作要做，但是初步报告（来自该测试的研发团队）表明它比心脏活检更安全、更便宜，也更准确。

找到完美匹配的器官

虽然人们在监测排斥反应方面颇有进展，但预防胜于治疗，哪些举措可以阻止排斥反应的发生呢？就和找对象一样，预防排斥反应的第一个窍门就是找到完美匹配的器官。第二个窍门则是服用药物（嗑药这件事就很难在传统的约会过程中找到合适的类比了）。

人们为寻找完美匹配的器官列出了一个清单，它看起来就像是弗兰肯斯坦的怪物在网上相亲时公布的个人资料。清单上的内容包括血型、组织类型、体型大小和器官的"保鲜"能力。最后一项是非常重要的，心脏和肺只能存活 4～6 个小时，肝脏则能存活 12 个小时，肾脏的"保质期"长达 36 小时，这意味着后两者可以承受更长的运输时间，因此可以从更远的地方获取。

　　器官的大小对胸腔内的器官而言尤其重要，例如心脏和肺，因为肋骨圈起的空间有限。腹腔则不同，它不是一个刚性的箱子，而是一个松软有弹性的空间，带有额外的回旋余地，所以对肝脏等器官的大小要求更为宽松。

　　众所周知，血型匹配在输血时十分重要——如果让不匹配的血流到了身体各处，会引起免疫系统的剧烈反应，可导致瘙痒、发烧、发冷甚至死亡。同样，血型在包括肝脏、心脏、肾脏和肺在内的器官移植中也占据了重要地位。除了血型以外，有的器官还需要用我们之前提过的 MHC I 类分子细胞条形码来进行组织类型的匹配。组织配型是肾脏移植和骨髓移植的常规步骤，因为实践证明，组织类型不匹配会强烈影响移植的长期效果。在肾脏移植中，由于配型困难，人们发明了一种创造性的解决方案，即建立匹配器官的捐赠链。好比说韩·索罗需要一个肾脏，他的女朋友莉娅愿意捐出自己的一个肾脏，但是配型不成功。在一个遥远（但路程不超过 36 个小时）的星系中，达斯·维德也需要一个肾脏，但他的好朋友——银河帝国的皇帝——配型也不成功。如果莉娅和达斯配型成功，同时皇帝也和韩·索罗配型成功，他们就可以进行互惠交换。[1] 这个例子讲的就是配对肾脏交换捐赠。还有一种可能性，就是由心地善良、乐于助人者开启的捐赠链。这些人的身边并没有需要肾脏移植的人，但他们愿意捐献一个肾，只

---

① 汉·索罗（Ham Solo）、莉娅（Leia）和达斯·维德（Darth Vader）都是《星球大战》（*Star Wars*）中的角色。——译者注

因为这是一件好事。这个最初由一位捐赠者启动的肾脏交换传递出了一长串令人印象深刻的捐赠链。撰写本书时，美国最长的肾脏移植链包含了 68 个人，在 12 个月内、横跨 9 个州交换了 34 个肾。乐于助人者的捐献是一种稀少而崇高的馈赠，这激励着捐赠的延续，鼓舞着人们为他人奉献，即使自己的亲人已经得到了肾。为了鼓励人们的慷慨捐赠，这些捐赠者会从美国国家肾脏登记处获得积分，当他们自己需要肾脏时，会在等候名单中被优先考虑。

有药物就足够

我们刚才已经描述过了寻找完美配型的艰难困苦，但是，即使受者和捐赠者匹配得天衣无缝，移植仍然有可能以排斥反应告终。对绝大多数移植来说，想要实现捐赠器官与受者长期的和谐共处，极度依赖于用药物抑制受者的免疫应答。

最初进行的免疫抑制试验所造成的死亡率几乎和移植数一样高。20 世纪 50 年代，X 射线骨髓草案被试用于肾移植受者，包括亚致死剂量的全身 X 射线照射和骨髓输注。但失败率很高，12 周后，12 名患者中只有一名还具有肾功能。还有很多免疫抑制剂技术都进行了动物实验，包括施以甲苯（广为使用的涂料稀释剂溶剂）、氮芥[①]等化学品。

多亏这些动物实验，1959 年，器官移植迎来了一次堪解燃眉之急的突破。给兔子连续两周注射 6-巯基嘌呤（6-mercaptopurine）

---

① 一种结构类似于芥子气的化合物，而芥子气名列《化学武器公约》的附表一。——作者注

后，兔子的体内不再产生针对某种特定外来抗原的抗体。而且在停用 6-巯基嘌呤后，这种耐受性仍然存在。更重要的是，这些兔子暴露在其他外来抗原（该研究用的是奶牛蛋白）下，仍能产生相应的抗体，这证明它们的免疫系统仍在正常工作。接着，研究者制备了一种毒性较低的 6-巯基嘌呤衍生物——硫唑嘌呤（azathioprine），在人类身上进行了试验。第一次试验导致了严重事故。病人不到一个月就死亡了，因为试验采用的是适合狗的剂量，但该剂量对人而言是致命的。研究者将第二位病人使用的剂量减半，于是，有史以来第一次，医生阻断了排斥反应的发生。不过，所付出的代价也是很高的：即使剂量减半，硫唑嘌呤仍会摧毁病人的白细胞。研究者停止给药，让白细胞休养生息，同时排斥反应也卷土重来。待白细胞恢复后，研究者重新开始给药，这时，移植的肾脏再度欣欣向荣，而白细胞又开始下降。这位病人也没有熬过一个月就死于败血症。在那之后，临床医生不断地学习如何平衡免疫抑制的跷跷板，硫唑嘌呤至今仍是肾移植中被广泛使用的免疫抑制剂。

随着对免疫系统了解的加深，我们操控免疫系统的能力也越来越强，这便带来了 20 世纪 60 年代的免疫抑制剂的爆炸式增长。现在我们已经有了能够抑制 T 细胞活化的西罗莫司、他克莫司和环孢菌素，能够阻止白细胞分裂的霉酚酸酯，以及能够干扰关键免疫信使分子的泼尼松龙。不幸的是，这些药物都有一些令人生畏的潜在副作用，较轻的比如呕吐，较重的比如肠穿孔和癌症。最近出现了一类新的免疫抑制剂，即专门设计的人造抗体，它们和传统药物一样有效，而且毒性更低。例如，实验室研发的达利珠单抗（daclizumab）是一种超靶向免疫抑制剂，可以阻断 IL-2 的作用。IL-2 是一种在排斥反应中起重要作用的化学信使。靶向性意味着达利珠单抗更少引发严重的副作用，在使用中更不容易出问题。这就是下一代免疫抑制剂的强大之处，它们的使用更加方便，对组织配型的要求也较低。从前那些连第一轮筛选都通不过的器官，现在也可以继续匹配了。

到目前为止，我们讨论了受者排斥移植器官的现象，但是，有时排斥反应是双向的。骨髓移植和小肠移植都带来了一部分捐赠者的免疫系统，它们具备排斥新的身体的能力。这种现象被称为移植物抗宿主病（graft-versus-host disease，GVHD），原因是捐赠者的 T 细胞识别出陌生环境并展开了攻击。捐赠者与受者的组织类型差异越大，发生移植物抗宿主病的风险就越大。一般情况下，捐赠者细胞的数量会激增，就像一伙叛匪在自己的山头上召集起一支庞大的队伍，但在移植物抗宿主病中，受者自身的免疫系统被弱化，无力反击。表现出来的症状有时轻微，比如皮疹，有时严重，比如肝炎、肠道出血和昏迷。在列完这些症状以后再说这句话可能听起来不太现实：有的时候轻微的移植物抗宿主病可能也有好处。接受骨髓移植的白血病患者就可以从中获益，因为好战的捐赠者 T 细胞可以杀死残余的癌细胞。当移植物抗宿主病的弊大于利时，解决方案就是免疫抑制剂。医生通常会开我们前面见过的那些药物——包括他克莫司、西罗莫司和类固醇——不过这时的目的就变成了减少移植器官对受者的排斥反应。

供给和需求

免疫系统的战役和尖端药物的兵工厂让我们眼花缭乱，人们很容易就忽略了移植的最大限制因素，其实就是一个很简单的算式：供给和需求。目前，被美国器官获取和移植网络登记在册的等候器官移植的有 12.3 万人之多。然而，2014 年全年，美国仅有 15 670 位捐赠者。尽管一位捐赠者可以挽救多达 8 条生命，但是等候名单上每 10 分钟就会增加 1 人。于是，每天有 21 人在等待移植的过程中死亡，而且，需求量和捐赠量之间的差距只会越来越大。

关于器官供应链的新思路，可以看看 2015 年欧洲进行的首例停跳心脏移植手术。从字面上看或许没有多么厉害——难道不是所有心脏在移植的时候都是停跳的吗？没错，但关键在于从什么时候开始停跳。心脏供体池很小的原因之一是捐赠者的死亡必须满足一些特殊条件——脑干死亡，但仍有心跳。这是一种很严苛的状态。心脏停止跳动的人仍然可以捐献肾脏或肝脏，但医生通常会担心心脏会因为短暂的所谓"循环性死亡"而受损。

这场发生在剑桥郡的移植手术使用了心肺都已停止工作的捐献者的心脏。医生复苏了曾经停跳 5 分钟的心脏，对其进行了 50 分钟的监测。如果团队对这颗心脏的健康和功能状态感到满意，他们就会小心地将它从捐赠者的体内摘下，放入一个盒子里。这个盒子是透明的，刚好放得下一颗心脏，并带有为器官持续提供营养和氧气的管子。这个便携式的输注系统还内置了多种监测功能，让医生能够在移植开始前密切监控心脏的健康状况。当然，这项高科技的价格并不便宜（就算是最慷慨的圣诞精灵在购买前也会三思）：设备本身价值15万英镑，每使用一次的花费是2.5万英镑。不过，使用过这项高科技的剑桥郡移植外科医生相信，它有潜力将可移植的心脏数量增加1/4，这个价值将是无法用金钱来衡量的。

另一种增加器官供应量的方法是充分利用已有资源。以肝脏为例，肝脏是一个相当大的楔形器官，成人的肝脏约为1.4千克。早在1984年，外科医生就已经充分利用了这一事实，用一个成人的肝脏进行了两例移植，一名受者为成人，另一名为儿童。在过去的30年中，多亏了这项技术，肝脏移植等待名单上的儿童死亡率大大下降。这项手术技术不仅可以更好地利用已故捐赠者的器官，还可以采用活体移植，比如父母将一小部分肝脏移植给生病的孩子。

第三种增加器官供应量的方法也更有争议，那就是利用其他物种。异种移植（将非人类组织移植到人体中）的起源实际上比人与人之间的移植更为久远。早在1906年，一位名叫雅布累（Jaboulay）的外科医生开了一个古怪的肾脏动物园，尝试把山羊、猴子和绵羊的肾脏移植到人身上（成功率为0）。由于成功率并没有随着时间的推移而有所改善，所以人们对异种移植的兴趣渐渐就消退了。然而，20世纪70年代，这一兴趣再度被点燃。由于肾透析的突然成功，无法治愈的终末期肾功能衰竭病人得以存活，进而增加了对器官移植的需求。

短暂的热情因为一种猪病毒的出现戛然而止。猪逆转录病毒于20世纪90年代被发现，整个领域的临床试验都被勒令停止，研究异种移植的科学家不得不罢手，人们开始研究跨物种感染的风险。这种病毒来自猪，这一事实尤其令人遗憾，因为猪被很多人视为异种移植的首选物种。猪的来源丰沛且多产，其器官大小与人类大致相仿（所以不需要额外的雕琢）。此外，由于猪历来是人类食物链的一部分，普通公众对利用猪来造福人类的伦理质疑也比较少。这和公众对待濒危的灵长类动物——比如曾经是异种移植典型代表的黑猩猩——的态度截然不同。

但是，非灵长类异种移植面临着一个很大的障碍：活跃的人体免疫系统。人体的防御系统哪怕在来自亲属的相似组织类型中都能找出细微差异，你可以想象当它发现一大块猪肉入驻时的场景。超急性排斥反应会在几分钟至几小时之内启动，来自猪的细胞会被抗体引领的攻击所摧毁。排斥反应之所以如此迅速，是因为我们的血液中本来就存在一种抗体——异种反应性天然抗体（xenoreactive natural antibodies，XNA），它能够与非灵长类动物细胞结合，标记并摧毁它们。敏锐的你，此时可能产生了一个疑问，我们从未接触过猪的细胞，但为什么能够提前产生抗体呢？答案就在我们的肠道里。健康的人体肠道中充满了细菌，其中许多细菌的表面都带有一种碳水化合物抗原，人类的细胞则没有这种抗原。而猪的细胞表面有同样的碳水化合物抗原，当猪的细胞被移植到我们体内时，我们从出生起就产生的针对肠道细菌的异种反应性天然抗体便开始攻击它们。

为了克服这个问题，科学家创造了基因工程敲除猪[1]，从它们

① 基因敲除动物经历了基因改造，使已有基因失活或被敲除。基因敲除小鼠已用于大量试验，研究从肥胖到癌症等一系列疾病。

的 DNA 中抹去了用于编码碳水化合物抗原的基因。改造后的猪的心脏被移植到了狒狒身上，虽然它们克服了超急性排斥反应的问题，但是仅过了 6 个月，这些心脏还是衰竭了。它们需要一些更高级的伪装。于是，在接下来的一个阶段中，人们不仅要抹去揭发"这是猪的细胞"的碳水化合物抗原，还要给猪的细胞添加人类细胞的标记。好比给它们戴上假的小胡子和小眼镜，来蒙蔽免疫系统。

这些猪细胞卧底还没有经过人体试验，在大型器官异种移植试验成为现实之前还需要一些时间。不过，有一种来自猪的移植物已应用于人类 50 多年，并且至今仍在使用——猪心脏瓣膜。每年，全球大约有 28 万人接受心脏瓣膜置换手术。其中约 50% 用的是生物瓣，由猪的心脏瓣膜或牛心脏表面的膜性囊（心包）制成。也就是说，猪心脏瓣膜是主流医学的一分子，比起金属瓣膜，有时猪心脏瓣膜还是优先选择，因为它们不要求病人服用血液稀释药物，但置换金属瓣膜的病人必须终身服药。猪心脏瓣膜的寿命也符合需求，绝大多数生物瓣可以服役超过 10 年，因为它们不像肾脏或肝脏等完整器官的移植那样强烈地激活免疫系统。

这也要部分归功于一种叫作戊二醛的刺激性油性化学物质——它常用于工业用水处理和医疗器械灭菌。猪心脏瓣膜经过戊二醛处理后，瓣膜中的胶原蛋白的结构改变了，掩饰了可能暴露瓣膜来源的标记物。这大大降低了排斥反应的风险，但同时也对细胞造成了损伤，导致细胞内钙含量的升高。随着时间的推移，瓣膜开始钙化，最终由于撕裂或狭窄（瓣膜缩小、变窄）而失效。但对完整而复杂的器官而言，戊二醛技术是不适用的，它目前仅被用于心脏瓣膜的处理。此外，它并不能完美掩护猪细胞抗原，而且似乎由剩余的少量猪抗原引发的轻微免疫反应会在数年时间里缓慢而坚定地损伤移植物。

从好的一面看，戊二醛似乎确实解决了猪逆转录病毒的问题，这始终是将猪的器官移植到人身上的主要障碍。但事实上问题不止如此。一种从未遇到过的具有破坏性的病毒混合物，加上免疫抑制的治疗策略，让跨物种移植所不可避免的感染风险远超人与人之间的移植。在常规宿主中可能相对无害的病毒，到了其他物种体内就有可能致命。以 B 病毒为例，它的常规宿主是猕猴，猕猴感染之后，表现出来的症状类似疱疹。但是如果人类感染了，B 病毒就会感染大脑，感染的人中有 70% 的死亡率。这种不可预测性让异种动物性感染（通过异种移植传播的感染）成了令人不寒而栗的幽灵，笼罩着异种移植领域，限制着异种移植的应用。

地球上一些最危险的感染，比如艾滋病毒和埃博拉病毒，起初都来自动物疾病，后来跨过了物种屏障才传播给了人类（虽然不是因为异种移植）。由于这些担忧，任何从动物向人移植的尝试必然会伴随着监视计划，其强度足以让爱德华·斯诺登[①] 惊觉留意。虽然道理我们都懂，但某些伦理问题也接踵而来，因为监视计划必然意味着接受异种移植的人没有自由退出试验的权利。《赫尔辛基宣言》（Declaration of Helsinki）是临床试验的伦理学圣经，规定了参与者有权利无理由随时退出临床试验，因此，违

---

① 爱德华·斯诺登（Edward Snowden），美国中央情报局前职员，2013 年将美国国家安全局关于棱镜计划的监听项目披露给了英美媒体，并因此受到通缉。——译者注

反这一规定对领域内研究者和任何想要接受异种移植的人来说都需要慎之又慎。虽然开展重要器官异种移植大规模试验的条件仍不成熟，但在任何人拿起手术刀或签署同意书之前，我们应该提前深入考虑这些伦理问题。

在我浅薄但痛苦的经验中，医学伦理是一门枯燥的学科，通常看起来比图坦卡蒙的木乃伊更甚。但是，涉及移植的时候，永远都不能低估伦理的重要性。有两个简单的故事可以说明这一点：一磅鲜肉的街头黑市价、婴儿"费"（Baby Fae）的破碎的心。

一磅鲜肉的街头黑市价

来自死刑犯的器官有更高的风险携带血液传播病毒，比如丙型肝炎和艾滋病。所以会有人情愿购买那些出处可疑的、不受体系监控的器官。由于这些受者的存在，器官黑市欣欣向荣，在中国、印度和巴基斯坦等国家，一颗肾脏的价值高达12.8万英镑。非法的器官黑市通常从穷人和弱势群体那里收获器官，捐赠者只能获得肾脏售价的一小部分，更大的一部分利润被医生、机构和各种中介收取，而这些获益者既不承担生命危险，也没有身体上的损失。据估计，全世界每十例移植手术中就有一例涉及非法买卖人体器官。甚至有报道称，有些谋杀也只是为了采集并出售被害人的器官。

当然，在谋杀并谋取器官的问题上不存在伦理上的取舍，但是在出售自己器官的问题上，一些伦理学家认为应该保留人们的决定权。他们认为，如果有了合法的器官买卖市场，不但可以增加器官供应量，还可以让人们在信息充足的基础上做出选择，在受监管的市场上以合理的价格出售他们的器官。伊朗是世界上唯一将肾脏出售合法化的国家。事实上，潜在捐赠者之间存在激烈竞争，他们将自制广告贴在德黑兰各大医院周边的街道上。两家受国家监督的非营利组织被指挥寻找潜在卖方，并把他们介绍给监管系统中的受者。批评者指出，捐赠者几乎全部是伊朗的穷人，国家也几乎没有采取后续行动跟踪这些捐赠者长期的健康状况。然而，受者的效果一直很好，与英国、美国和中国不同，在1999年以后，伊朗需要肾脏移植的人根本不需要等候。

婴儿"费"的破碎的心

1984年，费出生了，带着一颗破碎的心。关于她刚出生那几天发生的事情，有几种不同的传言，但总的看来，她的父母被告知她没有幸存的希望，她会睡得一天比一天久，最终一睡不起。父母带着费去了汽车旅馆，向她告别，陪着小女儿等待死期来临。然而，离开医院后不久，他们接到了一个电话，得知了一个听起来风险很大但又有一丝希望的方法：用狒狒的心脏替换掉费那颗发育不良的心脏。他们同意了，一位资深外科医生伦纳德·L.贝利（Leonard L. Bailey）博士提前结束休假，迅速地安排好了这场试验性手术。手术在开始的前一周才得到了批准，而且贝利根本没有向器官采购机构申请寻找人类心脏，这些消息令人们开始质疑手术的动机，到底是为了婴儿费的生存，还是只想要进行试验。当时的报道称，贝利博士告诉费的母亲，婴儿费会经历三轮排斥反应，由于罕有先例，很难预测排斥反应的具体状况。他还告诉《美国医学新闻》（*American Medical News*）："我们乐观地估计，她3个月内就能出院回家。"考虑到在婴儿费之前，只有3个人接受过黑猩猩或狒狒的心脏，而他们只存活了从90分钟到三天半不等，这个说法显得尤其乐观。这种过分的乐观，加上医院不断更改的报告和父母频繁签署的各式知情同意书，许多人开始质疑父母的同意是基于对该手术何等程度的知情。虽然费坚持的时间比之前任何一个病人都长，但是婴儿费的身体最终还是对狒狒的心脏产生了排斥反应。在这颗核桃大小的心脏被植入婴儿胸腔短短20天后，它停止了跳动。婴儿费的生命虽然短暂，但她的故事引起了轰动，直到今天还在关于异种移植和临床试验知情同意的伦理问题讨论中反复被提及。

移植的风口浪尖

上面的两个故事强调了移植领域最为复杂的挑战不在免疫学，而在伦理学。这一点在移植的前沿热点中体现得最为明显，医生、科学家、患者和公众都在小心翼翼地踏足这片伦理和技术的雷区。只要走对了，就有可能获得巨大的好处。2015年2月，《柳叶刀》报道了一名真正的奇迹宝宝——他是在被移植到他妈妈身上来自家族朋友的子宫内孕育的。和本章开始时提到过的阴道移植受者一样，这位子宫移植受者也患有苗勒管发育不全综合征，所以没有自己的子宫。而这位妈妈的一位绝经后的朋友不再需要子宫，所以就捐赠给了她，移植后一年，这位36岁的受者接受了体外受精，首次怀孕。从怀孕到生产的过程并非一帆风顺，虽然受者在怀孕前和怀孕期间都服用了强效免疫抑制剂，但还是遭遇了三次轻微的排斥反应。值得庆幸的是，这些排斥反应并没有导致流产，只是当接近 32 周时，她患上了先兆子痫，并接受了剖宫产手术。结果皆大欢喜，她产下了一名非常健康的男孩，体重也和同月份的孩子相仿。对一个移植器官来说，没有比怀孕更苛刻的压力测试了，因此这是一项具有里程碑意义的成就。尽管结局完满，但这个案例还是引发了许多具有挑战性的问题。例如，让两个人接受大手术，让一个人暴露于强效免疫抑制剂之下——包括在怀孕期间——这一切并不是为了挽救生命，甚至不是为了孕育这个孩子（代孕也可以做到同样的事），而仅仅是为了让一个人体验怀孕的感受，这符合伦理吗？还是说，只要参与其中的每个人都了解所承担的风险，并同意了整个计划，这就是符合伦理的？也许吧。

　　一个能孕育的子宫是一种极端的移植，不过，我们下一个处于风口浪尖上的例子不是关于有争议的器官，而是关于移植的规模。到目前为止，我们只谈及过单个肾脏、单个肝脏，可能还有一对肺的移植，那么，一次手术最多可以移植多少个器官？2011年，9 岁的阿兰娜·施文内尔（Alannah Shevenell）在一场惊人的手术中置换了 6 个器官。手术前，阿兰娜的腹部长了一个巨大的肿瘤，医生曾前后两次试图移除这个肿瘤，但是都没能成功。在第 3 次手术中，医生终于移除了肿瘤，同时切除了阿兰娜的胃、肝脏、脾脏、小肠、胰腺和一部分食道，这些器官都被移植器官取代。这场巨型手术不仅对从未做过类似手术的外科医生来说充满挑战，对小阿兰娜也是如此。波士顿儿童医院的医生告诉阿兰娜的家人，阿兰娜在手术中活下来的概率是 50%。而阿兰娜坚持了下来并恢复得很好，充分体现了人类的身体和精神的力量，不过她需要终身服用免疫抑制剂。

在医生、病人和研究者不断推动科学前进的同时，幻想和现实的界限也变得模糊了。1997 年的电影《变脸》（Face/Off）中，约翰·特拉沃尔塔（John Travolta）饰演的探员为了阻止恐怖袭击，与尼古拉斯·凯奇（Nicholas Cage）饰演的恐怖分子互换了脸。电影上映时，换脸还是纯粹的虚构情节，然而仅仅 8 年后，外科医生真的进行了世界上首次部分面部移植手术。受者是 38 岁的伊莎贝尔·迪诺尔，她企图服药自杀，然后昏迷了。她的拉布拉多寻回犬拼命想要叫醒她，咬伤了她的脸，咬掉了她的整个下巴、嘴唇、鼻尖和部分脸颊。经过 15 个小时的手术，伊莎贝尔醒来后发现自己有了一张陌生的新面孔，由她自己的脸和别人的脸拼凑而成。手术的结果虽然不像《变脸》中那么完美，但伊莎贝尔已经很高兴可以拥有能呼吸的鼻子和能吃饭的嘴巴。然而，恶名也从天而降，她被媒体无情地追拍，他们想要拍到这个拥有别人的脸的女人的照片。随着时间的推移，她渐渐适应了这张新脸和新获得的名声："当我感到沮丧或抑郁时，就照照镜子……她给了我希望。"令人悲伤的是，伊莎贝尔于 2016 年 4 月死于癌症，享年 49 岁。人们认为是用来抑制身体对面部移植的排斥反应的强效免疫抑制剂导致了她的癌症。

伊莎贝尔的故事印证了一个贯穿于我们所讲的每一个移植故事的观点。我们身上的每一寸骨肉和体内的每一个器官，即使我们并不进一步考虑它们或确切地知道它们的名称或位置，它们都在我们的自我定义中扮演着原始的、不可否认的角色。不仅是免疫学意义上的，也是更深刻的个人与哲学意义上的"我是谁？"。让来自另一个人的一部分加入这个身体，不管多么契合，都可以对我们的自我认知造成挑战——无论是好是坏。

这个故事可能会变得更加复杂。或许不仅仅是你和我，而是你、我和它们。你看，我们的内脏中还存在着另外一群生物，影响着我们的日常生活：数十亿细菌居住在我们的肠道中，生活在我们的皮肤上，构成了人体的微生物群。不断涌现的证据表明，它们不但能影响我们的身体健康，还能影响我们的精神健康。接下来就让我们认识一下这些小小的主人吧。

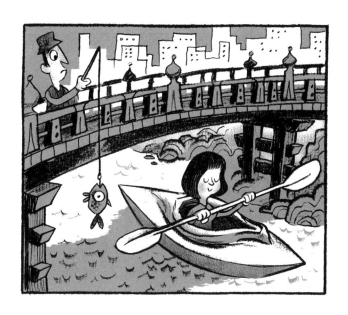

第五章

寡不敌众：免疫系统如何管理体内常驻菌

我有一个朋友叫扎因（Zain），他在一家非常特别的银行工作。人们来到扎因就职的这家银行进行交易——货币转手，工作人员既专业又礼貌有加，客户满意地离去。优秀的客户服务对银行而言并不稀罕，而这家银行特别在存款的性质：客户的粪便。这些客户实际上是注册在案的粪便捐赠者，他们为蓬勃发展的粪便移植领域做出了贡献。这家银行名叫OpenBiome，是一家位于波士顿的非营利组织，起源于世界一流的研究机构——麻省理工学院。其目标是促进安全的排泄物微生物群移植——这一名称更为文雅、科学且准确。

请注意，扎因和他的同事所关心的并不是粪便——而是它包含的有治疗作用的"金子"，即构成排泄物微生物群的所有细菌。人类微生物群（microbiota）是对100万亿个居住在人体内的微生物的总称，但并不是人体所承载的全部微生物群都存在于粪便中。从舌尖到皮肤，微生物在我们身体的各个角落和裂缝中生活着，我们将在本章中了解到，这其实在很大程度上值得我们感恩。事实上，这些外来居民比我们自身的细胞数量还要多，据估计，一个人携带的微生物数量是成人体细胞数量的 10 倍。谢天谢地，我们看起来并不像一坨微生物，这是因为微生物群的细胞比人体细胞小得多，只占我们体重的 1%～3%。[①]

让我们再看一下我们随身携带的这些微生物的基因数量，它们和人体基因数量的对比更加惊人。这些外来基因的奇特集合被称为微生物组（microbiome，尽管有些人会把微生物组和微生物群当成同义词）。我们对人类基因组的认识与日俱增，而已知的活跃基因的数量却日渐减少。1990 年，美国政府估计人类有 10 万个基因，但随着计算方法越来越准确，估计的基因数量开始减少，最后发现，人类基因组中只有 22 000 个活跃的蛋白质编码基因。这比果蝇的活跃基因多，但比阴道毛滴虫（一种单细胞寄生生物，每年导致大约 1.8 亿例泌尿生殖道感染）的活跃基因少——这种生活在人类私处的讨厌玩意儿拥有惊人的 60 000 个蛋白质编码基因，几乎是"运行"一整个人所需要的活跃基因的 3 倍。随着知识的增长，人类基因组不断缩小，而与之形成鲜明对比的是，人类微生物组不断庞大。最新的目录报告了在人类肠道中发现的330 万个微生物基因，也就是说，微生物基因与人类基因的数量比超过 100∶1。

正是这些基因的功能让人类和微生物的关系如此有趣：它们有的可以合成维生素，有的可以制造调节情绪的神经递质，许多

---

① 这还意味着大多数人都可以把一到两磅的体重归咎于微生物群——在圣诞节、感恩节或日常的大吃大喝后，可以用这个事实来自我安慰。

都直接影响着我们的生理系统。除了可以为我们提供比一整盒超级食物更多的益处以外，我们的"体内动物园"也存在着巨大的多样性。说到人与人之间的差异，如果从人类基因组的角度来看，我们大约有 99.9% 是相同的，但如果从微生物组的角度来看，我们却有 80%～90% 是不同的。这种多样性使得一部分科学家预测，在未来数年内，人类微生物组计划将比人类基因组计划产生更令人兴奋的关于个性化医疗的科学发现。从促进心理健康的特制益生菌酸奶，到治疗痤疮的细菌移植，不论是愤世嫉俗还是乐观主义人士，都为这个素材丰富的领域倾心。

这些微生物的主要居住地，也就是你我身体里的曼哈顿和梅费尔高级住宅区，位于我们的大肠和结肠。假设你要为肠道出一期《孤独星球》或《易行指南》，关于结肠的词条大约会是这样，"结肠是一个必看的多文化熔炉，在那里，千余种细菌生活在一起，每一天每一秒都在一起进餐。在这个真正的地下不夜城里，肠球菌与梭状芽孢杆菌擦肩而过；拟杆菌奢侈地享受着缺氧环境，双歧杆菌则尽情地享用粪便自助餐。这是一处可以看热闹、出风头的微生物的地域。"然而有的时候，这个屎间天堂的幸福祥和也会受到干扰。一个重要的干扰因素就是医生，因为医生会给病人开抗生素。不可否认，抗生素是医学史上最重要的发现之一；自第二次世界大战以来，抗生素的起死回生之效改变了人类历史的进程。可是抗生素有许多副作用，其中一个就是可能杀死大量正常的肠道菌群。这为顽强的艰难梭状芽孢杆菌（*Clostridium difficile*）提供了无拘无束的生活空间。这种所谓的超级病菌（也称为艰难梭菌）能够在抗生素的第一轮攻击中存活下来，然后在空荡荡的乐园中迅速繁殖。病人的症状包括水样腹泻、胃痉挛，以及急性腹泻、结肠穿孔，甚至死亡。在美国，艰难梭菌感染是最常见的医院感染，2011 年在急诊医院中大约造成了 45.3 万例感染，每年造成的医疗支出超过 48 亿美元。

迄今为止，主流疗法是使用能够摧毁艰难梭菌的更强效的抗生素。不过，这些抗生素并不适用于所有人。所以，不妨来一点逆向思维。如果问题的根源是正常的微生物居民消失了，为什么不把它们恢复回来，把艰难梭菌挤走？更重要的是，与抗生素不同，这些细菌是免费而且不限量供应的，我们目前正把它们从马桶里冲走。这就是粪便移植的本质，即将健康捐赠者的粪便微生物群，通过药用形式转移到被艰难梭菌感染的病人的结肠中。这些健康捐赠者堪称肠道精英，因为只有 2.8% 的申请者会被 OpenBiome 选中，甚至比哈佛大学的录取率更低。

在早些时候的治疗中，粪便移植是一个相当粗糙的过程。捐赠者会被建议避免食用受者过敏的食物，捐赠样本也会接受常见的疾病检测。然后，捐赠物将在常规家用搅拌器中加入盐水混合均匀。得到的悬浮液会用咖啡过滤器过滤，去掉较大的固体，滴滤得到富含微生物的清汤。接下来就是如何让人喝下这些清汤的天人交战了。值得庆幸的是，这一步没有那么粗糙，可以把这些清汤凭借鼻导管直接输送到受者的小肠，也可以通过灌肠或结肠镜检查直接送入结肠。虽然这听起来像《厨房噩梦》(*Ramsay's Kitchen Nightmares*) 中最可怕的一集，但这份恶心的食谱能够挽救生命。在《新英格兰医学杂志》(*The New England Journal of Medicine*) 上发表的第一篇（虽然篇幅很短）粪便移植随机对照试验中，这一疗法治愈了 94% 的复发性艰难梭菌感染，而使用抗生素的对照组只有 23%～31% 的治愈率。由于结果悬殊，不给对照组施以粪便移植是不符合伦理的，所以试验提前结束。

虽然听起来不太愉快，但对那些反复感染艰难梭菌的人来说，这种棕色的灵药让他们摆脱了严重腹泻导致的疲劳和社会隔离。甚至有人根据网络上查到的指南 DIY 粪便移植，使用忠诚而思想开放的伴侣捐赠的粪便。像 OpenBiome 一样的组织机构改良了整个过程，使其尽可能地安全、能够被受者接受。准捐献者首先会填写医疗问卷并进行血液和粪便筛查。通过筛查后，他们需要在 60 天内定期存入粪便，每周最高可以得到 250 美元的报偿。粪便会被筛选、制备并冷冻，准备好运送给等待的临床医生，用来治疗病人。只需 50 克的粪便就可以改变某人的生活。[①] 更重要的是，对任何医疗管理人员来说，粪便移植就像是一个制药界的童话：一种廉价、丰富且不太可能很快耗尽的疗法。当然也有着合成代替品的需求，如果科学家能够建立实验室培养出细菌菌株来代替粪便，就可以既让病人获得粪便移植的益处，也避免了"恶心"的因素。临床试验正在进行，但如果研究"复兴粪便"（Repoopulate[②]）的科学家有命名该产品的委员会一半的创造力，那么前景将无比光明。

治愈严重腹泻只是我们可以从肠道细菌那里得到的好处之一。2014 年，巴赫蒂亚·以玛兹（Bahtiyar Yilmaz）和他的同事证实

---

① 所以对任何想要帮助他人，又不想在这个过程中失去重要器官的人来说，只需要捐献一坨粪便。

② Repoopulate 由 repopulate（使人 / 物重新回到人 / 物骤减的区域）和 poo（粪便）两个单词巧妙地合并而成。——译者注

了某些肠道细菌可以诱发应对疟疾的保护性免疫应答。疟原虫和一种名叫大肠杆菌 O86：B7 的无害肠道细菌有一种相同的表面标记物，α-半乳糖苷酶。把大肠杆菌 O86：B7 当成正常肠道居民的人会自然地分泌能够识别 α-半乳糖苷酶的抗体，以便免疫系统制约这一大肠杆菌菌株的规模。以玛兹等人指出，这些抗体还有一个好处——当它们在血液中循环时，可以随时发现那些穿着 α-半乳糖苷酶外衣的疟原虫，并好好地"招待其一番"。该研究发现了支持这一假设的两个关键证据。首先，具有高水平 α-半乳糖苷酶抗体的人不太可能感染疟疾；其次，被给予结合 α-半乳糖苷酶的抗体的小鼠也不会得疟疾。因此，肠道细菌似乎给免疫系统提供了一个高效训练场——一个由数十亿细菌引领的训练营，帮助我们发展出一个抗体库，能够识别常见外来入侵者的指纹，比如 α-半乳糖苷酶。

面部皮肤上的菌群

然而，在我们对常驻微生物的感情变得温暖和飘飘然之前，我要提醒你两件事：面部螨虫和痤疮。正在以 8～16 毫米 / 小时的速度爬过你的脸的，是名叫蠕形螨（Demodex）的小型螨虫。这些半透明的小生物长约 0.3 毫米，形状像一个被稍微压扁的胖蠕虫，颚体周围挤着 8 条粗壮的足，口器看起来像塞满了针。它们属于蛛形纲（没错，和蜘蛛是一家子），喜欢窝在睫毛根部的毛囊中，夜里再出门玩耍。对大多数人来说，我们脸上这些窸窸窣窣的蛛形纲动物并不是带来疾病，它们其实只是正常皮肤微生物群的一部分。尽管偶尔出于某些莫名原因，人们会患上蠕形螨病，出现眼睛发痒和睫毛脱落的症状。

蠕形螨以皮脂（我们自己产生的蜡质分泌物，在皮肤上形成防水层）为食，偶尔也会嚼几口皮肤细胞，以及一些倒霉的共栖细菌①，比如痤疮丙酸杆菌。这种细菌引出了下一个令人愉快的话题：痤疮。痤疮是一种常见的疾病，在美国有四千万到五千万人受到困扰，每年用于治疗痤疮的花费约为 30 亿美元。世界上约 80% 的人在生命的某个阶段都会经历痤疮，痤疮是引发全世界人们皮肤烦恼和心理困扰的重要原因。尽管问题不大，洗面奶广告里面美丽（令人嫉妒的一点痤疮都没有）的代言人也做出了乐观的承诺，但皮肤病学领域并未彻底解决痤疮问题。试图挑战这一问题的科学家总是会绕回寄生在皮肤上的细菌的作用上。一个主要的研究方向就是探讨痤疮丙酸杆菌的作用。痤疮丙酸杆菌是正常皮肤微生物群的常见成员，它具有亲脂性，也就是说，和我们许多人一样，它喜欢吃脂肪丰富的食物。我们皮肤上的皮脂就像是一层黄油，痤疮丙酸杆菌一看这油滋滋的美味就会食指大动。但是，它就餐时很不遵守餐桌礼仪，比如有可能在我们脸上乱扔化学物质。这些化学物质将引来中性粒细胞并引起炎症，比如红、肿、痛等痤疮的典型症状。此外，痤疮丙酸杆菌细胞壁中的碳水化合物也能够触发补体级联反应，引起炎症的进一步发展，导致我们熟悉的痤疮又红又肿的外观。免疫系统击退痤疮丙酸杆菌需要数周，其顽固和持久意味着痤疮常常带来慢性的困扰，需要很

---

① 共栖细菌是指普遍存在于身体内部或表面的微生物。

长时间才能清除。

　　既然痤疮丙酸杆菌是问题的根源，那么抗生素岂不是会药到病除？的确，抗生素作为痤疮的核心治疗方法，已经有 30 多年了，但这里有一个逻辑漏洞——痤疮丙酸杆菌不仅存在于受痤疮困扰的皮肤上，也存在于健康的皮肤上。那么，为什么只有一部分感染了痤疮丙酸杆菌的人会产生痤疮，而洗面奶广告中的那些人则会有好得不真实的皮肤？

　　研究了几十年，人们也没能解答痤疮之谜，其中一部分原因要归结于小白鼠不长青春痘。事实上，没有能够用于研究痤疮的动物模型，因为动物的皮脂中缺乏痤疮丙酸杆菌最喜欢吃的甘油三酯。让痤疮的研究者更加寸步难行的是，只有少数微生物可以在实验室条件下生长。这个恼人的问题大大妨碍了对皮肤上微生物群的研究。一旦把这些微生物从皮肤上移除，它们中的大多数便会枯萎死亡，想要研究它们几乎是不可能的。不过，随着新一代 DNA 测序技术的出现，情况终于发生了变化。我们终于能够快速、精确且相对便宜地识别细菌的种类和菌株，而不需要在实验室中培养它们。世界各地的科学家都在利用这种技术建立微生物组资料库，根据微生物信息丰富的 DNA 序列给这些居民准确地编码。

　　2013 年，有一项研究利用微生物组测序试图揭开痤疮丙酸杆菌之谜。研究者对比了 49 名痤疮患者与 52 名拥有健康皮肤的痤疮丙酸杆菌，结果发现，这些痤疮丙酸杆菌之间不尽相同。研究揭示，有两种痤疮丙酸杆菌（RT4 和 RT5）更常见于患痤疮的皮肤上，而另一种（RT6）则大量存在于健康皮肤上。作者强调可能还有许多其他因素参与其中，比如皮脂分泌和激素水平，并建议未来的研究用更大规模的样本来探索这种关系。然而，特定的痤疮丙酸杆菌菌株和皮肤状况之间的强关联引出了一种全新的痤疮治疗思路——促进痤疮丙酸杆菌不同菌株之间的平衡，而不是一律抹杀。你们需要面部细菌移植吗？

建立我们的微生物动物园

　　微生物群和疾病的千丝万缕的关系说明，当谈到人体的防御时，免疫系统不是独自在战斗。比如在抵抗艰难梭菌的前线上，免疫系统拥有数万亿居住在我们体内的微生物的援助。然而，管理这些微型雇佣兵并非易事——毕竟它们在这里是为了满足自身利益，主要是获得食物。免疫系统存在的理由就是摧毁外来入侵者，因此，微生物并不是好相与的对象，正如痤疮的例子那样，我们对微生物群的炎症反应本身就是一个问题。

　　那么，这种微妙的关系是如何形成的，我们又能怎样影响它呢？其实，这段关系和人类起源一样古老，而且从最初起，它的故事就是通过色彩鲜艳的粪便来讲述的。对每一个人来说，这个故事则从婴儿第一次排泄开始，也就是胎便——令新手父母期待不已的橄榄一样的绿色礼物。胎便由黏液、婴儿自己的绒毛、肠细胞和分泌物混合而成。医学生（包括我自己）都曾听说过，从某种程度上来说，胎便是我们产生粪便技能的巅峰，婴儿精心制作的是一种独特的存在：一种不含微生物的粪便。胎便是人类制造的最干净的粪便。然而，这一观点在最近几年受到了科学家的质疑。一项关于胎便的小型研究检测了 52 名 23 周至 41 周大的婴儿的胎便，结果发现，在超过一半的婴儿的肠道内检测到了细菌的迹象，且在出生时不满 33 周的婴儿中更为常见。研究者还发现，婴儿出生时的月份对胎便中的细菌类型有显著影响，早产儿更容易被检测出和炎症反应有关的细菌。这项小型研究带来了许多有趣的问题。比如，这些细菌是从哪儿来的？细菌类型是不是早产的诱因？可惜这项研究本身并不能回答这些问题。相反，它只是把几块碎片扔进了一个拼图盒，和形状各异、大小不等的碎片混在一起，其中一些甚至不属于这幅拼图。因为没有人知道完整的拼图应该是什么模样，也没有人知道整幅拼图一共有多少块。

但是，这项不可能的任务仍留有希望，一些科学家在微生物组的拼图盒子里搜寻出一些他们认为属于拼图边缘的碎片。例如，很多研究表明，人类生产的方式对婴儿的微生物构成有重大影响。通过阴道分娩的婴儿周身携带来自母亲阴道的细菌，因此在出生后 20 分钟内，婴儿的微生物群和母亲阴道内的寄居者十分相似。这和剖宫产的婴儿形成了鲜明对比，这些婴儿的微生物群更接近他们父母亲皮肤上的寄居者。这些微生物都成了免疫系统训练场的重要组成部分——就像兄弟姐妹影响了我们的社交技能一样，我们的"体内动物园"塑造着我们的免疫系统的行为。因此，我们所拥有的微生物集合可能影响了我们的疾病易感性。一些人据此提出了问题，剖宫产婴儿微生物组的差异是否可以解释，这些婴儿患哮喘、肥胖和 1 型糖尿病的风险更高。该领域的一名资深研究者非常担心剖宫产会对他自己孩子的微生物群产生不良影响，于是他和妻子共同决定，用无菌纱布擦拭妻子的阴道分泌物，蘸取一些阴道微生物，再用这块纱布轻轻擦拭新生婴儿的皮肤。目前我们还不清楚这种做法会对孩子的肠道菌群造成什么影响，但这个例子很好地说明了父母从孩子出生开始就让孩子感到尴尬。

虽然婴儿时期的微生物动物园很重要，但它并不是我们所拥有的终极版。我们的微生物群会随着时间的推移逐渐改变，并且会比我们通过世界舞台的入口时受到更多因素的影响。其中一些因素很是特别，例如丁（Ding）和施洛斯（Schloss）2014 年在《自然》上发表的论文，描述了教育背景和阴道细菌之间的相关性。他们发现，拥有学士学位的女性的阴道更容易被 E 型乳酸杆菌感染，而没有学士学位的女性则拥有较低水平的乳杆菌，以及中等水平的奇异菌、普雷沃氏菌、双歧杆菌和厚壁菌。然而大学的招生简章中未曾提及这一点。

想要解释阴道微生物与本科学位之间的联系，就像用一句话说完电视剧《朱门恩怨》（*Dallas*）的全部内容——让人无从说起。还有其他一些更加直观的关联，比如饮食和微生物群的相关性。从我们很小的时候开始，饮食就影响着我们的微生物组，肠道细菌构成的第一次彻底改变就是由母乳引起的。这一事实的发现实际上解决了一个由来已久的母乳之谜，即母乳为什么含有无用的糖。母乳中含有低聚糖，它们不易被婴儿的肠道细胞消化。人们从未理解过这一点，因为演化选择出来的最完美的食物不应该含有难以消化的物质。产生这些无用的糖是对母亲乳房的一种浪费。然而，健康婴儿的肠道里有一类正常居民，名叫婴儿双歧杆菌（*Bifidobacterium infantis*），它们以低聚糖为食。母乳专门为婴儿双歧杆菌提供了低聚糖自助餐，让它们迅速增殖，像一张舒适的毯子一样覆盖婴儿的肠道表面，挤占了可能有害的细菌的生长空间。似乎婴儿双歧杆菌还会释放一些化学物质，能够增强肠道细胞连接的紧密程度，并因此强化肠道的防御功能。通过辅助肠道的防护栏的修复和维护，这些小小的护理人员作为一道物理屏障帮助保护肠道功能的完善。为了获得这些益处，婴儿不仅通过母乳给细菌提供营养，好像还进一步地通过抑制免疫系统为细菌铺好了红毯，让肠道内的细菌无拘无束地繁荣生长。

在生命的最初几个月到几年中，我们持续地收集各种各样的微生物，就好比收集细菌版的棒球卡或神奇宝贝。不过，直到成年以后，我们也不会集齐全套，因为我们所摄取的细菌类型和能够在我们体内繁衍的细菌类型都受到了环境提供的食物种类的左右。

为了探索不同饮食对微生物群的影响，由人类学家塞西尔·刘易斯（Cecil Lewis）领导的研究小组深入秘鲁亚马孙热带雨林的腹地。这个"腹"可以按照字面意义理解。他们找到了马特塞斯（Matses）部落——地球上最后一些真正的狩猎采集者，他们主要以森林里生长的块茎为食，还猎食鳄鱼、树懒、猴子，等等。研究小组首先遇到的挑战就是走下独木舟，向这些潜在的研究参与者问候，解释微生物组的概念，以及为什么他们应该将自己的一些粪便交给眼前的这群陌生人，这些人真的非常非常喜欢粪便。

知情同意过程中的第一步就是，解释为什么研究小组对马特塞斯人肠道里的微生物感兴趣。为此，他们带了一台显微镜，让马特塞斯人观察自己体内的微生物。在让马特塞斯人相信研究者并非精神错乱以后，小组喜获来自 25 名部落成员的粪便样本。接着，小组去了安第斯山脉，向图那普口（Tunapuco）人提出了同样的奇怪要求。图那普口人种植马铃薯，其饮食主要包括豚鼠[①]、猪、羊和奶酪。也许是觉得让别人做某件事而自己不做不太礼貌，第三组接受研究的对象是居住在俄克拉荷马州诺曼的学者们。他们采用的是典型的"WEIRD"[WEIRD 是 Western（西方的）、Educated（受过教育的）、Industrialised（工业化的）、Rich（富裕的）、Democratic（民主的）的首字母缩写。]饮食——大体就是加工食品和即食食品。收集完珍贵的粪便样本之后，研究小组使用尖端的基因测序技术搜索细菌的 DNA 特征，以揭示参与者的肠道中的细菌类型。

他们发现，比起诺曼的那些"WEIRD"人士，马特塞斯人和图那普口人的肠道菌群多样性更高。特别是，他们发现了几种名叫密螺旋体的螺旋状的菌株。密螺旋体家族庞大而复杂，其中一些菌株能使人感染梅毒，还有一些则温和地存活在猪肠中，能够消化碳水化合物。在马特塞斯人和图那普口人的肠道中发现的密螺旋体菌株与猪肠中的极为相似，研究小组据此推断，它们可能在狩猎采集者的肠道中发挥消化碳水化合物的作用，就像在猪肠中一样。这对 WEIRD 人士来说意味着什么？肠道细菌的多样性和华尔街银行办公室的多样性差不多在一个水平上，会造成问题

---

① 可能在你的印象里，豚鼠并不是一种常见的开胃菜。但在秘鲁人的菜单上，豚鼠被广泛使用。我在秘鲁首都利马的一家餐馆里发现了这一点，坐在桌子对面的一些人啃着一只龇牙咧嘴的烤豚鼠，豚鼠头上还扣着半只热情洋溢的西红柿帽子。

吗？① 有些人肯定这是一个问题，包括该研究的一名作者克里斯蒂娜·沃纳（Christina Warinner）教授，她认为肠道微生物群多样性对保持肠道的功能多样和复原能力至关重要。沃纳教授还指出，缺乏多样性可能会导致肠道炎症的易感性，这是克罗恩病等肠道问题共有的关键特征。

当然也有人提及西方人容易过敏的事实，并将其归因于肠道微生物缺乏多样性，而且认为这是由于"WEIRD"人士的各种生活习惯所致，例如服用抗生素、食用加工食品并且热衷于清除环境中一切不卫生的东西。这是一个夺人眼球并合情合理的观点，但是，我们仍然不清楚缺乏多样性的原因究竟是什么。在这一领域的前沿，明尼苏达大学的伊莉斯·莫顿（Elise Morton）及其同事研究了喀麦隆农村人口的微生物群，结果出乎意料。研究发现，肠道微生物多样性的一项关键预测因素是内阿米巴属寄生虫（*Entamoeba*）的存在。这些微小的单细胞寄生虫通常不会引起任何问题，只有某些类型会导致阿米巴痢疾，表现为严重腹泻。在这项研究中，研究者发现只要有了某个人的肠道微生物混合物，就可以以 79% 的准确度预测他的肠道内是否存在内阿米巴。内阿米巴与肠道微生物多样性的具体相关机制尚不清楚——也许它的存在刺激了免疫系统并引发了炎症，从而改变了微生物的平衡。也许内阿米巴根本不是多样性的原因，只是它恰好喜欢多样性的

---

① 2014 年《美国科学院院报》（*PNAS*）上发表了一项篇文章，称种族单一的华尔街交易员小组，比多样化的小组更可能遇上价格泡沫——可能是因为他们更认同彼此的观点，并强化了对资产价值的错误认知。这一证据支持了金融机构应该增加人员多样性的观点，可以用来反驳那些认为平等不是一个充足理由的人。

生活环境。我们无从知晓。

如果有人想要吃阿米巴虫（我的得过阿米巴痢疾的朋友一定会明确反对这样做）、树懒、鳄鱼或豚鼠（是否搭配了西红柿帽子）之前，务必要注意，目前尚无确定性证据证明为了肠道微生物多样性值得付出这样的代价。事实上，目前我们还不知道健康的微生物组的标准是什么。相反，一个极其庞杂的图像正在浮现，它不断地变化，而且在完全健康的人之间也有很大差异。密歇根大学的一项大型研究也很好地证明了这一点，该研究调查了300名健康志愿者的微生物群，发现不仅在个体间有着很高的变异度，而且在12~18个月前后，同一个体内也存在很高的变异度。在对身体上18个部位的微生物群进行跟踪绘图的过程中，他们发现口腔的微生物群最不稳定，那里的微生物变迁很快，而阴道则是最为安静的郊区地带，有着相对固定的居民组合。

这些居民和食物之间的关系可能是双向的——我们吃的晚餐可能影响着我们的微生物群，而我们的微生物群也可能决定着我们消化晚餐的能力。我们缺乏一些分解某些糖类所必需的酶，比如分解紫菜聚糖（一种常见于红藻中的糖）的酶。然而，在研究者搜寻国际粪便样本的时候，发现了一些违背这一常识的事实：他们在参与该研究的日本人的粪便中发现了一种能够分解紫菜聚糖的酶，但美国人的粪便中则没有这种酶。这种酶来自一种名为普通拟杆菌（*Bacteroides plebeius*）的细菌，存在于日本人普遍喜爱的海藻中。研究结论是，这些细菌能够消化紫菜聚糖，释放出其中的营养价值，这样做既有利于细菌自身，也有利于食用海藻的人。如果这一结论是正确的，那么我们的肠道微生物集合将可以扩大我们能够从中获得营养的食物数量，赋予我们以远超人类演化速度的适应能力。

但是，并不是所有细菌的饮食习惯都有这种积极的好处——事实上，有一些不幸遗传到某种基因的人，他们的细菌消化会导致鱼臭综合征，让他们在社交中十分尴尬。当肠道中的细菌分解了富含胆碱（存在于鸡蛋、鱼类和豆类等食物中的必需营养素）的食物时，会释放出一种名叫三甲胺的废弃材料。大多数人的肝脏能够分解三甲胺。然而，鱼臭综合征患者则缺乏分解三甲胺所必需的酶。因此，三甲胺会在这些人的汗液、尿液、唾液和阴道分泌物中积聚，散发出被描述为类似粪便、垃圾或腐烂鱼类的气味。而那些具有分解三甲胺所必需的酶的人，倘若拥有异常丰富的肠道细菌，产生的三甲胺的绝对数量超过了酶的处理能力，那么也会表现为鱼臭综合征。不幸的是，鱼臭综合征无法治愈，受到影响的人不得不避免食用某些食物，或者服用抗生素来减少细菌数量。后一种选择伴随着抗生素抗药性的风险，因此不能持续使用，对大部分患者来说，控制鱼臭综合征是一场终身的斗争。

如何操纵微生物组

虽然我们大多数人不必如此大费周章地顾虑食物对体味造成的影响，但通过操纵微生物组来获得更多健康和幸福感的市场越来越常见。我们不知道健康的微生物组是什么样，我们自然也不知道应该吃什么来达成理想的细菌集合。一些公司暗示"好细菌"能让我们拥有所有绝望主妇所渴望的完美状态，不过事实上，科学所揭示的问题远比这些直白的说法曲折复杂。例如，一项以小鼠为对象的研究表明，食物的变化可以在数小时内导致细菌代谢显著改变，这说明微生物对其寄主的进食有高度响应性。不过，居住在大熊猫体内的微生物似乎就没有这么敏感。这群濒危的动物已经吃了两百多万年的竹子，但它们的微生物组仍然类似食肉熊的肠道菌群，和熊类的祖先一样，而不像其他的食草动物。

　　迂回的问题之多，让我们很难通过药物来操纵微生物组以达到治病的目的。但这也不是完全没有可能，因为粪便移植取得了一定的成功。还有很多与粪便有关的朝阳产业，包括 21 世纪的圣杯：有效减肥。2013 年，顶尖的《科学》（Science）杂志上发表了一项研究成果，报道了如何通过人对鼠的粪便移植来传染肥胖，引发了媒体的广泛报道。把肥胖者的肠道微生物移植到无菌小鼠体内，小鼠的体重会增加，而在完全相同的条件下饲养的移植了瘦人的肠道微生物的小鼠则没有变胖。研究者还发现，这些移植了"胖"型微生物的小鼠如果和移植了"瘦"型微生物的小鼠同笼饲养，则不会增加体重。这是因为小鼠有一种令人愉快的习性——食粪癖（吃粪便），这使得小鼠之间能够有效地自行进行粪便移植。似乎小鼠之间微生物交换的结果是"瘦"型微生物战胜了"胖"型微生物。当然，这一结果只适用于小鼠而不是人，人和小鼠之间存在着许多生物和环境的差异（尤其是食粪癖这件事）。此外，研究发现，给这些同笼饲养的小鼠食用富含饱和脂肪、缺乏水果蔬菜的饮食，能够阻碍"瘦"型微生物夺取"胖"型微生物的地盘。也就是说，饮食具有决定性作用，粪便移植也不是减肥的灵丹妙药。

　　微生物组中还有一些成员和粪便无关。2013 年，格罗杰（Groeger）及其同事进行了一项包含三种疾病的小样本试验：22 名溃疡性结肠炎患者，26 名牛皮癣患者，48 名慢性疲劳综合征（CFS）患者。他们的理论基础是这三种疾病都涉及炎症因素，不过这一点仅就前两种疾病而言被广泛接受，而关于 CFS 的性质仍然争论不休。他们测试了这 96 名参与者血液中的炎症标记物，C 反应蛋白（CRP）以及两种促炎性细胞因子，TNF-α 和 IL-6。一开始，与 22 名健康对照者相比，三类患者的 CRP、TNF-α 和 IL-6 水平均显著升高。接着，研究参与者开始连续服用婴儿双歧杆菌 35624 或者安慰剂，六至八周后再次抽血检测。在三种疾病的患者之中，相较于服用安慰剂的人，服用该细菌的人的 CRP 水平显著下降。总的来说，不区分三种疾病的话，70% 服用婴儿双歧杆菌 35624 的患者的 CRP、IL-6 和 TNF-α 水平显著下降，而仅有 9% 服用安慰剂的患者的 CRP、IL-6 和 TNF-α 水平显著下降。当然，这个试验的样本量较小，而且只关注血液标记物，没有提及症状是否改善。归根结底，这才是我们最关心的。然而，它还是给出了对三种截然不同但非常严重的疾病的潜在研究方向，给我们带来了希望。

　　以已确立的科学事实为坚实基础，开始探索未知的前景，期望通过操纵微生物组来治疗精神疾病。这是一个严肃的研究领域，美国政府在 2014 年为微生物组–脑连接的新项目投入逾 100 万美元。到目前为止，和关于肥胖的研究一样，关于精神疾病的研究大多都基于小鼠，但研究精神疾病的复杂性要高于研究肥胖的，因为诊断小鼠是否超重比诊断小鼠是否患有复杂的精神疾病（比如抑郁症、精神分裂症或自闭症）更为直观。让我们牢记"谨慎"标牌，审视一下迄今为止的一些证据。

2013 年，一个研究小组发现，具有与自闭症（社交能力较低、焦虑程度较高）相似的行为特征的小鼠肠道内的脆弱拟杆菌水平比没有这种行为特征的小鼠低很多。研究者给这些有症状的小鼠喂食脆弱拟杆菌，一段时间后，小鼠的自闭症症状消失了。研究者还发现，这些有症状的小鼠具有更高水平的细菌代谢物 4EPS，将这种细菌代谢物注射给没有症状的小鼠时，它们也发展出了自闭症的类似行为。还有另一个类似的研究大鼠的小组，他们发现，每天给大鼠喂食含两种菌株的益生菌混合物可以显著减少大鼠的"焦虑样"行为。更令人信服的证据是，这种益生菌混合物也可以显著减少人类被试的心理困扰。

微生物组 - 脑研究的难点在于，怎样确切地解释肠道中的细菌如何影响我们的情绪。一个很有前景的理论是，肠道细菌的组成能够影响肠道内壁的完整性，刚才提到的研究似乎可以证明这一点，拥有低水平脆弱拟杆菌并表现出自闭症症状的小鼠也容易患肠漏症。肠漏症使化学物质从肠道中转移到血液中，进而流动到大脑并影响情绪。当然，我们已知肠道细菌能够制造神经递质，包括已被熟知的能够调节情绪的血清素，这也可能是肠道细菌影响情绪的一个途径。还有人体中的一条主要的神经，被称为迷走神经，它直接连接着肠道和大脑，肠道细菌分泌的神经递质也可以通过这条通路来影响情绪。在彻底搞清这一机制，并将之付诸实践、来帮助有精神健康问题的人之前，人类还有很长的路要走。

虽然想要利用微生物群来治愈心灵尚需等待，但本章所讲授的知识起码清晰地印证了陪伴着我们的细菌的重要性。陪伴着我们的人其实也同样重要。长达十秒钟的法式接吻可以传递 8 000 万个细菌，乘以多年来约会的次数，很容易看出我们的恋人会对我们的微生物组产生多么大的影响。这也提醒了我们，在充斥着细菌的亲密行为中，我们需要免疫系统为我们提供保护。到目前为止，我们对免疫系统的游览一直平安无事，现在，如果你准备好了，我们将开始进入下一个阶段。让我们跳起免疫探戈，开始探索免疫系统在性生活，甚至在爱情中的作用吧。

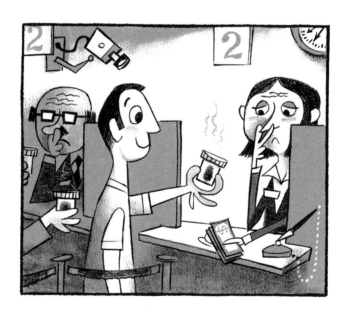

第六章

免疫探戈：性与爱

作为一颗精子，日子并不好过。先是被推入酸性黏液浴中，又被迫游泳通过凶猛的边防巡逻部队，再努力讨好世界上最繁忙的机场边境工作人员，这一切全都是为了一个可能永远无法到达的目的地——卵子。然而，我们必须记住，阴道的严防死守有着充分的理由——它是一条通往体内的通道，容易被从梅毒到衣原体等一系列享乐产物攻击。这个最精妙的部位得到了全时段、全方位的保护，但是涉及性行为的时候，发生了一些有趣的事。

当你沉浸在气氛灯光和巴里·怀特（Barry white）的音乐中小鹿乱撞的时候，阴道所提供的第一道防御是酸性阴道黏液。健康的阴道的pH值通常低于4.5，和酸雨类似，这给精子和性传播疾病创造了一个非常不利的环境。研究表明，阴道黏液中的乳酸能够让艾滋病毒通过的速度降低100倍。较低的pH值也能阻碍精子的运动，不过精子被包裹在精液中。精液的pH值高于7.2，和新鲜鸡蛋的蛋白类似。在通过阴道的短短8秒内，精液能够中和阴道分泌物的酸性，暂时将其pH值升高到温和的7。

如果你也像我一样，此时应该想到了一个有礼貌的人不应该问的问题，你会奇怪："我们是怎么知道这一点的？"科学界充满了勇敢的探险家，而性研究者就是最勇敢的那一批人。我在学生时代曾很敬仰一位剑桥的教授，他跟我讲述他当初级研究员时的青涩经历——从温情脉脉、积极交配的绵羊身上收集了很多数据。然而，比起 20 世纪 60 年代还是社会学学生的劳德·汉弗莱斯（Laud Humphries），他还算克制。汉弗莱斯研究的是公共厕所中的男性同性口交（又名"茶室性行为"），作为他在华盛顿大学攻读博士学位的论文题目。汉弗莱斯在男厕所徘徊，自愿当"望风女王"，也就是在警察或陌生人接近时提醒参与者。这使他观察到了数百次性行为，并且获得了参与者的信任，于是他得以就研究内容展开论述，还采访了多位参与者。当然，有些人不愿意接受采访，而为了避免丢失这些沉默是金的男性的宝贵数据，汉弗莱斯盯梢他们中的一部分，记下了他们的车牌号，并在一年后出现在这些人的家门口，谎称自己是替健康服务进行访谈的。然后他询问了当事人的婚姻状况、工作和其他信息，并从头到尾隐瞒了自己的身份。

汉弗莱斯的研究开垦了这一领域的处女地，转变了 20 世纪 60 年代的人们对那些进行"茶室性行为"的男性的刻板印象。他发现，这些人中的 54% 已婚并和妻子同住，38% 既不是同性恋者，也不是双性恋者。他们寻求的是快速、不掺杂个人感情的高潮，而且不会动摇他们作为丈夫和父亲的社会角色。不过，这些结果并不是这个课题的主要遗赠——该研究本身不可原谅地违反了伦理。即使在当时，汉弗莱斯的做法也引起了华盛顿大学的骚乱，教员之间发生了激烈的争论，一半人愤然辞职。

令人高兴的是，关于 pH 值的证据并没有伦理瑕疵，它来自研究中一对夫妇在性交时的数据。进行这样的研究需要把玻璃 pH 电极、发射器电路和汞电池插入参与者的阴道中，并这样维持两个小时。配以这一复杂设备的性行为还是普通的性行为吗？平心而论，虽然设备的长度仅有 2.5 厘米，但玻璃和水银总不能算是普通的成人玩具，这点可以肯定[①]，这篇论文有一节写得妙笔生花，用语极其乐观：它在阴道内的使用颇为合意。或许这种设备并没有像研究者所想的那样合意，因为他们遇到了"难以找到研究参与者"的难题。

值得庆幸的是，还是有人愿意参加这种类型的研究的。这些无畏的研究者和研究参与者已经研发出了一种避孕凝胶，能够在性交后保持阴道的酸性，阻止精子的移动。不过，这种现代化的凝胶并不是第一种以保持阴道的低 pH 值为原理的避孕措施。4 000 年前，埃及人使用籽棉、阿拉伯树胶、椰枣和蜂蜜制成黏稠的避孕溶液，置于阴道内，充当物理屏障，起到降低 pH 值的作用。在现代的女生眼里，这种溶液听起来可能像是一种奢侈的沐浴产品，但它其实是一种在古代纸莎草上提及的避孕建议的升级版，其原始版本为鳄鱼粪、蚂蚁糊和蜂蜜混合。

让我们回到现在，虽然阴道的酸性环境对精子而言是一种挑战，但阴茎也让它们不必通过整个阴道（阴道的长度是单个精子长度的 2 200 倍）。不走运的是，阴茎就像是一个资金不足的公共

---

① 水银并不是第一次和性生活见面。一直到 20 世纪，水银一直是梅毒的主流治疗方法，有俗语说"与女神共度一夜，和水银相伴一生"。就像梅毒一样，人体暴露于水银也会导致脑损伤和死亡。

交通系统，精子搭乘它只能向最终目的地挪动一小段路，而且会在一个令人讨厌的街区被提前赶下车。这个街区就是子宫颈，一条通往子宫的路，一个真正的免疫活动温床。这里富含白细胞，包括巨噬细胞和中性粒细胞，它们释放出蛋白酶等化学物质，分解闯入的精子，使之被吞噬和被摧毁。虽然精子数量不少——确切地说，至少有3 900万[①]。它们被一次性释放，使得白细胞很难将它们全部消灭，一部分精子得以通过宫颈口，进入子宫。这不仅仅是一个数字游戏，大量的精液为精子的努力提供了支持。令人惊讶的是，科学家已经发现了在性行为过程中男性和女性之间小心翼翼地跳"免疫探戈"的证据，这也是由精液中的900多种蛋白质精心促成的。我们渐渐地认识了这些蛋白质的作用，比如保护精子免受攻击，帮助子宫内形成对胚胎植入有利的环境。

最主要的一种精子保护分子被认为是前列腺素E，是精液中的免疫信使。人类精液是科学界已知的最丰富的前列腺素生物来源之一。然而，了解精子保护机制的努力仍处于起步阶段。一种理论认为，前列腺素通过阻止白细胞黏附精子，降低了白细胞捕获精子的速度。虽然前列腺素在受孕中的作用仍不清楚，不过，我们已经知道它在较无趣的分娩过程中起着重要作用。前列腺素凝胶在过期妊娠时被用于引产，而精液中高浓度的前列腺素则在侧面印证了"性生活是一种促进分娩的好方法"的传言。科克伦组织（Cochrane Group）通常会汇总大量研究来评估某一理论是否得到了整体证据的支持，他们也探索了这个问题。结果却只发

---

① 令人印象深刻吧，但是比不上猪。作为射精大户之一，公猪单次射精可以射出150～500毫升精液，释放高达1 000亿个精子。

现了一项相关研究，仅包含了 28 名女性参与者，报告的数据也很少。科克伦指出，若想评估性行为对过期妊娠的益处，还需要更多的数据，不过他们也认识到，这可能说起来容易做起来难，并说出了精彩的台词——可能会发现性交很难标准化并成为一种干预手段。确实是相当困难了。

精子的目标不仅仅是使卵子受精，想要成功，还需要使产生的胚胎植入子宫并茁壮成长。最近有研究表明，精液可能通过在精液中发现的另一种免疫信使，转化生长因子-β（TGF-β），来确保这一点。TGF-β 是操纵免疫系统的大师，具有强大的抗炎和免疫抑制能力。到了这里，人类研究止步，小鼠研究开始了（人类参与者的勇敢是有限度的）。小鼠精液中的 TGF-β 以非活化形式释放，并在抵达阴道时才被活化。活化形式的 TGF-β 诱导了一种名叫调节性 T 细胞（regulatory T cell，它的朋友都亲切地叫他"T reg"）的白细胞数量的增加。T reg 是免疫系统的宠儿，能够抑制其他免疫细胞的活动，以维持秩序并避免己方火力损害了自身细胞。被招募到子宫的 T reg 有助于帮助胚胎——说到底也是一个"外来入侵者"——安全地着床。倘若小鼠缺乏 T reg，胚胎就无法着床，而在人类之中，T reg 的缺乏则与不明原因的不孕和流产有关。综合考虑人类精液中高水平的 TGF-β 和 TGF-β 能够在人类子宫颈中引发免疫反应的事实，科学家提出，在小鼠中发现的 TGF-β 和 T reg 的相互作用可能也在人体中发挥着相同的作用。如果能够证实这一点，那将是性之免疫学拼图中非常有价值的一块碎片，可以为不孕症的治疗和流产的预防指出新的方向。

尴尬的过敏反应

不幸的是，精子的保命秘籍有时候也会添乱。比如说，有的女性对精液过敏。这种过敏症较为罕见，很多患有这种疾病的女性会在第一次发生性行为的时候发病。人们的第一次性经验往往比较笨拙，但是和精液过敏症一比，就连笨拙也成了美丽的奇迹，恐怕没有一个女生想要一个肿胀、瘙痒、灼热的阴道。它甚至会危及一部分女性的生命，导致呼吸困难和意识丧失。此外，还有那个可怜的制造了罪魁祸首（精液）的男生——没有一本英国男性娱乐杂志会教你为此做好准备。

目前仍不确定是精液中的 900 种蛋白质中的哪一种导致了过敏，或者在这锅化学品浓汤中存在着不止一个过敏原。避免直接接触精液（使用安全套）可以彻底预防过敏。然而，许多女性都不能接受这种生活方式，尤其是那些想要怀孕的女性。精液过敏并不直接影响生育，但是确实造成了怀孕的困难，因为情侣会情有可原地避免不戴安全套的性行为。这些情侣是不幸的，因为过敏症的原因尚不清楚，对如何治疗也没有明确的共识。目前已经尝试过的办法有在性生活前三十分钟服用抗组胺药或抗炎药，甚至注射精液蛋白，取得了或多或少的效果。

不过，至少女性还是能够避免直接接触精液的。2011 年，一系列头条新闻描述了一种神秘的新综合征，有的男性会在性高潮后表现出类似流感的症状。这些故事来源于荷兰研究者发表的一篇论文，里面详细地描述了 45 例高潮后综合征（Post Orgasmic Illness Syndrome，POIS）患者。参与者的年龄从 20 岁到 60 岁不等，有的人几十年来一直受到高潮后综合征的困扰。想象一下，在每次性高潮后的一小时内，就会开始头痛、疲劳和发烧，并且要知道这些症状需两天时间才会消退。难怪有 3 名参与者都决定彻底单身，另外还有 8 名男性虽然有稳定的伴侣，但一年里的性生活次数一只手都数得过来。年轻男性的处境则更为艰难，他们感觉几乎不可能戒除手淫和射精。

　　导致这些症状的原因众说纷纭，不过荷兰的研究者认为，可能性最高的解释是这些男性对他们自己的精液过敏。研究者提出，免疫系统识别不出精液是自身产生的物质，每当精液沿阴茎内管流动时，就会触发抗体 IgE（免疫球蛋白 E）的产生，接着 IgE 会募集诸如 T 细胞之类的攻击性免疫细胞。这是一种可能，但高潮后综合征仍是一个医学之谜，科学文献给出的问题多于答案。比如，如果 IgE 升高是导致高潮后综合征的原因，那么为什么患者的 IgE 升高不是持续的？一个让患者沮丧的事实是，有些最关键的问题是关于治疗的。荷兰的研究小组报告说，有两名患者曾接受过数年的"脱敏疗法"，将自己的精液注射到皮下，并得到了显著的改善。然而，目前并没有一种在大量患者中被验证是有效的标准化治疗方法。想要弄清楚高潮后综合征，还需要进行大量研究，但迄今为止这一领域获得的研究资金有限。2013 年，一位患者在社交网站上讲述了自己的故事，并筹集资金，建立了一个不大不小的研究基金，这一举措可能给整个谜团带来曙光。目前，由于没有确定的治疗方法，高潮后综合征患者几乎没有选择，有些人甚至选择了阉割和顺势疗法等激进手段。

至死方休

患有高潮后综合征的男性的生活质量无疑受到了影响，但对棕袋鼩来说，性生活是致命的，这也要归因于免疫。这是一种外形很像小鼠的眼睛突出的有袋动物，雄性袋鼩在第一次性交之后的短短两个星期内就会因为性交过多而脱毛、长痂、死亡。这种奇怪的交配策略被称为自杀式繁殖，四类澳大利亚有袋动物都有这种习性，包括袋鼩（*Antechinus*）、帚尾袋鼩（*Phascogale*）、西澳袋鼬（*Dasykaluta*）和斑袋鼬（*Parantechinus*）。这些属的各个种的雄性都只会经历一个交配季，在这个交配季里留下一些后代，确保自己的血统。10个月大时，棕袋鼩将停止制造精子，它的睾丸开始分裂，留下满满的精子储备。这时，它就开始和每一只它能抓到的雌性袋鼩交配，交配过程可持续14个小时。

对情窦初开的男生来说，这段时间的压力是可以理解的，这些棕袋鼩几乎不吃不喝、不眠不休地进行着狂欢。于是，它们的体内充满了压力荷尔蒙，包括皮质醇。从化学结构上来说，皮质醇是胆固醇的衍生物，富含脂肪的外表使这种分子能够轻易地穿过每个细胞的脂质膜，这一特点让它成了一种强大而无所不在的压力信使。一旦进入细胞，皮质醇就能够控制基因表达的开关。就免疫系统而言，皮质醇能够提高抗炎性化学物质的产生，抑制促炎性化学物质的产生。对IL-12等促炎性分子的强力抑制意味着，当雄性袋鼩受伤或感染时，白细胞得不到消息，也无法反击。换句话说，雄性袋鼩就这样走上了死亡之路。然而，根据研究袋鼩的戴安娜·费希尔（Diana Fisher）的说法，即使雄性袋鼩全身溃烂，它们仍然会疯狂地寻找最后的交配机会，尽管这个时候雌性袋鼩开始对它们避而远之。换成是你，你也会躲开的，不是吗？这个可怜的小雄性生物，直到死前的一刻都在性交，最终被伤口和感染夺去生命，每一只都不例外。同一代雄性几乎会在同一时间死亡。

是什么导致了这一现象？长期以来人们对这种行为的解释是，由于没有足够的食物来供养新老两代，所以雄性牺牲了自己，确保后代可以获得食物。但是，费希尔以为这种解释已经过时了，而且很不准确。她认为自然选择在个体层面起作用，而这种利他主义的解释则表明物种作为一个整体在行动。她的理论是，这种行为之所以被演化保留下来，是因为它在与其他精子竞争时展现了更高的成功概率。一些动物的雄性使用牙齿、爪子或角来竞争当父亲的资格，到了棕袋鼩那里，则是用精子来战斗。散布出去的精子越多，战胜自然并传递基因的概率就越高。所以自然选择出了那些在交配时最拼命的个体，而没有什么比睾丸爆炸、精液用完即死的情况更能激发这种热情。于是，自杀式繁殖被遗传了下来。谢天谢地，人类并没有获得同样的祝福。①

鼻涕虫和蜗牛，糖和香料

如此影响袋鼩的压力激素并不是唯一一种对免疫系统产生连锁效应的激素。性激素已被证明对人体免疫系统有重要影响，可

---

① 还有一种被臭虫所采用的"创伤式授精"法，雄性臭虫需要把它的针状阳基侧突（臭虫的阴茎）刺穿雌性臭虫的腹壁，才能将精液射到雌性臭虫体内。

导致男性和女性对疾病的抵抗力不同。男性更容易被病毒、细菌、寄生虫和真菌感染，而且男性被感染后，症状也往往比女性更严重。因此，女士们，也许"男士感冒"（man-flu）还是有其科学依据的。

男性和女性的免疫反应差异的一个关键原因是两性不同的激素水平。男性拥有较多的睾酮，其具有抑制免疫系统活性的倾向。睾酮能够减少抗体和白细胞（包括 T 细胞和 B 细胞）的产生。重要的是，它似乎也能减少巨噬细胞表面受体 TLR4（toll 样受体 4）的表达。巨噬细胞是应对感染的一线工作者，受体 TLR4 在其中至关重要，因为它是巨噬细胞检测细菌毒素等感染源的工具。睾酮通过减少巨噬细胞表面受体 TLR4 的数量，降低了免疫系统检测和响应感染的能力。

而女性拥有较多雌激素，雌激素的作用是混合的。它既能促进抗体的产生，也会减少一些促炎性化学信使的产生。女性在免疫学方面有一个优势，就是拥有两条 X 染色体，而男性拥有一条 X 染色体和一条 Y 染色体。X 染色体携带约 1 100 个基因，其中一些负责产生免疫系统的重要成员，包括产生受体的基因，有了这种受体，细胞才能接收免疫信使化学物质白细胞介素-2（IL-2）传达的信息。IL-2 受体突变可导致罕见但严重的遗传疾病，称为 X 连锁重症联合免疫缺陷病（X-linked Severe Combined Immunodeficiency Syndrome，XSCID）。我们将在第十三章深入探讨这种疾病，不过从根本上来说，XSCID 患儿很容易受到感染，因为他们的 T 细胞数量只有所需的 5%。这意味着孩子在出生后的头几个月内往往就会开始感染，如果没有接受成功的骨髓移植，疾病会在两岁前夺走他们的生命。女孩与男孩之间的区别在于，女孩有两条 X 染色体，也就意味着女孩有双份的 IL-2 受体基因。就算其中一份发生了变异，另一份仍然可以执行功能，这时她们仍然不会表现出 XSCID 的症状。通常，女性的细胞会"灭活"其中一条 X 染色体，因为她们不需要同时使用两条。哪一条 X 染色体被灭活通常是随机的，因此在人体的所有细胞中，两条 X 染色体被灭活的比例大概是 1∶1。然而，对其中一条 X 染色体发生了 IL-2 受体突变的女性来说，含突变基因的那条 X 染色体则会不成比例地被灭活。同样的选择性 X 染色体灭活也可以保护女性免受其他几种遗传性疾病的影响。

　　但是，这对女性来说不完全是一个好消息。女性更容易感染

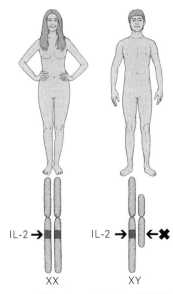

图 6.1　女性拥有 XX 染色体，男性拥有 XY 染色体

艾滋病等性传播疾病。其中一部分关键原因是社会性的。例如，在一些文化中，年轻女性比年轻男性的艾滋病毒感染率高，可能是由于年龄较大的男性会与多名年轻女性发生性关系。但与此同时，传播差异也有其生物学基础，女性通过插入式性交感染艾滋病毒的可能性是她们男性伴侣的两倍。

此外，女性还比男性更容易患自身免疫性疾病，即免疫系统错误地攻击自身细胞的疾病。全世界大约有 5% 的人患有自身免疫性疾病，其中 78% 是女性。系统性红斑狼疮（systemic lupus erythematosus，SLE）是一个典型的例子，女性患者占所有狼疮患者的 90%。狼疮的命名源于拉丁语中的"狼"，起因是 13 世纪的医生罗杰里尤斯（Rogerius）觉得面部溃疡令人联想起被狼咬伤。狼疮几乎会影响身体的每个系统，导致皮疹、发烧、癫痫发作甚至精神错乱等一系列症状。在患者怀孕期间，这些症状会发生恶化，在患者绝经后，这些症状则有所改善，暗示了性激素在自身免疫反应中起着重要作用。使用合成激素能够引起狼疮的爆发，以及男性狼疮发病率与青春期前和绝经后女性的发病率相似的事实，都证实了这一理论。此外，患有克兰费尔特综合征（Klinefelter's syndrome，简称克氏综合征）的男性[1] 比具有标准 XY 性染色体的男性更容易患狼疮。

然而，狼疮的根本原因仍然是一个医学之谜，甚至在电视剧《豪斯医生》（House）里，狼疮都被演绎成了一种标志性的疾病，所有的实习医生面对疑难杂症时就会做出狼疮的猜测。但是几乎

---

① 患克氏综合征的人拥有一条多余的性染色体，在男性中为 XXY 型。

每一次都不是狼疮，只有一次例外。关于身体为何会向自己开火，一个最流行的理论认为，疾病始自细胞的频繁凋亡，在凋亡的过程中，它们会把一些通常隐藏在细胞核内的蛋白质呈现在细胞表面。接着，功能异常的 T 细胞和 B 细胞发现了这些蛋白质，把它们当成攻击目标。于是，狼疮的一个标志就是血液中存在针对自身 DNA 的抗体。甚至这些抗体通常会在那个人表现出狼疮症状的数年之前出现。也就是说，关于这一未解之谜，还有更多的碎片有待我们发现。我们需要的豪斯医生在哪里？

专供富豪的猴子腺体和现代阴茎

该换一个故事场景了，让我们回到 20 世纪 20 年代初期。空气中流溢着华丽的爵士乐，目及之处都是摩登女郎和装饰艺术风格。假设你是一个富有而年长的绅士，有钱可挥霍，喜欢漂亮时髦的女人——那么你还缺什么？你的阴囊里还缺一片猴子的睾丸。我是认真的。在 20 世纪 20 年代早期，"猴子腺体移植"风靡一时。这是俄罗斯外科医生谢尔盖·甫洛诺夫（Serge Voronoff）的心血结晶，他阐述了猴子的荷尔蒙可以使老年男性重获青春活力的观点。1923 年的一篇杂志文章描述了甫洛诺夫把意识清醒的病人和麻醉的猴子并排放在手术室里的床上的场景。猴子的一只睾丸会被仔细地切除，用米其林星级厨师的手艺切成 6 片精致的薄片。这些薄片随即被塞入男性病人被麻醉的阴囊切口中，紧贴在病人的睾丸旁边。切片必须很薄，以便病人的睾丸细胞能够"渗透"猴子的睾丸细胞。一旦两种细胞融为一体，激素就可以开始进行有益的流动——奇妙的流动。猴子腺体移植的益处囊括了每个电视购物频道的梦想：难以置信的头发再生！视力改善！和"有弹力"的肌肉！

甫洛诺夫的工作被当权派视为合法的奇迹。在他名声鼎盛时期，伦敦国际大会上的 700 个世界顶尖外科医生都对他交口称赞，传说中，他的病人包括政治家、演员和百万富翁。有的外科医生开始改进手术，以各种奇怪的方式摆弄睾丸，并给出更加神奇的承诺。例如，彼得·施密特医生（Dr. Peter Schmidt）搞出了类似于输精管切除术的事情（无须使用猴子），并声称重复这一手术的患者可以获得永生。要通过输精管切除术才能找到不死的圣杯，这些夸张的承诺似乎都没能敲响警钟，甫洛诺夫的原始手术程序仍然大受欢迎，其需求量之大甚至令法属西非总督专为他开设了一个养猴项目，以确保稳定的睾丸供应。

睾丸是免疫豁免部位，这意味着它们基本上是禁止免疫细胞进入的，而通常负责排斥外来组织的也往往是这些免疫细胞。这一事实引导了科学家对移植睾丸细胞是否可以提高异种移植的存活率展开了研究。人们非常关心如何把猪胰腺中的胰岛素生成细胞移植给人类糖尿病患者，以治愈糖尿病。墨西哥的研究者试图在移植猪胰腺细胞的同时移植猪睾丸细胞，并将这些细胞都包裹在患者自身的胶原蛋白内，他们的结论是：睾丸细胞结合胶原蛋白延长了胰腺细胞的存活期。这些胰腺细胞真的在人类体内产生了胰岛素，降低了糖尿病患者对注射胰岛素的依赖。所以，或许甫洛诺夫认为猴子激素能"渗透"病人静脉的观点，可能并不是那么牵强……然而，即使有了现代医学的所有技术能力，墨西哥的这项研究也并不可靠，结果显示，12 名患者中只有 6 名受益，而且只有很少证据表明了睾丸细胞能抑制免疫系统的作用。至于甫洛诺夫的实验，猴子的睾丸组织只可能会因为缺乏血液供应而死亡。同时，手术造成的组织损伤可能会使白细胞进入睾丸区域，攻击并排斥猴子的细胞。在我看来，这其实让这个奇迹有增无减：一共约有 2 000 名男子付给甫洛诺夫高价，让他把猴子的睾丸细胞植入自己的阴囊中。甫洛诺夫配得上一个 MBA 学位。

现代的男性则不会花这种冤枉钱。相反，他们会付钱把来自死人的皮肤包裹在自己的阴茎柱体上，来增加阴茎的周长。从历史上看，男性本可以选择将自体脂肪注入阴茎，但效果很可能不够均匀，没有人愿意为了凹凸不平的填充效果买单。因此，阴茎成形术逐渐开始使用来自死人的皮肤，或来自接受了腹部抽脂的活人的皮肤。这些移植物被置于阴茎的皮肤下，缠绕在柱体上，可以使阴茎的周长增加 1～4 厘米。这种移植之所以从免疫学角度来看很有趣，是因为在接受处理后，移植组织中的所有皮肤细胞都被移除了，仅留下起支持作用的基质。通过移除皮肤细胞，这一程序有效地消除了受者的免疫系统产生排斥反应的正常触发因素。这便造就了整形手术的流行材料，不再仅限于阴茎整形。如今在整个美国，有超过一百万个这样的移植物被藏在了嘴唇、鼻子或阴茎中。

你的 HLA 令我心动

这不是一个只看外表的时代。除了外表之外，我们还需要爱。从凯特王妃和威廉王子到金·卡戴珊和侃爷，我们这个时代的所有大型八卦都有可能是由免疫系统促成的。再具体一些，撮合他们的可能是一种名叫人类白细胞抗原（HLA）的基因簇。我们已经知道，主要组织相容性复合体（MHC）是在从小鼠到棘鱼等多种物种中发现的免疫系统基因家族，而 HLA 则是 MHC 的人类版本。HLA 之所以重要，是因为它包含着识别自身细胞所需要的分子标记物的编码。HLA 分子可以分成三类，分别为 HLA-A、HLA-B 和 HLA-C，它们从细胞内提取肽（蛋白质的切片样品），并将其呈现在细胞表面，以便 T 细胞审查。就像我们在第四章中讲过的那样，这种生物条形码可以让 T 细胞知道眼前的细胞是自己人，应该受到保护而非攻击。然而，HLA 不仅与移植有关。当 HLA 所呈递的肽包含能够被 T 细胞识别的病毒肽时，它还负责告知受感染的细胞自我毁灭。HLA 分子的形状各异，适于呈递不同的肽。我喜欢把它想象成《唐顿庄园》①中的一场史诗般的晚宴，摆出了大量的碟子、盘子、叉子和勺子，来配合不同的食物。想要正确地提供全套宴会，需要大量的餐具。与之类似，HLA 分子的形状变化越多，就越可以更好地结合任何一个可能存在于细胞内的肽。所以，理论上，如果你选择了一个拥有不同 HLA 组合的伴侣，你的后代将继承更具多样性的 HLA 基因，能够呈递更加广泛的来自人类和病毒的肽。

那么，虽然很容易看出来某人是不是身材高大、肤色黝黑、相貌英俊，但是，我们怎么检测他的 HLA 呢？或许我们能闻出

---

①《唐顿庄园》（*Downton Abbey*），英国 ITV 电视台出品的电视剧，从 2010 年至 2015 年共播出六季。——译者注

来？这个有趣的想法来自瑞士动物学家克劳斯·韦德金德（Claus Wedekind），他设计了一系列"沾了汗水的T恤"研究。在其中一项研究中，他招募了4名男性参与者和2名女性参与者，要求他们不要使用香水、不要吸烟，并在连续5个星期的星期天和星期一晚上穿棉质T恤。这些沾上了汗水的T恤在周二被收集到一起，由另外58名女性和63名男性来闻它们。闻T恤的过程长达20分钟，然后再评定T恤上气味的强度和带来了几分愉悦感。结果发现，如果穿T恤的人和闻T恤的人拥有不同的HLA组合，那么闻T恤的人评出的愉悦感会更高。韦德金德认为这一结果支持了人们可以通过嗅觉识别那些有不同HLA组合的伴侣的观点。

关于人们是否会选择具有不同HLA基因的人，目前仍然存在争议，通过嗅觉检测HLA的真实机制也仍不清楚。然而，这并没有浇熄瑞士的"基因伴侣"（Gene Partner）和加拿大的"即时化学"（Instant Chemistry）等基因配对网站的热情。只需向网站邮寄一个你的口腔拭子，网站就会检测你的DNA，建立你的HLA资料。然后，结合这一资料和其他更传统的措施，网站将为你找到完美的约会对象。虽然这没有什么坚实的科学基础，但我内心的书呆子很喜欢这则孤独心灵的广告创意——搞笑有爱的HLA-A*33:03:01寻找一位有幽默感、有豪宅的HLA-A*24:02:0。但他们连地基都没打好。唉。不过，如果你找到了完美的伴侣，下一步将是通过造人把你们的HLA整合在一起。你们将迎来一个极其可爱的寄生生物，就像我们即将要讲的故事一样，它是一个免疫学的奇迹。

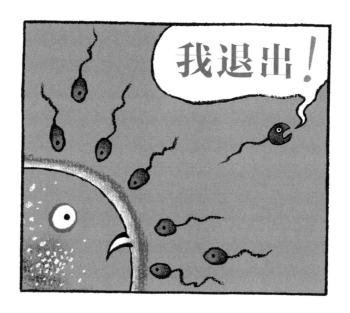

第七章

可爱的寄生生物：怀孕与免疫系统

有一个悚然的、美丽的寄生生物在我体内蠕动。根据网上的说法，它目前大约像一颗金橘一样大，有着值得被 X 档案记录的蹼桨，那本该是长手长脚的地方。这并不是我发表怀孕声明时的确切用词。怀孕意味着很多事情——呕吐、精疲力竭、不能愉快地吃奶酪[①]，但同时也是免疫魔法的技艺展示。关于这种令人印象深刻的魔法是如何实现的，科学界尚无定论，唯独没有争议的是，在怀孕的 40 周里，身体为了迎合小寄生生物的每一个需要发生了重塑。就按照你的意愿继续吧！

很多在科学文献中被用于描述怀孕期间免疫系统的语言，给人的印象是孕妇正在与一个特别狡猾、特别好战的对手打一场必败的战争。虽然这跟我对新手父母的想象基本一致，但是耶鲁大学的一些知名研究者认为，这种描述并没有客观地描绘出孕期母婴之间复杂的相互作用。不同于母亲的免疫系统被婴儿抑制的

---

① 怀孕期间的奶酪忌口，是因为部分（而非所有）奶酪有着较高的细菌感染风险，可能会伤害正在成长的胎儿。

传统观点，这些研究者提出，胎盘（由婴儿的细胞组成）与母体免疫系统之间存在着复杂的合作关系。他们描绘的图景是免疫细胞和信使的庄严舞蹈，经过精心编排，以确保妈妈和宝宝在一个（相对）和谐的情况下成长。

然而，在舞蹈起跳的头 3 个月里，好像宝宝总出左脚，妈妈的脚一直被踩着。当构成新胚胎的一团细胞笨拙地通过输卵管，并在子宫中找到地方潜伏下来的时候，这个过程就开始了。胚胎在子宫内膜深处钻了一个洞，穿入下一层组织，就像野生动物留下足迹一样，在它经过的地方留下了一串炎症。妈妈对胚胎攻击的回应，是多种免疫细胞冲着入侵的胚胎蜂拥而至，但这远远不是为了妨碍胚胎的发展，反而是胚胎得以在子宫内持久居住的关键。在以小鼠和人类为对象的研究中，子宫内缺少自然杀伤细胞（NK）会导致胚胎不能深入内层以触及主要血管，使得怀孕还未开始便结束了。因此，母体免疫系统远非被抑制，而是依然在活跃，并通过协助胚胎在子宫内膜安居，确保胚胎有战斗的机会。不幸的是，对母亲来说，这一切伴随的炎症、撕裂和细胞凋亡都使得怀孕的前 3 个月呈现一种促炎状态，与此同时，母亲的身体正在经历剧烈的激素波动。结果，怀孕最初 12 周的典型特征包括疲惫、晨吐和厌世情绪，这与怀孕时的容光焕发还差得很远。

怀孕时的容光焕发（我承诺那一天会来的）要等到孕中期的那 3 个月，这一时期被认为是从促炎状态到抗炎状态的转变时期，因为子宫内膜已经愈合，胎盘也已经妥善地嵌入。在这个阶段，胎儿已经发育出了全部器官，告别了蹼状的手脚，迎来了功能完善的肾脏，并且开始能够听到妈妈的心跳和声音。随着核心结构的就位，胎儿利用通过胎盘从妈妈身上汲取的养分，在孕中期的大部分时间里迅速成长为一个小小的人。

妈妈如何向胎儿传递免疫力

胎盘通常被视为一道屏障，但这种说法太笼统，有点像说笔记本电脑是计算器，或者说智能手机可以用来打电话。没错，它的确擅长某个特定功能，但是与此同时，它的功能远多于此。胎盘最厉害的一点是它像全世界最高效的快餐连锁店，并配有通信平台（能把社交媒体衬托得像瞎眼的信鸽），还有一个高度复杂的安全系统（詹姆斯·邦德为了玩上它5分钟肯把自己的奶奶卖给俄罗斯人）。胎盘是母亲给胎儿传送食物和营养物质的唯一途径，它能够协调免疫系统发出的不和谐声音，虽然它的安全设置阻止了一些物质的通过，但是也允许很多物质通过，并能够传递对某些疾病的免疫力。

后一种作用——胎盘能将母亲的抗体输送给胎儿，这是胎盘最重要的免疫学成就之一。在子宫内收集的抗体为胎儿提供了保护，让胎儿脆弱幼小的免疫系统准备好应对那些未曾亲身经历过，但却可能在外面的世界遇到的疾病。胎儿以这种方式遗传的一系列抗体，被称为天然被动免疫，其类型取决于母亲在此前的人生中曾遇到过的疾病。因此，我的小小宝贝可能会收到针对某些形式的普通感冒的抗体，但不会收到针对登革热或其他在苏格兰不常见的疾病的抗体。迟早，她将不得不建立自己的抗体集合来保护自己，因为被动免疫的保护法术只是暂时的，只能维持到婴儿出生后的几周或几个月。母乳喂养是一种在出生后加强保护的方法，因为母乳中也含有抗体，特别是婴儿出生头几天时母亲分泌的浓郁的黄色初乳。初乳的保护功能甚至可以挽救生命，这一事实被出生在霍乱猖獗的环境中的婴儿所证明。从母乳中获得了霍乱抗体的婴儿虽然仍可能感染霍乱弧菌，但不会表现出通常伴随着霍乱弧菌出现的致命的猛烈腹泻。

以前，有钱人家的妈妈们可以既保证婴儿获得母乳喂养的好处，也不必亲自从事挤奶的苦役。在 17 世纪和 18 世纪的英国，配方奶还没有出现，为有钱人的婴儿喂奶是一项足以谋生的职业，有的乳母的收入甚至超过了当工人的丈夫。到了 21 世纪，这个具有数百年历史的行业迎来了新的商机，今天的女性可以在互联网上发布自己的乳汁，将冷冻的乳汁售往各地。和过去的乳母一样，她们所面向的顾客也包括无法亲自母乳喂养的女性，但和过去不同的是，今天购买这种"白色黄金"的消费者还包括健美运动员和母乳喂养的追捧者。乳汁的价格各有不同，推销语通常包括卖家自己的宝宝的年龄、卖家本人的饮食（有机、纯素、无乳制品或无麸质），偶尔还会有产品来源的照片以及卖家是否愿意让顾客直接吮吸乳汁的信息。一些女性称，通过给自己当挤奶女工，每年可赚 20 000 美元。此外还有乳汁银行，女性可以捐赠乳汁给那些妈妈不能产生母乳的宝宝。这对早产婴儿的脆弱肠道特别有益。乳汁银行的乳汁与网售乳汁不同，潜在的捐赠者要接受多种传染病的筛查，乳汁本身也要接受细菌筛查。

人类并不是唯一一个通过母乳将抗体传递给后代的物种——很多哺乳动物都会这样做，包括产出被我们浇在早餐麦片上的牛奶的奶牛。一个事实是，奶牛不能通过胎盘将抗体传给小牛，只能努力提高牛奶中的抗体浓度。基于这一事实，一些人开始琢磨如何利用牛奶中的抗体使人们获得一些人类疾病的免疫力，这个概念叫作免疫乳（immune milk）。要制作免疫乳，先将奶牛暴露于选定的灭活细菌或病毒下，使奶牛产生针对由这些微生物引起的疾病的抗体。然后，奶牛的乳汁中就会含有这些抗体，但这些牛奶并不是供小牛饮用的，而是供人类饮用的。迄今为止，已有用这种方法治疗引起腹泻的感染的试验，被研究的感染源包括轮状病毒、弯曲菌和大肠杆菌，但饮用免疫乳的结果非常不一致——有的研究发现免疫乳能够减轻腹泻，但有的研究则表明免疫乳没有显著作用。最近，墨尔本大学的科学家正在制造含抗艾滋病毒抗体的免疫乳，在实验室条件下，这类抗体能够让人类白细胞攻击并摧毁艾滋病毒。该团队的长期目标并不是生产免疫乳，而是用这类抗体制作阴道乳膏，保护女性不被艾滋病毒感染。免疫乳的概念不但令人兴奋，也在不断地发展。然而，从制造含有抗体的牛奶到在临床用免疫乳预防或治疗人类疾病之间道阻且长。可以肯定的是，在我们可以给玉米片浇上防疫良药之前，还有很长的一段路要走。

幸运的是，我们已经有胎盘保护宝宝们了。例如，百日咳是一种可能致命的疾病，婴儿在强壮到能够接种第一次疫苗之前，就可能感染百日咳。如果母亲在怀孕28周～32周时[1]接种百日咳疫苗，那么母亲的免疫系统就能产生百日咳抗体，并将它们传送

---

[1] 最晚可以到38周，但28～32周是能使抗体水平达到最高的理想窗口。

至胎盘。这些抗体能够在婴儿的血液中循环并提供临时保护，一直到婴儿两个月大，可以直接接种疫苗的时候，再用长效免疫方案代替。从 2012 年 10 月起，英国已将这一方法当作常规程序，到目前为止，几乎没有婴儿或母亲因此遇到危险的事例，也有大量证据表明该方法有益。一项包含了 20 000 名母亲的研究仔细观察了母亲接种百日咳疫苗对死产、早产、胎儿窘迫、剖宫产、低出生体重或肾衰竭的影响，发现并未有任何一项概率增加。疫苗接种计划的研究发现，如果母亲在生产的至少一周前接种百日咳疫苗，新生婴儿在出生后头几周内感染百日咳的风险降低了 91%。大幅度降低了风险使得美国、澳大利亚和新西兰等国家也开始尝试疫苗接种程序。目前，英国有大约 60% 的符合接种条件的母亲会接种疫苗，随着疫苗使用经验的增加以及对风险和益处认识的普及，接种率有望增加。

通过胎盘来传递抗体不仅听起来很棒，实际效果也很棒。然而，对一些女性来说（也包括我自己），通过胎盘传递的抗体有很低的概率会对宝宝造成伤害，甚至导致宝宝死亡，这种疾病叫作胎儿和新生儿溶血病。当婴儿的父母的血型不匹配时，即父亲的血型呈阳性、母亲的血型呈阴性时，就可能导致这种疾病。我的血型是 A 型阴性，我的丈夫则是 A 型阳性。用来标记我们血型的阳性和阴性的标签是"Rh 阳性"和"Rh 阴性"，是指红细胞表面是否存在一种叫作 D 抗原的标记物。在输血前进行配型时，D 抗原是继 ABO 分型之后红细胞上第二重要的标记物。大约 15% 的人是 Rh 阴性，这对日常生活几乎没有影响，除非到了输血、献血、器官移植或怀孕的时候。在输血时，Rh 阴性其实会让你成为更理想的献血者，特别是当血型为 O 型时，你就是一个"万能输血者"，因为你可以为所有人提供红细胞。这是因为，O 型阴性者的细胞就像一块空白画布，不存在任何关键标记物，不会扰乱任何受者的免疫系统。

然而，Rh 阴性的人如果怀孕了，情形就没有这么令人满意了。如果正在发育的胎儿是 Rh 阳性，并且胎儿的部分红细胞进入了 Rh 阴性的母亲的血液中，那么母亲的免疫系统就会开始产生抵抗外来 D 抗原的抗体。胎儿的血细胞逃逸到母亲体内可能是因为怀孕期间受伤，或者它发生在分娩时，这无论如何都将会发生相

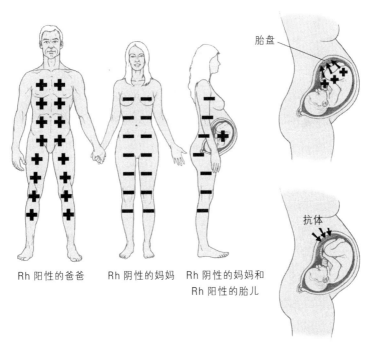

Rh 阳性的爸爸　　Rh 阴性的妈妈　　Rh 阴性的妈妈和
　　　　　　　　　　　　　　　　　　　　Rh 阳性的胎儿

图 7.1　新生儿溶血病的发生过程

关人士的创伤事件。如果母亲仅在分娩期间暴露在 D 抗原下，那么则不会对已经出生的婴儿造成影响，但是母亲下一次孕育了 Rh 阳性的胎儿时，对 D 抗原已有记忆的免疫系统就会展开攻击。这虽然是母亲的免疫系统在行使正常功能，但对胎儿来说则可能是致命的。抗体可以穿过胎盘，标记胎儿的红细胞，并对它们进行破坏。其结果将是胎儿和新生儿溶血病，宝宝的红细胞破裂，导致贫血、黄疸，在严重时还会导致脑损伤甚至死亡。

针对这种严重的疾病，过去曾出现过极端的治疗方法：给仍在子宫内的胎儿进行血液移植。1963 年，威廉·利利（William Liley）爵士首次成功地施行了这种极端的治疗方案。在他的第四位病人 E. 麦克劳德夫人（Mrs. E. McLeod）来到他的办公室之前，他已经在三位母亲的胎儿身上失败了三次。麦克劳德夫人的第一个孩子健康地出生了，但是由于胎儿和新生儿溶血病，她的第二个孩子胎死腹中，第三次怀双胞胎时则产下了死胎。她的第四次怀孕本以为也以悲剧告终，多亏了利利爵士的干预，他成功地通过给胎儿和出生后不久的婴儿输血，让孩子活了下来。更令人佩服的是，当时超声波扫描还没有发明，利利爵士在没有超声波扫描的帮助下完成了这一壮举。他依靠 X 射线和能够勾勒出胎儿肠道轮廓的染料给胎儿定位，然后插入针头进行输血。在进行这个危险的输血程序时，还要用针插入母亲的腹部，将胎儿固定起来。最终目的是把针头插入胎儿的腹部，输入捐赠者的红细胞。从那里，红细胞将蠕动着进入胎儿的血管，纠正因抗体攻击引起的严重贫血。这一操作伴随着很多风险，包括针头可能会刺穿胎儿的器官等。刚开始时，这一操作的成功率很低，仅为 39%。首次进展发生于 1975 年，超声波扫描的发明让医生可以看见胎儿，使得该操作更容易、更安全。第二次是在 1981 年，可以将血液直接输送到胎盘的血管中，而无须用针刺穿胎儿的腹部。

现在，情况得到了进一步改善，宫内移植已经成了最后的手段，因为预防性疫苗接种足以阻止胎儿和新生儿溶血病的发展。所有的准妈妈都会在怀孕初期接受血型测试。如果准妈妈的血型是 Rh 阴性，这一事实将会被记录在她们的病例上，随后，在怀孕期间和任何有可能暴露于婴儿血液的事件后都要接种至少一次疫苗。疫苗含有一定剂量的抗 D 抗体。这种人造抗体能够锁定所有从胎儿流向母亲的红细胞，并在母亲有机会发现它们且发生免疫反应之前有效地将它们除去。因此，母亲的身体将永远不会察觉到 Rh 阳性红细胞，每一名 Rh 阳性的胎儿都可以安全地依偎在母亲的子宫里，再也不会受到攻击。

胎盘感染

抗体并不是唯一一种可以穿过胎盘叨扰宝宝在子宫里的快乐之家的物质。母亲血液中的一些细菌和病毒也能进入胎儿的血液中，造成潜在的破坏性后果。例如单核细胞性李斯特菌——一种可能导致出生缺陷和流产的细菌，可悲的是，这种细菌似乎和我一样，都很喜爱未经高温消毒的软奶酪。事实上，似乎有一系列令人讨厌的角色都和我口味一致。像是沙门氏菌，它喜欢煮熟的鸡蛋；弓形虫（Toxoplasma）则和我一样酷爱帕尔玛火腿和生牛排。弓形虫也存在于猫屎中，所以虽然在怀孕的 9 个月中我不能吃生牛排，但从好的一面看，的的确确可以免于承担给猫咪铲屎的职责。

　　除了能够导致孕妇流产外，弓形虫还有一种不悲惨的、有趣的能力，能够缓解老鼠对猫的天生恐惧——就像一个超级蹩脚的催眠师，怀着对老鼠的复仇之心。虽然最明智、最守法的小鼠天生对猫尿怀有恐惧，但是感染了弓形虫的小鼠会被含有氨的猫尿吸引。即使在感染已经清除且检测不出寄生虫很久之后，小鼠依然保持着对猫尿的热爱，这一事实表明，弓形虫可导致小鼠大脑结构发生不可逆转的变化。这是疯狂的弓形虫的一种策略，它之所以鼓励小鼠不自量力的自杀行为，就是为了让这个宿主被猫吃掉。凭借小鼠形状的特洛伊木马，弓形虫得以直接进入猫的肠道，在那里，弓形虫才可以开始其生命周期中的有性生殖阶段。

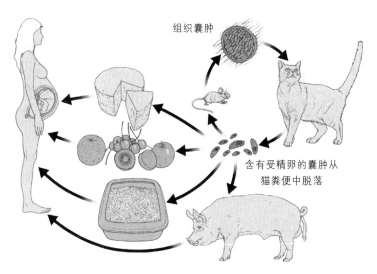

图 7.2　弓形虫的生命周期

　　这样一看，弓形虫扰乱小鼠的行为就很有道理了，但这也产生了一个问题：感染弓形虫会对人类的行为有什么影响呢？大多数感染者并没有产生一种嗅垃圾托盘的嗜好。事实上，对大多数人来说，弓形虫感染根本不会造成任何影响。大约90%的感染者不会产生任何症状，10%的感染者只是报告了一些模糊的、类似于轻微流感的症状。然而，也有研究报告了一些奇怪的行为。例如，一项研究发现，弓形虫感染者发生交通事故的风险较高。还有一项研究采集了在1992—1995年曾分娩过的近46 000名丹麦妇女的血液样本，结果发现，血液中检测出弓形虫抗体的妇女（这表明她们曾在过去某时被弓形虫感染过）的暴力自杀行为是未被感染的妇女的两倍。布拉格查理大学还曾进行过一项小规模研究，考察了弓形虫对心理的影响，称感染弓形虫的男性比未感染的男性更容易变得多疑、死板和嫉妒。但被感染的女性则表现得更为阳光，比未感染的女性更加轻松、随和，也更愿意遵守规则。最近，还有一项研究给出了弓形虫与人类精神相关联的证据：精神分裂症患者比其他人群感染弓形虫的概率更高。

　　但是，关于怎样解释上述人群中有关弓形虫的研究结果，请你牢记：相关不等于因果。这是统计学界的口头禅，它提醒我们，仅仅因为统计检验发现了两件事之间的联系，并不意味着是其中一件事导致了另一件事的发生。我在剑桥上学时的一位老师曾讲过一个例子（也可能是编出来的），即剑桥大学毕业生人数与悉尼妓女人数之间存在统计学上的相关关系。即使这是真的，也不能证明剑桥大学毕业生都接受了悉尼妓院的工作机会，好像挤破头要去管理咨询公司一样。可能还有很多其他令人困惑的因素可以解释这种明显的关联——例如，或许随着时间的推移，剑桥大学的录取人数和悉尼的妓女人数都有增加的趋势，因为两个区域的人口都增加了，对这两种人员的需求也提高了。但这并不意味着两者之间有因果关系，说到底只是巧合罢了。说回关于弓形虫的研究，一些研究者质疑弓形虫与精神分裂症的关系，并指出在全球范围内，弓形虫感染概率差异很大，但精神分裂症的发病率在不同国家则非常稳定，为1%。相反，它们之间的联系可能是另一种方向——精神分裂症患者比一般人群更容易感染弓形虫。这是逆向因果关系的概念，也就是说，实际上是B导致了A，而不是A导致的B。例如，如果有研究显示孕妇的腌黄瓜消费量高于普通人的，人们不会认为腌菜能导致怀孕。相反，人们会推断怀孕会让人想吃腌黄瓜。想要搞清楚双方的关联方式并不总是这么容易，但我们应该反复思考哪一种是最合理的，并寻找能够支持两个方向的证据。

为了让孕妇避免食物中毒或被可能控制精神的寄生虫感染，很多种孕期指南列出了孕妇该吃什么、不该吃什么。其中一些是明智的，比如孕妇应该避免食用未经加热的霉菌熟成的软奶酪。虽然感染李斯特菌的可能性非常低，但为了吃一点奶酪，不值得承担严重出生缺陷的风险。不过，从科学的角度来说，一些饮食建议就有些疯狂了。我丈夫管这叫"怀孕之战"——一大堆的建议，主要作用是让准妈妈过得不顺心，想要当一个好的准妈妈，就应该照做并付出代价，并且不会告诉你这样做的科学基础，有时甚至连理性基础都没有。其中包括用抗流感食谱来增强免疫系统的建议，而这个食谱中显然包括水。如果水都算食物，这日子也太过悲惨了。不过多喝水是一个很好的建议，但用水对抗流感病毒的想法比顺势疗法更糟糕（至少顺势疗法会宣传一种活性成分，哪怕是有记忆的水）。其他珍贵建议包括应当饮用蛋白质奶昔、吞下一整个药店的维生素、矿物质和可以统称为"忽悠人的保健品"。比如，有些网站会推荐孕妇服用槲皮素，来缓解过敏症状和对食物的敏感性。关于槲皮素的有趣宣传称，它可以保护DNA、蛋白质和脂质免受氧化损伤，对心血管系统、肝脏、肾脏甚至精神状态和表现都有益处。我找不到任何证据能支持槲皮素可以缓解过敏，2011年欧洲食品安全局进行了详细的调查，也没有发现任何证据可以支持槲皮素的其他"功效"。

不浪费则不匮乏

胎盘有许多神奇之处，但我并不中意用它来配薯片。虽然有些女性觉得吃掉自己的胎盘天经地义。马伊姆·拜力克［Mayim Bialik，《生活大爆炸》（*Big Bang Theory*）里艾米·菲拉·福勒（Amy Farrah Fowler）的扮演者］推荐将胎盘加入蔬菜汤中，或和水果一起搅拌。互联网上有丰富的胎盘食谱，像是烤胎盘、胎盘意大利肉酱面和巧克力胎盘松露之类的。不过我不知道如果胎盘的重量没有达到食谱上的重量该怎么办，又不是说可以随便再买一个。甚至连全食超市（Whole Foods）都没卖的。1998年，英国名厨休·费恩利-惠廷斯托尔（Hugh Fearnley-Whittingstall）由于用胎盘制作了馅饼，受到了英国广播标准委员会的严厉批评。在电视直播中，他把罗西·克利尔的胎盘用青葱和大蒜炒过，浇上烈酒并点燃，然后将其切碎，做成了一个馅饼，配上意大利佛卡恰面包，端给罗西最亲近的 20 名亲朋好友品尝。罗西的家人和朋友一定十分开明，我不知道我自己能否列出 20 个肯吃我生产时排出的内脏的人。但我敢肯定我丈夫一定不肯吃，他绝对不会像罗西·克利尔的伴侣一样热情，后者还召集了 20 名食客中的 17 名。然而，并不是每个观看节目的人都欣赏得了这道食谱，这一期节目因挑战禁忌而受到了严厉批评，因为"可能引起很多人的不适"。

放在今天，这样的节目也许不会引起如此轰动，因为当代许多女性名流都热衷于胎盘。《广告狂人》（Mad Men）里的明星詹纽瑞·琼斯（January Jones）将自己的胎盘脱水并制成了药丸，艾丽西亚·西尔维斯通也是一样——尽管她不是亲自动手，是别人把它作为礼物赠送给她的。我很不擅长准备令人惊奇的圣诞礼物，所以还挺想知道这些人是如何秘密地获取了她的胎盘，再把它还给她的。艾丽西亚还建议人们将一小块胎盘制成药酒，这肯定会成为急救箱中一个有趣的补充品。之所以会出现津津有味地吃胎盘的潮流，是因为人们相信这样做可以带来一系列好处，比如增加能量、更好地产奶、改善睡眠、增强免疫系统、避免产后抑郁，甚至还可以抗衰老。但是，胎盘并非无菌，而且一些研究还发现胎盘可能含有细菌、汞和铅等，可能是胎盘为了保护胎儿而截留有害物质。2015 年的一篇科学文献综述总结了关于人类和动物的食胎盘行为的 10 篇文章，并没有发现这种行为有益的确凿证据，也没有足够的关于风险的数据。他们也提到了比如詹纽瑞和艾丽西亚的传闻，这些女性感觉自己受益于食用胎盘，但这些报告非常主观。任何一个怀孕的女士如果不介意科学证据的缺乏和别人的眼光，都可以在互联网上找到胎盘准备及脱水的详细步骤。然而，在储存胎盘药酒或药丸之前，大家需注意艾丽西亚·西尔维斯通对长达 14 小时的生产过程的评价是"几近性感"，或许她和大多数人对生活的看法不太一样。

　　经过 9 个月的复杂免疫学互动之后，母亲和胎盘都已经完成了自己的任务，现在将迎来一个更接近炎症的阶段：生产。母亲的免疫细胞淹没了子宫壁，形成了一个炎症环境，促进子宫收缩并将婴儿和胎盘依次产出。婴儿精致的鼻子和小小的脚趾，是人体内生长的最美丽的寄生生物。在下一章中，我们将遇见一些丑陋的、有锋利牙齿的、会吃脑子的寄生生物。下面就让我们去寄生生物的王宫里重新集合吧。

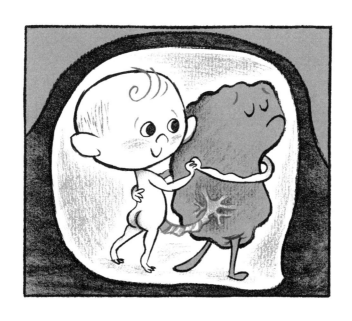

第八章

寄生生物的王宫：蠕虫、跳蚤和蝉

有什么东西潜伏在亚马孙河浑浊的河水里。游泳的蛇、饥饿的水虎鱼，还有在传闻中迷恋男性尿道的微小、多刺的牙签鱼。牙签鱼是一个传说——就像鲨鱼可以探测到海洋中的一滴血一样，牙签鱼可以嗅到水里的尿液，并纵身把细长的身体推向其心爱的"淡香水"。毫无戒备心的小便者并不会意识到有什么在快速游动，直到牙签鱼顺着弧形的金色尿流进入狭窄的尿道口。接着，牙签鱼的刺弯曲起来，把自己固定在阴茎柱体上，就像在一条狭窄的走廊里打开了一把大伞一样，然后它就可以做一切自己想做的事情。但是问题在于，这条鱼对人类阴茎的需求程度，和它对自行车的需求程度差不多。

那么，牙签鱼为什么要如此大费周章呢？也许这类事故只是由于牙签鱼认错人了。毕竟鲶鱼家族的视力都不怎么好，所以也许牙签鱼原本想找其他动物的尿道，并没有打算冒险去从来没有鱼去过的地方。而且，这则虚构传说还有其他问题。比如，实验室证据表明牙签鱼对人体尿液没有反应，在海豚等经常在河水中排尿的大型河流动物的尿道中也未曾发现过牙签鱼。一条鱼在狭窄的尿流中逆流而上，从物理学上来说也是不可能的。综上所述，热爱阴茎的寄生鱼的说法仍是虚构的，并不是事实。[①] 但是，有很多噩梦一般的寄生虫是真实存在的，在你放心睡大觉之前，让我们开始寄生虫王宫的冒险吧。

小龙的瘟疫

麦地那龙线虫是寄生虫世界的"火鸭鸡"——它寄生在水蚤体内，而水蚤则寄生在人体内。（火鸭鸡是一道华丽的菜，将去骨的鸡填在去骨的鸭肚子里，再整个填进去骨的火鸡肚子里，通过炖或烤等方式制成。）这种特殊的寄生虫能导致麦地那龙线虫病，曾影响过全世界数百万人，但现在仅出现于少数几个国家，每年只有数百例病例。故事开始于在水塘里游荡的还是幼虫的麦地那龙线虫，在饥饿的水蚤眼中，它看起来就是一顿简餐。[②] 可惜这种寄生虫幼虫对水蚤而言无异于定时炸弹，而非可口美食，在接下

①不像缩头鱼虱，这是一种真实存在的甲壳动物，它能爬进鱼的嘴里，吃掉鱼的舌头，用尖锐的腿把自己固定在鱼舌上，而宿主则成了一个有眼睛的替代品。幸好这种甲壳动物只会咬鱼的舌头，我们是安全的。虽然学习到这种生物存在的知识让我们感到不安，但不会威胁到我们的生命。

②这些饥饿的水蚤的名字听起来就像一群被筛掉的 X 战警，比如后剑水蚤、温剑水蚤和中剑水蚤。其中，中剑水蚤是比较特别的一种，除了食用麦地那龙线虫的幼虫，它也食用蚊子的幼虫。根据这一事实，研究者使用中剑水蚤灭蚊，作为防止登革热传播的方法——登革热是一种在热带和亚热带地区由蚊子传播的潜在致命疾病。倘若一个国家的水体中含有麦地那龙线虫，把中剑水蚤投入该国的池塘将引发公共卫生灾难。所以，这种防止登革热传播的方法仅限于水体中不含麦地那龙线虫的国家。

来的 14 天中，麦地那龙线虫将准备好开启生命周期的下一阶段：人类。于是，一部分倒霉的人喝了被水蚤污染的水，形成了一个短暂的"寄生虫-水蚤-人"的"火鸭鸡"。不过这种安详的嵌套关系很快会被胃里的"酸性游泳池"打破，胃酸能够溶解水蚤。但可惜胃酸并不能杀灭麦地那龙线虫的幼虫，还将它们暴露了出来，仿佛拆开了全世界最可怕的糖果。被释放的幼虫强行穿过肠壁，进入宽敞豪华的腹腔，然后钻进胸腔和腹部的肌肉壁，在那里定居、生长。100 天后，幼虫变成了成虫，开始寻找配偶，腹壁就成了它们交配的娱乐场。目的达成后，雄性成虫会脱落并死在人体的某处，怀孕的雌性成虫则穿梭在肌肉层之间，开始向宿主的脚进发。这是一段缓慢的旅程，在此期间，雌性成虫的身长可达到 1 米，它的整个身体基本被子宫占据，并且会变得很重，里面有 1 百万～3 百万微小的幼虫。

在被喝下一年之后，麦地那龙线虫看上去就像一根超长的意大利天使面，准备好再一次向世界露出它不那么天使般纯真的面孔。不过，它首先需要宿主充当助产士，帮它将大部分宝宝送进一个合适的、不流动的水体中。麦地那龙线虫为了达到这一目的而使用的手段也是它的名称的由来，拉丁语中的"小龙病"（dracunculiasis）。雌虫会释放一些化学物质，使宿主的脚面附近产生水疱，并伴有剧烈的灼热疼痛，这样宿主就不得不把脚浸入水中来缓解。这正是雌虫所需要的，得到提示后，它将自己的面部推出水疱外，将后代吐进水中。然后新的幼虫又开始等待饥饿的水蚤，再次开始循环。

麦地那龙线虫所设计的寄生虫斗牛舞已经上演了数千年。世

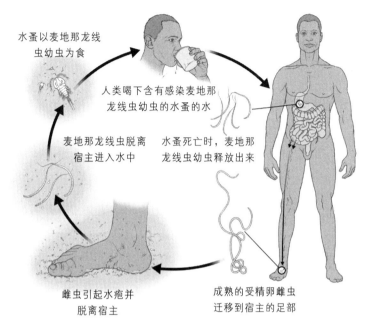

水蚤以麦地那龙线
虫幼虫为食

人类喝下含有感染麦地那
龙线虫幼虫的水蚤的水

麦地那龙线虫脱离
宿主进入水中

水蚤死亡时，麦地那
龙线虫幼虫释放出来

成熟的受精卵雌虫
迁移到宿主的足部

雌虫引起水疱并
脱离宿主

图 8.1 麦地那龙线虫的生命周期（可导致麦地那龙线虫病）

界卫生组织表明，《旧约》（Old Testament）就曾提到麦地那龙线虫病。此外，曼彻斯特埃及木乃伊项目在一个古埃及木乃伊中也发现了麦地那龙线虫的木乃伊。这种漫长的寄生关系证明了麦地那龙线虫令人难以置信的能力，现代科学已经终结了许多古老的疾病，但对它依然没什么好办法。没有一种药物或疫苗能够有效地治疗麦地那龙线虫病。目前的主要治疗方法依然和古希腊人和波斯人所使用的相同。当雌虫把头探出来时，就把它缠在一根棍子上，每天都把它拉出来几英寸，直到抽出长达 1 米（40 英寸）的白色线虫。这种旧派技术使一些人认为，麦地那龙线虫病可能是现代医学符号的灵感源泉，即一条缠绕在棍子上的蛇或线虫。[①]
拿"小龙"束手无策的并不只是现代医学——毕竟，免疫系统也容
忍线虫在人体内活了一年。于是问题来了，免疫系统为什么没有
发现体内有长达一米的线虫？遗憾的是，这仍然是一个谜。一项
研究发现，麦地那龙线虫能够分泌吗啡，而吗啡可以抑制免疫系
统，还能消除线虫在肌肉之间蠕动时可能引起的疼痛。不过，鉴
于我们已经知道免疫系统极具才能，所以吗啡并不是唯一的原因，
而应该是麦地那龙线虫天赋异禀，不会引发免疫反应。这也意味
着一个人在一生中可能反复感染麦地那龙线虫病。

由于逃避免疫系统的能力登峰造极，麦地那龙线虫病在20世
纪80年代中期达到顶峰，每年约有350万人被感染。然而从那以
后，麦地那龙线虫病逐渐势微，到了2014年，全球仅有126例麦
地那龙线虫病。这种惊人的减少归功于一场非常成功的根除运动，
人们采用了水过滤器、杀虫剂等技术来消灭这种严重损害人类健
康的寄生虫。鉴于麦地那龙线虫病曾给各国都造成破坏[②]，这是公
共卫生领域的巨大成功。然而，这也意味着想要研究这种可怕的
小虫在其自然栖息地的隐秘行为，剩下的时间不多了。了解它如
何躲过或破坏了我们的防御系统，不仅有助于开发祛除它的药物，
也有助于我们了解自己的防御机制，这样一来，我们就能够研发
出抑制或增强免疫系统的药物。不过我们也不必为小龙伤心，因

---

① 坦率地说，无论是蛇还是线虫，对医生而言都已经是升级了，毕竟中世纪时医生的
标志是一把尿壶。因为医生经常观察和闻（有时甚至会尝）尿，或者正如有的作家称
他们为"小便先知"一样。还有的医生甚至会将尿液情况和占星术结果结合分析，作
为诊断依据。
② 在马里，它被称为"使粮仓变空的疾病"，因为它使人们无法劳作和收获庄稼。

为还有许多其他的寄生虫，也有狡猾的方法和黑暗的艺术供我们学习、等待我们的抗击。

大脑寄生虫的逻辑

每个小孩都知道捉迷藏游戏的关键是：选好藏身的地方。在人体中，最佳的藏身处莫过于负责找人的人（免疫系统）难以到达的地方。所以大脑是寄生虫所能找到的最佳地点。众所周知，有许多令人毛骨悚然的寄生虫都以人类的大脑为家，在精致的灰色脑细胞中闲逛，同时引发可怕的症状。有一名 50 岁的男士在长达 4 年的时间里受到头痛和奇怪气味的困扰，他的医生定期扫描检查他的大脑，检查结果让英国剑桥阿登布鲁克医院的医学界大佬们摸不着头脑。他们注意到患者 4 年的扫描图像中出现了环状图案，看起来很像《超空人》里的火星隐形人，穿入大脑右侧颞叶 5 厘米。于是，他们对患者进行了大脑活检。活检结果令外科医生十分惊讶，他们发现，火星隐形人实际上是一种名为欧猬迭宫绦虫（*Spirometra erinaceieuropaei*）的活绦虫。

自 1953 年以来，只有 300 个不幸的人的大脑灰质接待过这位荣誉租户。它实际上不吃脑细胞（它没有嘴，即使想吃也不能吃），似乎是通过皮肤从周围吸收营养的。在中国，它通常存在于甲壳类动物、两栖动物和猫或狗的肠道中，进入人类大脑并不是它最初的计划。这可能解释了为什么它在整整 4 年间一直保持着幼虫状态，毕竟成虫可以长到 1.5 米长，会挤压大脑。没有人知道这名病人是如何被感染的，不过可能是通过被污染的肉或水。

总而言之，绦虫进入了他的体内，蠕动着来到了颅骨上的阁楼，奢华地享用了一个非常特殊的藏身地点。大脑是免疫豁免地点，免疫系统对大脑的监视比对身体其他部位的监视要松懈得多。从某种程度上来说，这是为了保护大脑。颅骨将大脑限制在一个狭窄的空间内，所以如果大脑发生炎症，导致的组织肿胀可能会将大脑挤压到四周的颅骨上，造成更严重的伤害。

　　大脑的免疫豁免状态还有一部分是源于它的结构。例如，大脑的血管外面覆盖着一层特殊的细胞，发挥着边境管制的作用，控制着离开血液、进入大脑内的物质，也限制着白细胞的进入。人体的传统防盗警报器——淋巴系统——在大脑内的部署也不完善。专为白细胞开设的高速公路包括淋巴管、淋巴结和淋巴器官，其中循环着一种叫作淋巴液的清澈液体，主要由白细胞和来自肠道的一种叫作乳糜的液体构成。大脑与淋巴管的连接较少，意味着只有很少的通讯员可以将入侵者的讯息传送到关键免疫系统中枢，比如淋巴结和脾脏，因此，大脑内的寄生虫被检测到的可能性很低。而且，大脑并不是 T 细胞这种基本的白细胞适宜生存的环境，这里缺乏 T 细胞所钟爱的东西，比如给它提供指导和鼓舞的免疫化学信使。这并不意味着大脑毫无防卫，固有免疫系统仍然发挥着作用，但比起肺或肝脏，大脑是更加理想的藏身地点。

昏睡病的罪魁祸首

　　有些寄生虫使用双重保险的策略来隐藏自己。例如布氏冈比亚锥虫（ *Trypanosoma brucei gambiense* ），一种单细胞寄生虫，看起来有点像一只小虫子，从胖乎乎的头部过渡到鞭状的尾巴。被布氏冈比亚锥虫感染的采采蝇叮咬人类，导致了撒哈拉以南的非洲98%的昏睡病（也称为锥虫病）病例。布氏冈比亚锥虫不满足于仅仅隐藏在大脑中，它还拥有快速改变外观的能力，并且比免疫系统的反应速度更快，这种策略叫作抗原变异。[①] 打个比方说，锥虫有一袋帽子，可以随时拿出一顶来和免疫系统玩乔装游戏，并胜出。一开始，全部锥虫都戴着紫色软呢帽，等到免疫系统搞明白怎么生产抗紫色软呢帽的抗体时，一部分锥虫已经打开基因装扮包，找出并换上了粉红色圆顶礼帽。粉红色圆顶礼帽的队伍对那些抗紫色软呢帽的抗体具有免疫力，因此得以留在人体内，继续繁殖。锥虫有大约上千顶帽子可以更换，这意味着这种致命的装扮游戏能够持续进行，让锥虫可以在人体内茁壮成长很多年。

而且，制造抗体并发起攻击的每个循环都会引发炎症，对周围的人体细胞造成伤害。在锥虫感染的第一阶段，它们分布在血液、淋巴和皮下。因此，它们引发的炎症症状较为轻微，只有不明原因发热、关节疼痛和瘙痒，在几个月甚至几年里都不会引起人们的注意。然而，一旦锥虫进入大脑，所引发的炎症就会改变和扰乱睡眠周期。如果没有恰当的治疗，昏睡病的致死率几乎是百分之百。世界卫生组织指出，在最近一次流行中，安哥拉、南苏丹和刚果（金）的一些村子里50%以上的人口被感染。在当时，昏睡病成了这些地区的第一或第二大死亡原因，远超艾滋病等致命疾病。

[①] 其他的抗原变异派的成员还有疟原虫和导致淋病这种性传播疾病的细菌。

可惜的是，和麦地那龙线虫病一样，昏睡病的治疗方案也相当有限。在第一阶段的治疗中，主要药物之一是苏拉明（suramin）。苏拉明于1920年被发现，但其作用机制仍不清楚，还伴随着一系列不良反应，包括尿液浑浊、皮肤有虫爬感。尽管如此，这仍然比美拉胂醇（melarsoprol）要强。美拉胂醇于1949年被发现，是砷的衍生物，用于昏睡病治疗的大脑阶段。它的不良反应包括心肌损伤和全身大部分皮肤的鳞屑疹。更糟糕的是，5%～10%的服用者会患反应性脑病，这部分患者中又有50%会因此死亡。这意味着每20名昏睡病患者中就有一名死于服用治疗药物。我们不应该让患者承担这样的风险。

为了寻找这些过时且有毒的药物的替代品，一些研究者开启了一个令人意想不到的研究方向：狒狒的血液。狒狒和山魈、乌白眉猴（名字很优美）等灵长类动物一样，拥有对全部非洲锥虫的免疫力。在寻找这种免疫力来源的过程中，研究者在狒狒的血液中发现了一种叫作载脂蛋白L1（ApoL1）的蛋白质，它似乎起到了关键的保护作用。而且，如果把ApoL1的基因植入小鼠，小鼠就可以对布氏罗得西亚锥虫（*T. b. rhodesiense*）产生免疫（这种锥虫导致了2%的人们患上昏睡病，即不是由上面提到的布氏冈比亚锥虫引起的那一部分昏睡病）。事实上，人类也有一种ApoL1，和狒狒ApoL1的相似度约为60%。但人类的ApoL1对导致昏睡病的两种锥虫通常是无效的。然而，有的人拥有罕见的ApoL1突变，可以杀死布氏罗得西亚锥虫。事实上，这种突变只出现在非洲人的后裔中，说明可能是由于它能为非洲人提供保护，在演化中被保留了下来。

这一切都让人们对 ApoL1 成为终结昏睡病的方法更加感兴趣，但也带来了激烈的争论，就 ApoL1 的确切机制而言，该领域的顶尖科学家们尚未达成一致。达成共识的是 ApoL1 的作用是一个包含多个阶段的过程，其间涉及其他蛋白质，帮助将 ApoL1 运送到寄生虫生活的地方。然后，ApoL1 进入锥虫体内相当于消化系统的地方，在那里戳一个洞，使寄生虫死亡。但是，ApoL1 具体是如何做到这一切的，仍有待确切的证据。该领域的三位领头科学家各持迥异观点，并且强烈坚持，一部分原因是他们似乎无法重复另外两个人的研究结果。显然，在关于锥虫的学术会议上，他们三人的争论将成为亮点。不过，虽然移液枪上的对决很激烈，但更重要的是这些聪明的头脑在一起努力理解并终结锥虫——这对数百万生活在昏睡病的威胁下的人们来说非常重要。

班氏吴策线虫——披着隐形斗篷的蠕虫

一些寄生虫在犯罪时有合伙人，帮助它们在和我们的免疫系统进行的永恒的捉迷藏中胜出。线虫动物门班氏吴策线虫所采用的就是这一策略。它是一种微小的、像线一样的虫子，披着一件细菌斗篷，使自己在免疫系统面前隐藏起来。它通过蚊子传播，当蚊子叮咬了被感染的人类时，人类就会携带上微丝蚴（未成熟的线虫）。线虫在蚊子体内成熟，直到准备好重返人类宿主，这时它们会在蚊子叮咬人类时转移到人类的皮肤上，进入人体内部。它们来到人类的淋巴系统，在那里平均生活 6～8 年，成熟后，成虫的身体遍布淋巴液之中，导致淋巴丝虫病。有的时候，淋巴丝

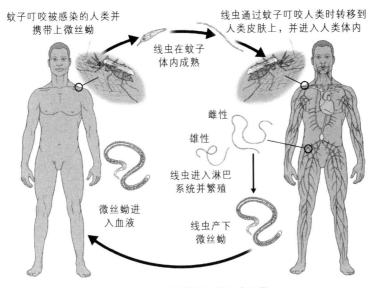

蚊子叮咬被感染的人类并
携带上微丝蚴

线虫通过蚊子叮咬人类时转移到
人类皮肤上，并进入人类体内

线虫在蚊子
体内成熟

雌性

雄性

线虫进入淋巴
系统并繁殖

微丝蚴进
入血液

线虫产下
微丝蚴

图 8.2　班氏吴策线虫的生命周期

虫病不会表现出感染的症状，但线虫能够产生数百万的线虫宝宝，对宿主的肾脏和淋巴系统造成看不见的损害。如果宿主出现了急性症状，他们往往会因淋巴系统正常免疫监视功能受损而患上细菌性皮肤感染。如果感染寄生虫的时间足够长，正常的淋巴液流动会受阻，使宿主的四肢肿胀、皮肤变厚，后一种症状又被称为象皮病。

　　还有一个会受到淋巴液流动不畅影响的身体部位就是阴囊了。一名 20 岁的海地男士就遇到了这种戏剧化的事情，他感染了班氏吴策线虫，使得他的阴囊在 5 年的时间里不断增大。当他向手术团队描述自己的症状时，他称阴囊肿胀使他走路困难，也无法像正常的年轻人一样使用他的阴茎。肿胀的阴囊长度达到腿的一半，好像一只愤怒的篮球，重达 55 公斤——一跃成为医学史上最大的阴囊象皮病病例之一。手术成功地切除了巨大的肿块，等到伤口愈合后，病人恢复了正常。

虽然 55 公斤的阴囊听上去不像是伪装大师的手笔，但这还真是班氏吴策线虫的策略。而且这还是一个巨大的成功，它可以在人体中居住多年而不被免疫系统清除。目前，班氏吴策线虫影响着亚洲、非洲、南美洲、加勒比海地区和西太平洋地区 73 个国家的一亿两千万人口。班氏吴策线虫之所以会成功，其犯罪同伙功不可没——沃尔巴克氏菌（Wolbachia），它生活在班氏吴策线虫的体内。其实，沃尔巴克氏菌一向喜爱有趣的同伴①——有好几种寄生虫都是它的家，包括马来丝虫（一种可导致淋巴丝虫病的寄生虫）和盘尾丝虫（它能进入眼睛，导致河盲症）。沃尔巴克氏菌和寄生虫之间的关系长久而亲密，以至于有的寄生虫现在要依赖沃尔巴克氏菌来制造一系列必需分子，包括 DNA 的基本构件。这种依赖关系是相互的，科学家已经证实，沃尔巴克氏菌不能合成使自己的酶发挥功能的一部分维生素和分子，它依赖于寄生虫的供给。

最近的研究表明，这一对小伙伴使免疫系统很是困扰，它不知道如何接近这对细菌／虫混合体。作为对沃尔巴克氏菌分泌的分子的响应，中性粒细胞包围寄生虫，分解细菌伙伴产生的化学物质。然而，这些化学物质就像一位迷人的魔术师助手在摇动流苏和羽毛，分散了免疫系统的注意力，让它注意不到真正发生的事情——寄生虫的存在。中性粒细胞不仅会置寄生虫于不顾，还

---

① 沃尔巴克氏菌也能感染瓢虫，瓢虫可以从母亲那里继承这些细菌。通过雌性谱系继承意味着沃尔巴克氏菌不需要雄性瓢虫宝宝，所以它会在雄性瓢虫宝宝被孵化前杀死它们。这也让雌性瓢虫宝宝在孵化时可以嚼点什么吃的，提高了雌性瓢虫宝宝的生存率，进而也提高了沃尔巴克氏菌被传递给下一代的机会。

会阻止其他白细胞靠近，比如更擅长杀死寄生虫的嗜酸粒细胞。

2011 年，本杰明·梅克佩斯（Benjamin Makepeace）及其同事们进行了一项实验，目的是打破寄生虫-沃尔巴克氏菌的组合，他们给被这对小伙伴感染的奶牛注射了某种抗生素。这种药物杀灭了沃尔巴克氏菌，接着，中性粒细胞撤退，嗜酸粒细胞取而代之，并开始攻打寄生虫。另一部分被感染的奶牛被注射了针对寄生虫（而不是细菌）的药物，嗜酸粒细胞的行为毫无变化。这一实验进一步说明沃尔巴克氏菌能够帮助寄生虫隐藏起来。

与此同时，虽然这种伙伴关系可能会增强寄生虫的繁殖能力，这也带来了巨大的漏洞，因为从用药的角度来看，有双倍的靶点可以瞄准。我们只需要瞄准寄生虫或细菌就能终结疾病。科学家已经成功地利用抗生素多西环素以先杀死细菌、后消灭寄生虫的方法证实了这一点。可惜多西环素会增加皮肤对阳光的敏感性，所以不适合在受这对小伙伴影响最严重的热带国家使用，因此淋巴丝虫病的最佳治疗方法至今仍在探索中。

虫疗法

目前为止，我们遇到的寄生虫只是冰山一角。寄生虫包括扁形虫、线虫、钩虫、鞭虫、跳蚤、蜱、虱子和阿米巴（变形虫）。它们排着队等候进入寄生虫的王宫，就连地球上最聪明的大脑都想不出它们是如何做到的。可能寄生虫能够操控人类的白细胞，并让我们的免疫反应采取错误的策略；也可能寄生虫拥有裁缝技能，能够裁剪蛋白质，给自己做一套人类细胞的衣服，有效地使免疫系统发现不了它们的存在。但是我们也没有输，有一些同样聪明的方法可以杀死寄生虫。

这就包括抗体 IgE。正常情况下，人体只产生很少的 IgE，但如果被寄生虫感染了，IgE 就会大量增加。一些学者认为 IgE 引发的各种反应，比如瘙痒、一直想挠、打喷嚏和咳嗽，都是为了驱逐体形过大、不能被巨噬细胞等细胞吃掉的寄生虫。我们在后面的章节里将会提到，IgE 也参与过敏反应，在面对无害的花粉时也引发打喷嚏、瘙痒等症状。这使人们对如何利用寄生虫产生了浓厚兴趣，因为寄生虫的一套精妙的对抗免疫系统的技巧，可以用来治疗过敏和其他炎症疾病。目前，在人体中被试验的寄生虫有两种：猪鞭虫和人钩虫。①

首次虫疗法的尝试发生在 20 世纪初，那是一次小型临床试验，评估猪鞭虫对炎症性肠病患者的安全性和有效性。患者吃下了还是虫卵的寄生虫，让它们穿过肠道，进入结肠开始孵化。初期结果还不错，虫疗法没有引起短期或长期的不良反应，并且显著缓解了患者的症状。这促使研究者展开了更大规模的临床试验。可惜事情自此变得有点让人失望了。2013 年 10 月的第一次大型试验包含了 250 名患者，结果却发现，虫疗法对疾病活动或缓解率并无显著影响。紧接着，独立监督委员会又建议另一项试验提

---

① 有的时候当病人也需要头脑开明——试想，一种疾病得是多么痛苦，才能让人说"没问题，我可以吃这些虫卵"或者"好的，有蛆虫吃就太棒了，谢谢啦"。1824 年，有一名可怜的水手由于阴茎异常勃起（priapism，一种没有性欲的长期勃起，这一名称来自一位拥有超大生殖器的希腊神祇）而非常苦恼，他的医生在他的会阴处放了二十只水蛭。除了放置水蛭以外，医生还在他的阴茎上敷了大黄，并用刀割开阴茎放血。他被治愈了，然而终身失去了性能力。

前结束，并指出虫疗法缺乏效力。尽管试验失败了，但这个新兴领域依然欣欣向荣，一些备受期待的试验依然在进行，现在就叫停猪鞭虫的争论还为时过早。

猪鞭虫并不是这一领域的唯一玩家。关于人钩虫的临床试验所引发的争议更加激烈。猪鞭虫有一个奇特之处，它只能在人的肠道中生活几周，之后整个群体就会死亡。这意味着猪鞭虫需要重复给药，并且显著降低了故意施用寄生虫所引起的公共卫生方面的担忧。人钩虫的前景则更具争议，一旦被感染，它可以在人体内存活多年，并且钩虫本身就会引起贫血和消化问题。而且，它工作时的通勤也很费力，一开始被放在皮肤上，它需要自己钻进血管，来到心脏和肺。尚未成熟的人钩虫接着从肺爬到喉咙的后面，被吞下并被运送到小肠，然后在肠道靠吸血生活。目前，全世界正在开展大型公共卫生运动，致力于将人们消化道中的钩虫消灭掉。所以，故意将它们放入人体的计划理所当然地引发了不同意见。由于已经展开的几个小型临床试验的结果参差不齐，这些不同意见未被平息。一项试验将人钩虫用于 9 名炎症性肠病患者，并报告其中 7 名患者的疾病评分有所改善，但有两名患者的病情却恶化了。另一项规模略大的试验涉及 20 名乳糜泻（对麸质过敏）患者，结果发现，与安慰剂组相比，接受人钩虫治疗的患者的肠道炎性化学物质的水平较低。然而，在患者食用小麦的时候，两组之间的症状没有显著差异，因此这一疗法也不能算成功。

还有一些研究探索了感染寄生虫与预防哮喘之间的关联。然而，一篇对 33 项相关研究进行的系统综述给出的结论是，人钩虫总体上似乎没有带来明显的益处。只有一点带给我们希望，那就是有一些关于钩虫的研究能够表明它是可以预防哮喘的，并且钩虫的感染密度越高，这种保护作用就会越强。然而，和关于炎症性肠病的临床试验一样，关于人钩虫的临床试验也未能证明其对哮喘症状有显著影响。这实际上并没有直接推倒人钩虫可以预防哮喘的观点，只能说人钩虫不能治疗哮喘。如果你仔细阅读关于感染寄生虫的动物研究，就会发现大量的文献都表明寄生虫可以阻止过敏反应，只有少数文献支持寄生虫能够影响已经发生的过敏反应。所以，也许只是我们吃寄生虫吃晚了？此外，动物研究也使用了更高剂量的寄生虫，远高于伦理委员会所允许的用在人类身上的剂量。所以迄今为止，作为药物疗法的寄生虫研究仍在进行中。除非你不顾常识，又能上网。那么你就可以在网上订购最激动人心的减肥药——绦虫片。大家都知道现代的节食者会在网上订购绦虫，但其实这种潮流在 20 世纪初就已经大做广告，帮助女士们挤进她们的华丽服装。但吃绦虫的方法不仅听起来就不愉快，而且实际上也非常危险，因为绦虫最长可超过 9 米，足以阻塞人的肠道。

2015 年，诺贝尔医学奖颁给了三位抗寄生虫药的领军者。获奖时已经 84 岁的屠呦呦是青蒿素的发现者。疟原虫对标准药物氯喹产生抗药性后，是青蒿素彻底改变了治疗疟疾的方法。虽然几十年前的这些药物都是为了杀死寄生虫而设计的，但未来的诺贝尔奖可能还会颁给那些利用寄生虫制造出革命性药物的科学家。多么激动人心啊。随着我们越来越了解寄生虫在人体内的游戏规则，我们就可以合成等效物，用来缓解肠炎和哮喘。这不是想象力爆发或者天马行空的幻想，而是真实的进步。

未来的药物源于对过去的免疫知识的梳理，最重要的一个例子是我们对 B 细胞和 T 细胞的理解逐步深入。固有免疫系统在大多数时候保护我们免受侵害，而 B 细胞和 T 细胞则有可以定制的刺杀天赋，它们会跟随固有免疫的步伐，终结任何一种感染。从螺旋形的梅毒到砖形的痘病毒，再到球形的花粉颗粒，B 细胞都可以量身定制专门的抗体来与它们结合。T 细胞则是免疫系统的高级调查官，能够发现被感染的细胞甚至癌细胞并破坏它们。我们已经在一些章节中碰到过 B 细胞和 T 细胞。在下一章中，我们将进一步了解这些适应性免疫反应的刺客。更重要的是，我们将认识它们是如何对地球上的几乎全部细菌、病毒和免疫系统的其他潜在挑衅者产生具有针对性的反应的。

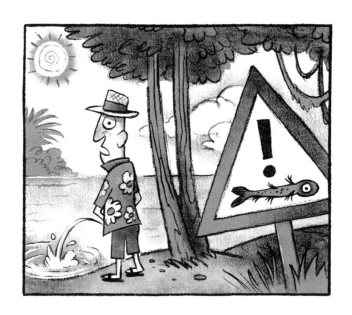

第九章

适应性刺客：消灭从红眼到鼠疫的一切疾病

我们的身体可以产生 10^{12} 种不同的抗体，也就是说，我们每个人有能力制造的抗体种类和银河系的恒星一样多。数量庞大的抗体让我们不禁好奇：既然只需大约 3 万个基因就可以编码一个人从神经到指甲的全部，其中有几百个基因是负责编码抗体的，这几百个基因又如何能产生数万亿种抗体呢？

如何建立抗体银河系

首先，让我们思考一下制造抗体都需要些什么。抗体是蛋白质，呈大写字母 Y 形。字母 Y 的两个手臂负责锁定目标，也就是抗原，可以是细菌，也可以是大脑寄生虫。字母 Y 的尾巴则像驱牛棒一样，激励着其他免疫细胞和分子行动起来，摧毁目标。4 条蛋白质链交织成了字母 Y 的形状，包含两条相同的重链和两条相同的轻链。字母 Y 的尾巴仅由重链构成，两个手臂由轻链和重链交织构成，沿着每个手臂的长度延伸，并在顶端结合。顶端的职责是安排抗体与任何入侵者的首次接触，也叫抗原结合位点；因此，不同抗体的这一位点都是不同的。我们需要创建足够多样的抗原结合位点，这样才能在应对已存在的每一种微生物威胁之余，准备好应对未来可能出现的每一个威胁。如果倭河马流感大流行或性传播爆发性腹泻不是虚构的，而是真实存在的，你一定需要一个可以应对它们的免疫系统，对不对？所以，你需要准备许多不同的抗原结合位点，而这一超能力的秘密就是人体可以创造多种多样的重链和轻链。每个 B 细胞都有其独特的抗原结合位点，并且在它的一生中都会保持同一个形状。现在，让我们学着 B 细胞的样子，制造一个独特的抗体吧。

　　首先，我们需要一条重链。抗体的重链蛋白包含两个不同的部分：恒定区和可变。顾名思义，"恒定"区是指重链中基本不

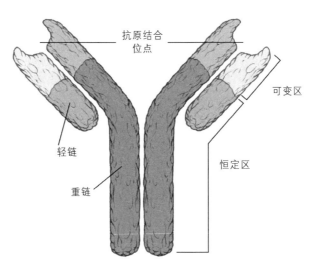

图 9.1　抗体的重链、轻链、抗原结合位点、可变区和恒定区

变的部分，所有抗体的恒定区都是差不多的。恒定区共有 5 种，能塑造出 5 类重链，产生 5 类抗体，稍后我们会详加介绍。

　　所以我们共有 5 类抗体，在现实面前，它们只能算是 5 只尖头的小棍子，而它们的任务是"屠龙"，而且是一大群长着巨大翅膀、喷着火的龙。我们需要更多种类的抗体，这就是可变区的职责了。恒定区是由单个 DNA 片段翻译而成的蛋白质，而可变区则是由多个 DNA 片段编码的蛋白质组装而成的。三个必需元素是可变段（variable segment，以下简称 V）、连接段（joining segmen，以下简称 J）和多样段（diversity segmen，以下简称 D）。我们拥有 51 种 V、27 种 D 和 6 种 J，它们能以各种方式组合成可变区。可以把打造一条重链的过程比作建立土豆头先生军队的过程，你需要制造尽量多样化的蔬菜士兵。首先，你要选择一个头，也就是恒定区，然后你需要为它选择一双眼睛（V）、一张嘴巴（D）和一个鼻子（J）。你需要从装有 51 双眼睛的桶中抓出一双眼睛，从装有 27 张嘴巴的桶中抓出一张嘴，随机选择 6 个各不相同的鼻子中的一个。再搭配上 5 种不同的恒定区，你的令人敬畏的土豆头先生军营将拥有 41 310（$27 \times 51 \times 6 \times 5$）种可能的特征组合。

　　但这离我们总共拥有的上万亿种抗体还差很远。不过，目前我们只制作了重链，我们还可以为它加上一个相配的轻链。对轻链来说，恒定区只能从两种类型中选择一个：κ 轻链和 λ 轻链。轻链不仅拥有的恒定区种类较少，其可变区也更加简单，仅由 V 和 J 组成。所以，这些蔬菜士兵是没有嘴巴的，只能用 40 双眼睛和 5 个鼻子进行搭配。不需要达到菲尔兹奖的数学水平，你也一定可以看出上述重链和轻链的所有组合仍然远少于万亿级别。不过没关系，因为我们还没有做完。

通常来说，切割和粘贴 DNA 片段是一个令人眼酸的精确过程。我所说的"精确"，是堪比能拿到拆弹学和法务会计学双学位的那种精确。然而，在 V（D）J 的组装过程中，这种"精确"却是一个笨手笨脚、爱吸笑气的业余小丑的水平。也就是说，在组装过程中，基因片段末端的一小段可能会丢失或多出几个微小的 DNA 片段。在粘贴过程中出现的这种随机丢失或增加被称为连接多样性，它为轻链和重链的制造引入了全新的变异水平。就好比在下午的时候，土豆头先生工厂的质量控制人员翘班了，没能阻止绿色的鼻子或狰狞的牙齿从传送带上脱落。当然，过于宽松的质量控制也会带来不良后果——一部分 VDJ 基因片段可能会因为损坏而无法使用。实际上，无法使用的基因片段所占比例高达66%。而将不合格的土豆头先生投入战斗是无谓的，所以那些制造非功能性抗体的 B 细胞永远都不能活着离开骨髓。

V（D）J 的组合并不是毫无约束的，其间有一些关键的质量控制点。例如，每一个 V、D 和 J 基因片段两侧都有一些 DNA 标签，确保它们会按照正确的顺序被粘贴。通过这一标签系统，B 细胞可以将 V 和 D 或 J 粘贴在一起，而不是把两个 V 粘贴在一起。此外，在最初的剪切和粘贴工作完成后，还有另一个质量控制点。把通过排列组合粘贴好的抗体放在我们自己的健康细胞上时，它们应该能够迅速完成 VDJ 基因片段的重排。如果抗体不能在与自身细胞相遇时重排成不产生响应的结构，它们就会被认为太过危险，应该自我毁灭。通过采用这种精心设计的 DNA 重排（并且比儿童电视节目的主持人进行更多的剪切和粘贴），免疫系统得以保障 B 细胞产生足够多样化的抗体。

不过，到这里还没完。B 细胞还拥有一项终极技术，可以将抗体的多样性飙升至天文数字，这项技术的名字可以媲美任何航天计划：体细胞高频突变。一旦 V（D）J 基因片段以恰当的方式排列好以后，体细胞高频突变就会发生。B 细胞在其表面展示了数千个新制造的抗体，看起来就像插满了 Y 形火柴棒的小网球。初始 B 细胞（它们没有遇到过外来抗原）离开骨髓，开始随着血液循环移动。它们会被化学信使召集到淋巴结，在那里，外来抗原——比如被咬碎的细菌碎片——将被呈现在它们面前。大多数初始 B 细胞都不会对呈现的抗原表示兴趣，因为抗原不能契合 B 细胞表面的抗体。所以这些初始 B 细胞将离开淋巴结，再次进入蜿蜒的血流中。而那些能够和呈现的抗原结合的 B 细胞，一旦它们与抗原彼此连接，就像公主亲吻了青蛙王子一样，一连串的事件就会迅速而明确地发生。

首先，B 细胞开始复制，并将其自身从初始 B 细胞变成浆细胞，浆细胞是一种能够大量产生抗体的白细胞，以每秒 2 000 个分子的速度吐出抗体。不过这个过程远不是简单地复制，而是制造一支突变军队。每一个新生成的 B 细胞都是在复制其亲本的基础上发生了些许突变，令其亲本产生的所有抗体都发生了独一无二的扭曲。在制造精巧突变的时候，有一项秘密成分——激活诱导脱氨酶（activation induced deaminase，AID）。AID 能够在新产生的 B 细胞的 DNA 上找到负责编码抗体的重链和轻链的区域。接着，它通过修改胞嘧啶分子的结构来改变 DNA 的结构。胞嘧啶是 DNA

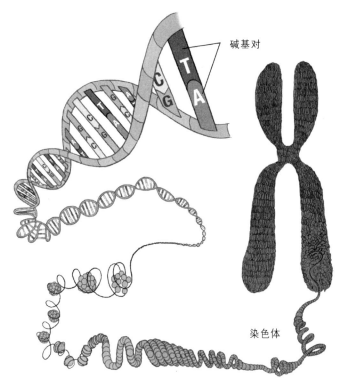

图 9.2　碱基对

的 4 种 "碱基" 基本构件（胞嘧啶、鸟嘌呤、腺嘌呤和胸腺嘧啶）
之一。如果把 DNA 比作一根拉链，那么碱基就是将拉链的两侧咬
合在一起的齿。构成 DNA 的四种碱基两两配对，一条链上的胞嘧
啶（C）总是与另一条链上的鸟嘌呤（G）配对，腺嘌呤（A）则总
是与胸腺嘧啶（T）配对。A : T 和 G : C 的两个对子就是 DNA 结
构的基础。它是整个遗传体系的关键，也是 AID 想要干扰的靶点。

　　AID 可以把胞嘧啶转化为尿嘧啶，而尿嘧啶是 RNA 分子的
基本构件，一般来说绝对不存在于人类 DNA 中。被错误放置的尿

嘧啶分子激活了 DNA 修复酶，该酶能够切除尿嘧啶并恢复胞嘧啶。然而，这个过程很容易出错，可能会不小心插入或删去额外的碱基对，这时突变就发生了。其造成的突变率比 DNA 的其他部位高出 100 万倍，正是这一原因让我们的抗体种类像恒星一样多。经过修改，这些抗体中的一部分将不再能与最初呈递的靶抗原相结合，或者它们的结合能力将变得很弱，于是携带这一部分抗体的 B 细胞将会死亡。与此同时，少数修改后的 B 细胞产生的抗体比其亲本 B 细胞能够更好地与抗原结合。这些 B 细胞将茁壮生长并蓬勃增长。之后，由这些 B 细胞分裂产生的细胞将继续通过体细胞高频突变，产生能更好地靶向抗原的抗体。这一循环不断重复，B 细胞不断增殖和变异，我们的身体逐渐产生了与外来抗原的结合能力越来越强的抗体，消灭抗原的能力也不断增强。

尾巴之痛

我们自然地萌生了一个新问题：微小的 Y 形蛋白质是如何消灭抗原的？到目前为止，我们只讨论了抗体的手臂，但这个问题的答案则在于抗体的尾巴。一开始，抗体黏附在产生它的 B 细胞的细胞膜上，并构成了 B 细胞受体（B cell receptor）的主要部分。每个 B 细胞表面大约排布着 100 000 个 B 细胞受体，抗体的手臂向外伸出，以暴露抗原结合位点，方便黏附细菌和病毒等入侵者。然而，B 细胞受体的结构依赖于抗体的尾巴，抗体的尾巴锚定在 B 细胞内——这好像有点毛病，因为尾巴的部分才是抗体用来摧毁入侵者的武器。虽然听来这种设计挺失败的，其实

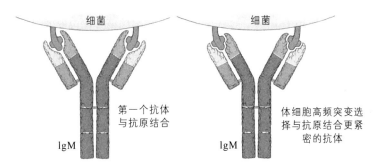

图9.3　体细胞高频突变

并不然。正如我们之前所说，一旦 B 细胞发现了可以和自己的受
体结合的抗原，就像灰姑娘把脚放入水晶鞋里一样，B 细胞就会
开始发生变化——这时就不太像迪士尼的公主了——它会变成浆
细胞，将抗体发射到周围的环境中。不过如果有人愿意留意，我
倒是很想看这样一部迪士尼电影。最好还有一首经典配乐，就叫
"如果你想创造一个 B 细胞"或者"体细胞高频突变在循环"。言
归正传，B 细胞在整个生命中只能制造一种形状的抗原结合位点，
但可以在不同地点发挥多重作用，因为 B 细胞能调整它所发射的
抗体的尾巴。B 细胞为抗体选择的尾巴定义了抗体的"类别"，也
就定义了抗体的作用——有的负责标记微生物以便巨噬细胞吞噬，
有的负责帮助大量其他白细胞到达现场。

　　在这个关于摧毁的故事的开头我们就知道，人类可以制造五
类抗体，也称为免疫球蛋白（immunoglobulin，Ig）：IgD、IgA、
IgM、IgG 和 IgE。每一类都有自己专属的攻击入侵者的方法，它
们共同组成了一支可以与漫威漫画《神奇四侠》（*Fantastic Four*）
相媲美的军队。IgM 是石头人，一个大块头。IgM 是一类特别的

抗体，因为 B 细胞分泌的 IgM 都是五聚体。也就是说，每 5 个 IgM 分子结合在一起，形成了一个具有 10 个抗原结合位点的手里剑。只要这 10 个抗原结合位点中有一个能识别抗原，补体级联反应就会被触发，我们之前提到过的那些攻打细菌的精英就会一拥而上。IgM 的特别之处还在于它是 B 细胞产生的第一个抗体，在免疫系统处理从未遇见过的微生物的早期阶段发挥着重要作用。这意味着医生可以以病人血液中存在大量 IgM 为线索，推测出病人现在或不久前感染过某种疾病。

不仅医生可以通过 IgM 来诊断疾病，IgM 对那些试图解答医学谜题的科学家来说也是一个关键证据：在人们不知道自己是否感染过某种传染病的情况下，我们如何判断这种疾病在人群中的发病率？例如，你有过性传播感染（sexually transmitted infection，STI）吗？如果你说没有，那么你错了。几乎可以肯定

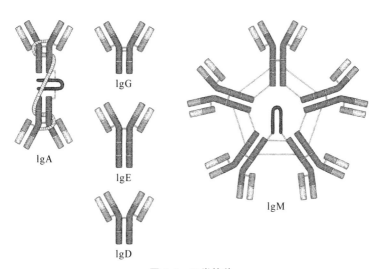

图 9.4　五类抗体

的是，如果你有性生活，从统计学上讲，你很可能在生命的某个阶段感染过人乳头状瘤病毒（Human Papilloma Virus，HPV）。HPV 是男性（或女性）中已知的最常见的 STI，它有可能会引发生殖器疣，但通常是无症状的。此外，90% 的感染者会在两年内自行清除病毒，所以我们可能完全没发现这些居住在我们身上的居民。那么，如果你自己都不知道，而我也没有见过你，我该怎样有理有据地证明你患过性传播感染？答案就是抗体。任何感染过 HPV 的人的血液中都会出现针对 HPV 的 IgG 或 IgM 抗体。依据这一事实，科学家可以通过血清阳性率[①] 研究来追踪传染病，这些研究会收集很多人的血液来进行抗体筛查。这些血液样本来自从产前门诊到血库等各种各样的地方，但完全匿名，所以血液的主人是不会知道筛查结果的。这引发了伦理上的争议，因为不可逆的匿名化过程意味着研究者不能联系参与者并告诉他们筛查结果。但是，这种方法确实让研究者颇为准确地计算出了疾病在人群中的发病率，从而估计出问题的规模，给出如何解决它的建议。

IgM 是 B 细胞产生的第一个抗体，但在 B 细胞离开骨髓之后，大多数 B 细胞会发生"类别转换"，制造的抗体仅在字母 Y 的手臂上保留和原来相同的抗原结合位点，字母 Y 的尾巴却换成了新的样式，变成了 IgD，而不再是 IgM。IgD 是所有免疫球蛋白中最神秘的一个，它的性质就像隐形女侠一样难以捉摸。过去 40 多年的研究都没能回答"IgD 为什么存在"这个问题。我将在下面罗列出我们已知的内容：我们知道只有哺乳动物和硬骨鱼能够产生 IgD，鸟类不能产生 IgD。我们还知道，IgD 能够像 IgM

---

① 血清阳性率是指特定人群中某一疾病的发生率，通过验血来测量。

一样构成 B 细胞受体。IgD 和 IgM 的不同之处在于，它以极小的量被释放到血液中，所以它很难独自发挥重要的防御作用。另一个已经确定的事实是，不能制造 IgD 的人似乎并不比其他人群更容易被感染。这样罗列线索，感觉有点像波洛①在探案接近尾声时所做的事情。亲爱的读者，可惜我不是波洛，没法做出戏剧性的推断。我们只能模糊地推测，IgD 发挥了某些调节免疫反应的作用，至于调节了什么、怎样调节的以及为什么要调节，都还是一个谜团。关于这个谜团的最好总结，大约要数 2006 年《免疫学》（*Immunology*）上的一篇文章了，它精妙地探索了整个谜团，并在结尾处建议人们放弃"IgD 具有单一的、可定义的功能"的观点。没错，这可能就是目前最好的总结了。鉴于 IgD 大约出现于 4.7 亿年前，我们至今仍在制造它，因此，比较安全的假设是 IgD 具有重要作用，只是我们还未发现它的作用是什么。

IgD 让科学家迷茫，不过我们对 IgG 的了解却多得多。IgG 是 Ig 之中的神奇先生——它是血液中主要抗体的领袖，约占全部免疫球蛋白的 73%。IgG 的特别之处在于，它是唯一可以在怀孕期间穿过胎盘，从母亲传递给胎儿的抗体。不像 IgM 以五聚体的形式被释放，IgG 是单个被释放的，每一个抗体分子都是一名士兵。IgG 的技能包括可以激活我们在第三章中提过的补体级联反应，并且它能够像补体一样将靶点标记为"可食用"。然后，任何被 IgG 标记过的细菌、病毒或寄生虫都会发现自己变成了自助餐车上最美味的甜点，每一个饥饿的巨噬细胞纷纷赶来品尝。

IgE 是抗体中的霹雳火，它的能力是使你的皮肤变成红色并

---

① 波洛是阿加莎·克里斯蒂笔下的侦探。——译者注

瘙痒难耐。IgE 在血液中的水平极低，只占全部免疫球蛋白很小一部分，但它是过敏反应的主要参与者。这是由于 IgE 擅长刺激一种叫作肥大细胞（mast cell）的白细胞，肥大细胞主要生活在我们的皮肤、肠道和其他组织。每一个肥大细胞都装填着充满化学物质的颗粒，这些化学物质包括组胺（histamine），组胺能作用于血管，使血管扩张并增加血管壁的通透性。这种通透的状态使得很多白细胞更容易离开血液、对入侵者发起攻击。然而，如果 IgE 对某些无害的东西做出了响应（就像过敏反应那样），它就会变得很有刺激性，并可能是致命的。一个直观的例子就是，如果一个人接触了令他过敏的东西，他的皮肤就会变得发红、肿胀并出现发痒的斑点。这就是刺激性的表现，但它比过敏反应轻微，因为过敏反应剧烈得多，有时会导致呼吸道肿胀。但这只是对过敏世界的匆匆一瞥，本书稍后将带你进行更详细、更热闹的游览。

现在，对数字比较敏感的人可能已经发现，我把五类抗体比作"神奇四侠"在数学上稍微有点出入。算了，直接来看关于 IgA 的有趣事实——它的位置、位置、位置！IgA 有一个相当无聊的称号，叫作"分泌物之抗体"——鼻涕、唾液、母乳和眼泪是 IgA 名下的主要不动产。为了在这些环境中生存，IgA 成了一类具有特殊适应性的抗体。它以二聚体的形式被分泌。二聚体是指两个抗体分子结合在一起形成的，这种形式对 IgA 屏蔽分泌物中的酶至关重要，否则 IgA 会被这些酶消化和破坏。IgA 的主要杀伤技能之一是阻止一切入侵者进入人体，考虑到 IgA 在分泌物中的关键地位，这并不令人惊讶。IgA 可以锁定细菌或病毒表面的一些特定位点，而这些位点是它们进入人体细胞所必需的。通过与这些点对接，IgA

使入侵者的对接站失去了功能，阻止它们锁定和进入人体细胞。

现在谈一谈 T 细胞

B 细胞及其装配的五类抗体武器库能够对几乎任何入侵者发起量身定制的刺杀行动，但它们不是单独行动的。B 细胞还有一个搭档，是一种叫作 T 细胞的白细胞。T 细胞是 B 细胞的一种补充，因为它可以做到 B 细胞不能做到的事情——找到并杀死已经进入人体细胞的入侵者。

T 细胞的名字来源于一种位于胸部的特殊腺体，称为胸腺（thymus gland），T 细胞在胸腺中成熟。胸腺是一个古怪的小器官，据说它的名字可能来自和它相似的药草百里香，也可能来自心脏的希腊语，因为它位于心脏附近。它的古怪之处在于它的大小在我们青春期的时候达到高峰，之后就开始逐渐缩小。因此，如果正在读这本书的你已经成年，你的胸腺比起之前已经枯萎，大部分原始组织也已经被脂肪取代了。这听起来令人不太愉快，但就算现在需要摘除胸腺，对你的影响也可以忽略不计，因为它的使命已经完成了。不过，如果一名新生儿需要摘除胸腺，那么他的免疫系统就会遭到破坏，T 细胞将大量减少，导致慢性、致命的消耗性疾病。

幸运的是，胸腺疾病非常罕见，健康胸腺能够使好几类 T 细胞生长成熟。最著名的 T 细胞当数辅助性 T 细胞和细胞毒性 T 细胞，它们通过不同的方法实现了相同的目标：为细菌、病毒和任何其他敢于进入人体的物质精心定制刺杀方案。细胞毒性 T 细胞采用的是直接出击的方法，它会杀死那些携带着病毒等病原体的人体细胞。辅助性 T 细胞则像它的名字一样，在其他免疫细胞——包括 B 细胞、细胞毒性 T 细胞和巨噬细胞——追杀入侵者的过程中提供辅助。一旦 T 细胞遇到相匹配的靶标，上述能力就会被激活，就像 B 细胞发现互补抗原后一样。不过两类 T 细胞与抗原互动的方式和 B 细胞不同。B 细胞能够与人体中自由游荡的入侵者结合，但 T 细胞只能识别那些被感染的宿主细胞或由专职性抗原提呈细胞（比如巨噬细胞或特异性 B 细胞）咀嚼后呈递给它的入侵者。

T 细胞通过 T 细胞受体与它们的猎物相互作用，T 细胞受体就像戴立克[①]的目镜一样从细胞上凸出。T 细胞受体的形状已经通过一种叫作 X 射线晶体学的成像方法被描绘了出来，这种精巧的方法展示了物理学的黑魔法。将 X 射线照在 T 细胞受体上，通过观察光束在击中受体后如何散射、角度和强度如何改变，建立起受体的结构图——有些像通过物体投下的影子来推测物体的形状。T 细胞受体的结构很像字母 Y 形的抗体的一条手臂。和抗体类似，T 细胞受体由 V、D、J 基因组成，不同的 V、D 和 J 经过排列组合，可以产生各种各样的 T 细胞受体。T 细胞受体和抗体也有不同之处，前者不用经历体细胞高频突变，来增强与抗原结合的特异性。这意味着如果 T 细胞一开始与靶标的结合能力较弱，是没有机会改进的，所以要启动 T 细胞的应答，还需要一些额外的受体。

这些不同的受体对 T 细胞和呈递微生物的细胞复杂而秘密的"握手"至关重要。就辅助性 T 细胞和专职性抗原提呈细胞而言，

---

① 英国 BBC 科幻电视剧《神秘博士》中的角色，拥有金属外壳和一只黄色的眼睛，是博士最大的对手。——译者注

后者已经提前在手心吐了一口唾沫，也就是说，抗原提呈细胞把早先嚼碎的抗原吐在了它伸出的受体上，才把受体伸向了辅助性 T 细胞。让握手变得更加有力的第二个步骤，是 T 细胞上的这些额外受体与抗原提呈细胞上的舞动的伙伴勾搭在一起，这是对 T 细胞的一种激励，能使 T 细胞被激活。最后巩固这次握手的是双方的细胞表面存在的黏附分子。黏附分子像胶水一样紧紧地黏在一起，使抗原提呈细胞和 T 细胞的握手牢固地维持足够长的时间，以保证 T 细胞被激活。

　　既然我们已经知道了握手的秘密，就可以设法干扰它，这让我们设计出强大的武器，攻克那些以前无法治愈的疾病。例如，使用基因修饰的 T 细胞受体已经改变了儿童和成人白血病的治疗方法，而在以前，白血病患者几乎没有治疗方案可以选择。首先，医生从患者的血液中采集他们自身的 T 细胞，这些 T 细胞经过基因改造，能够在细胞表面呈现实验室制造的嵌合抗原受体（chimeric antigen receptor，CAR），这种受体是专门设计用来与白血病细胞结合的。嵌合抗原受体 T 细胞在实验室中被培养到十亿数量级，然后被输入患者的血液中。在那里，这些 T 细胞开始识别并摧毁白血病细胞。需要强调的是，这项技术仍处于发展初期，还有很多知识待学习，很多挑战待解决。挑战之一是，试验发现嵌合抗原受体 T 细胞会过度激活免疫应答，导致患者需要服药来加以抑制——对身患重病的人来说，这是一个高难度的平衡游戏。尽管如此，早期结果很有潜力。2014 年发表的一项临床试验称，接受嵌合抗原受体 T 细胞治疗后，30 名白血病患者中有 27 名患者的所有癌症指标消失了。在这 27 人里，有 19 人的症状得到了持续缓解，其中 15 人不需要再接受进一步治疗。对这些患者来说，嵌合抗原受体 T 细胞治疗显著提高了生存率。此外，该领域的研究者认为这种治疗方法还可以作为桥梁，让患者在化疗失败时仍能够接受骨髓移植。针对不同类型的白血病的其他小型临床试验也取得了成功，证明这种治疗方法或许能给那些无法医治的患者带来一线生机。

这并不是我们利用适应性刺客的唯一方法。在我们和病原体的战争中，一项重大胜利就是疫苗的诞生，它使我们能够治疗、预防甚至消灭地球上一部分最致命的疾病。在下一章中，我们将追溯到疫苗故事的开头，回到天花肆虐的时代，在现代疫苗的发明者还毫无头绪的时候，英国驻奥斯曼帝国大使的妻子已经将公共卫生之精华注射到了贵族统治阶级的身体里——在用孤儿和囚犯进行了实验之后。当然。翻开第十章吧，吉夫斯……

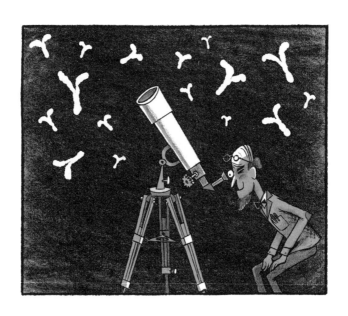

第十章

疫苗：人类操纵免疫系统的胜利

玛丽·沃特利·蒙塔古夫人（Lady Mary Wortley Montagu）能成为公共健康领域的英雄人物，着实出人意料。她出生在一个富有的家庭，容貌美丽，一向过着英国贵族的奢侈生活，从来不曾接触过让伦敦的穷人深受危害的肮脏贫民窟或被污染的饮用水。然而，有些灾祸是18世纪的上流社会阶层也无法回避的。1715年，26岁的玛丽不幸染上了天花，这种疾病的残酷之处在于，它对全体人类一视同仁。不过，玛丽幸运地活了下来。尽管侥幸保住一命，天花留下的疤痕让她原本漂亮的脸蛋变得面目全非。悲剧的是，仅仅18个月后，天花又一次降临在玛丽的世界里，夺去了她弟弟的生命。

这些经历从未被我们的主人公忘记，1717年，玛丽的丈夫被任命为驻奥斯曼帝国大使，她也跟着搬到了君士坦丁堡。在那里，她发现当地有一种人痘接种法，通过给人接种少量天花病毒来避免他们以后染上天花。具体方法是，用手术刀切开天花病人皮肤上的新鲜脓包，将脓包中的黏稠物质用注射器打到被接种的人的皮下。当地人认为，通过人痘接种法使人暴露在天花病毒下，可以在以后的生活里避免感染严重的天花。

得知天花的这一特性后，玛丽女士产生了浓厚兴趣，她给朋友写信描述了这段异域见闻。后来，她更进一步，命令大使馆的外科医生查尔斯·梅特兰（Charles Maitland）为她5岁的儿子接种了人痘。玛丽女士对接种结果极为满意，以至于到了1721年，她与家人一起返回伦敦后，她又让梅特兰当着集聚的宫廷医生的面为她4岁的女儿接种。从这一行为开始，她展开了一系列活动，挽救了无数生命，成了现代疫苗接种的先驱。

梅特兰与玛丽的"小型表演"引起了皇室成员的兴趣，但是，在他们的掌上明珠接受人痘接种之前，他们要求更高的安全保障。因此，梅特兰被勒令在6名囚犯身上进行试验，这6名囚犯在接种了人痘后，作为回报将受到国王特赦。谢天谢地，他们都活着享受到了国王的特赦，并在此后的天花暴露试验中未被传染。始终密切关注本次试验的皇室像一只警觉的蜘蛛一样迅速掠走了这一成功的果实，并宣布了第二组"志愿者"——孤儿。这些孤儿经过相同的试验，也都活了下来。直到这时，梅特兰才被准许给威尔士亲王的两个女儿接种。任何时代都一样：今天，英国迷人的乔治王子能让一件可爱的蓝色羊毛开衫卖断货；回到18世纪，皇室的准许也非常有用。从娇纵的公主到普鲁士国王腓特烈二世手下经验丰富的士兵，人痘接种的潮流席卷欧洲。

然而，和儿童蓝色羊毛开衫不同，人痘接种搞不好会要了命。2%～3%接种人痘的人或者死于天花，或者在手术中感染另一种疾病（比如梅毒），或者成为新一轮天花疫情的传播者。这引发了关于人痘接种被用于预防是否利大于弊的问题。为了回答这些问题，扎布迪尔·博伊尔斯顿医生（Dr. Zabdiel Boylston）和科顿·马瑟（Cotton Mather）牧师研究了波士顿1721年的天花大流行，当地人口有12 000人，其中50%感染了天花。作为医学统计学最早的应用之一，医生和牧师比较了接种过人痘和未接种过人痘的个体的死亡率，发现12%的未接种者在天花大流行中死亡，接种者死亡率只有4%。这一数据维护了饱受围攻的博伊尔斯顿和马瑟，在此之前，他们曾遭受暴力反对人痘接种者的多次威胁，还遭遇过一次房子被炸。

后来人痘接种一直在欧洲和美国被采用。还有证据表明，中国在此之前数个世纪就已经有了人痘接种。到了18世纪末，又有一种崭新的技术闪亮面世，它打开了源源不断的新机会，阻止了肆虐全世界的传染性疾病。它就是牛痘接种。故事始于一个名叫爱德华的小男孩。

爱德华·詹纳（Edward Jenner）小时候曾经接种过人痘。待他长大成人后，他发明了一种经过科学验证的更安全的预防天花的方法，一种被称为牛痘接种的小技巧。与玛丽夫人不同，詹纳成为公共健康领域的英雄几乎顺理成章——他是一名医生，曾在英国最著名的一位外科医生约翰·亨特的指导下工作。他的简历里还记录了一些令普通民众自惭形秽的课外活动经历。其中包括为库克船长第一次赴澳大利亚航行时带回的一些物种归类（他拒绝了参加第二次航行的机会），成为第一个发现杜鹃鸟雏鸟会把寄养家庭的兄弟姐妹踢出巢外的人。不过，让詹纳成为演讲大厅和学术机构的常客，并在公共卫生领域声名远播的，是他就暴露于较为温和的牛痘下即可预防天花的理论所进行的工作。

美中不足的是，詹纳医生的杰出工作延续了前人的不良传统——他最初也是在儿童身上进行试验的。他从一名挤奶女工手臂上饱满的牛痘脓包中采集脓液，把这些脓液注射到了一个名叫詹姆斯·菲普斯的八岁男孩的皮下。男孩经历了轻微的发烧之后，詹纳又进行了接下来的一步：将一些来自天花病人的脓液注射到男孩瘦弱的手臂上。值得庆幸的是，菲普斯依然没有被感染。詹纳初步验证了他的概念，他紧抓这一点，继续为了证明接种牛痘能对抗天花而搜集证据。虽然在詹纳之前也有人提出了牛痘和天花的联系，但正是由于詹纳采用了这种搜集证据的方法，他才成了现代疫苗之父，被载入史册。

人痘接种需要暴露于天花下，牛痘接种只需要暴露于不会导致天花的媒介下。这使得牛痘接种很快就压过了人痘接种的风头，也赢得了孤儿和皇室的赞助。1800年，曾因天花失去过家人的西班牙国王查理四世宣布，他的所有臣民都可以接受疫苗接种。他还想把这种方法带到西班牙的南美殖民地，但是在没有冰箱的时代，长距离运输疫苗是一个挑战。孤儿便在此时派上了用场。22名孤儿被带上船，被当成了活体连锁存储系统。第一个孤儿提前被接种了牛痘，几天后，当他们的皮肤上出现水疱后，就会有人用手术刀切开水疱，将脓液注射给下一个孤儿，依此类推。于是，当探险队抵达目的地时，仍然携带着活着的牛痘，并且被完好地保存在最后一个孤儿的脓包中。[1]等到这次航行结束时，探险队已

---

[1] 虽然这项计划放到今天仍无法通过伦理委员会的审核，但在故事的最后，孤儿们还是有一个不错的结局的，在西班牙政府的帮助下，他们在墨西哥被收养并接受教育。

经为多个国家的数千人接种了疫苗。

从两个世纪前开始的努力最终使得官方于 1980 年宣布全世界已消灭天花。今天，这种病毒只存在于两个高安全性的实验室里，一个在俄罗斯，一个在美国。[①] 可以说，人们已经不再需要接种天花疫苗；然而，对生物恐怖主义的长期恐惧让美国储备了足够为该国的每个男人、女人和孩子接种的天花疫苗。同样地，在"9·11"恐怖袭击事件之后，英国政府斥资（但金额未公开）购买了足以覆盖英国一半人口的天花疫苗。

一个人的疫苗机器

除了应对恐怖主义之外，疫苗还得保护人们不被自然发生的感染所影响，这也是一种非常现实和危险的健康威胁。现在我们拥有的疫苗可以应对多种疾病，包括水痘、霍乱、麻疹、流行性腮腺炎、狂犬病和轮状病毒感染。难以置信的是，其中 40 多种疫苗都要归功于一个与众不同（这么说实在已经很客气了）而且聪明绝顶的人——莫里斯·希勒曼（Maurice Hilleman），他发明了能够预防麻疹、流行性腮腺炎、风疹、甲型肝炎、乙型肝炎、水痘等疾病的疫苗。据估计，他一生的工作大约挽救了 800 万条生命。他还发现了腺病毒——一个通常会引起感冒样症状的病毒家

---

① 偶尔也会出现在一两个安全性不那么高的纸箱里。2014 年，人们在美国 FDA 的废弃储藏室的一个纸箱里发现了装有天花病毒的小瓶子，据推测，这些病毒可能来自 20 世纪 50 年代。尽管年代久远，但人们随后的测试发现瓶中的一些病毒仍然能够生长。"糟糕"不足以用来形容这件事。

族。他也首次提纯了干扰素——一种免疫信使化学物质，现在被用于治疗乙型肝炎、多发性硬化和部分癌症。莫里斯每周工作 7 天，这导致他所面临的最大困难是——找不到合适的妻子。用他的原话说，"你不知道她们是不是酒鬼，会不会花掉你所有的钱，也不能确定她们有没有性病。"确实够困难的。但是单看这句话，我不禁怀疑莫里斯是不是去了错误的地方寻找爱情。不仅如此，他接下来的一项计划也不是特别靠谱。莫里斯当时正在默克公司工作，他让助手仔细阅读那些女性求职者的简历，为某种与她们本来的申请职位完全不同的任务挑选候选人。这项筛选每周进行一次，直到莫里斯选出了他的意中人。这个故事可以用来讲给孙子孙女听。莫里斯和他的女主角结婚并生了孩子，其中一个孩子感染了流行性腮腺炎，他却忙活着培养从孩子身上采集的流行性腮腺炎病毒，用来制备疫苗。

莫里斯·希勒曼的成就之所以如此斐然，原因之一是制造一种既可以引发持久的免疫反应又不会造成严重副作用的疫苗，当真是说时容易做时难。想要实现这一目标，目前已知的有 6 种策略：活疫苗、灭活疫苗、亚单位疫苗、载体疫苗、类毒素疫苗和重组疫苗。6 种策略各有利弊。

疫苗类型 1：活疫苗

第一种策略是选取活的微生物，在实验室里减弱它的毒力，制造出一支减毒（弱化）活疫苗。形象地说，这就好比抓起一个微生物，把它的双手绑在背后，再让免疫系统对付它。从某种程度上来说，这种策略应该是疫苗的祖父，因为它让免疫系统暴露在真实病原体的弱化版本下，这是一种理想的训练身体抵抗力的方法。减毒活疫苗可以引发强烈的免疫反应和比较持久的记忆，也就是说，只需要注射一到两次疫苗就可以带来终身保护。

当然，减毒活疫苗也有缺点。主要的缺点在于微生物的双手不一定能被绑得很牢——在它繁殖和变异的过程中，有可能再次变得致病。还有，那些因为患有艾滋病或白血病而免疫系统较弱的人不能接种这种疫苗，因为他们的免疫系统有可能无法抵抗减毒活疫苗，从而使疾病乘虚而入。

另一个缺点和国王查理四世想的一样，活的微生物的运输是一个费力的过程。对低收入和中等收入国家尤其如此，这些国家可能缺少所需的强大制冷系统，难以保证疫苗在使用前一直处于低温并保持活性。可口可乐公司已经在地球上几乎每个国家建立了冷供应链，它不断地帮助一些国家的卫生系统解决疫苗冷链冻问题。这是一种互惠互利的安排，可口可乐公司在帮助像加纳这样的国家了解不同的激励措施和流程如何保持冷链的完美运行（这对疫苗和饮料来说并无区别）的同时，也因此获得了非常积极的公关。

MMR 丑闻

最臭名昭著的一个减毒活疫苗是麻疹、腮腺炎和风疹的联合疫苗（麻腮风三联疫苗，MMR）。1998 年，MMR 登上了英国媒体的新闻头条，报道指出该疫苗与自闭症之间可能存在某种联系，但说得没有这么含蓄。从英国报刊《每日邮报》(*Daily Mail*)的一系列新闻标题就可以一窥全豹——《MMR 杀害了我的女儿》《MMR 是安全的？骗人的鬼话，愈演愈烈的丑闻》。愤怒的来源是在一流学术杂志《柳叶刀》上发表的一篇研究论文，该论文描述了 12 名发育迟缓的儿童，并声称："其中 8 名儿童的父母认为儿童出现行为症状的时间和接种 MMR 的时间相关。"该论文的主要作者之一是安德鲁·韦克菲尔德博士(Dr. Andrew Wakefield)，当时他还是伦敦皇家自由医院的研究员和高级临床医生，不过现在成了一名有志向的电视真人秀节目制作人。我们一会儿再说这个。

当时，韦克菲尔德关于寥寥几个孩子的研究、精心的宣传以及一拥而上的媒体一同摧毁了公众对 MMR 的信心，导致这种能拯救生命的疫苗的使用率剧减。在 1996—1997 年，英国儿童的 MMR 接种率还是 92%；但到了 1998 年底，接种率已降至 88%。MMR 的失宠从此一直持续到 2003—2004 年，当时英国的接种率降至 79.9%，远低于世界卫生组织建议的 95% 的最低接种率。从某种程度上说，MMR 的遭遇也要归咎于它的成功，似乎许多父母已经遗忘了它所预防的疾病是多么严重。麻疹能导致致命的肺炎，流行性腮腺炎能感染大脑，如果孕妇感染了风疹，不仅可能使胎儿失聪、失明，还会影响胎儿心脏和大脑的正常发育。如果人们没有对 MMR 感到恐慌，有的人可能就不会得这些传染病了。

而恐慌是完全无谓的。《英国医学杂志》(*British Medical Journal*)后来将韦克菲尔德的研究称作"精心设计的欺诈"。屡获大奖的调查记者布莱恩·迪尔(Brian Deer)在《英国医学杂志》撰文详细阐述了韦克菲尔德在发表那篇震动科学界的论文之前的两年间是如何收某个律师的钱的。这笔钱是用来为一项诉讼购买证据的，韦克菲尔德等人关于肠-脑综合征的“发现”刚好为之提供了证据。总而言之，韦克菲尔德塞进自己口袋的秘密款项有435 643英镑（575 005美元）。迪尔指出，韦克菲尔德的论文对儿童的问题的描述是不准确的，而自闭症的发病与接种MMR紧密相关的说法更是无稽之谈。此外，迪尔还报告在该论文发表前8个月，韦克菲尔德还为一种能够取代MMR等减毒活疫苗的新型麻疹疫苗申请了专利。

英国有一个专为医生设定标准的机构叫作医学总会（General Medical Council）。医学总会花了两年半的时间来调查韦克菲尔德，于2010年得出结论——韦克菲尔德是“不诚实的、不负责任的，他无视儿童的危难和痛苦，表现得冷酷无情”。由于韦克菲尔德没有坦白该起诉讼伴随的利益冲突，《柳叶刀》质疑该论文的“发表是否合适、可信和有效”。最后，《柳叶刀》撤回了这篇论文，英国医学总会则禁止韦克菲尔德在英国执业。该论文中的13位作者中有11位也撤回了对该文章的支持。然而韦克菲尔德并不在其列。他去了美国，就此事写了一本书，并且在2013年还在向电视台高管推销一部关于自闭症的真人秀。他始终坚决不承认这项研究带有欺诈性。

谣言为什么重要

至于MMR，一些强势、无可争议而且不含欺诈的大型试验都未发现 MMR 导致自闭症的证据。然而，在谈及人们对疫苗的信任时，光有试验证据还不够。疫苗信心项目（Vaccine Confidence Project）旨在监视公众对免疫接种项目的信心，采用各种手段（包括对社交媒体平台的梳理）了解特定国家对待某种疫苗的态度。这样一来，他们就能向政府报告人们关于政府的疫苗项目的态度是积极的还是消极的。他们还会追踪关于疫苗的谣言，可以追溯到谣言是怎样在全球范围内来回传播并影响疫苗接种的。破伤风疫苗就是一个例子。肯尼亚有一群天主教的主教在 2014 年发表了一项声明，其中包括一则有 20 年历史的奇谈，说破伤风疫苗其实是富裕国家的一种秘密地使人绝育的方法，引发了人们的重重顾虑。这则奇谈起初从菲律宾传到墨西哥，然后又传到了玻利维亚和尼加拉瓜。由于天主教组织支持绝育理论，菲律宾的破伤风疫苗接种率暴跌了 45%。情形越来越糟。尼加拉瓜完全停止了破伤风疫苗的使用；墨西哥的反堕胎团体说服了几名国家立法者，要以种族灭绝罪起诉卫生部部长。为了恢复人们对疫苗的信心，世界卫生组织在若干个独立实验室进行了试验，结果未发现支持该理论的证据。这仍然没能改变教会的态度，所以世界卫生组织又让梵蒂冈教廷自行选择设备对疫苗进行测试。这一次，试验的否定结果终于使教会领袖的态度缓和下来——教会领袖才是公众舆论的真正守护者，世界卫生组织和搞疫苗的科学家都要屈居其后。

社会舆论之所以至关重要，原因之一是许多接触性传染病（比如麻疹、流感和轮状病毒感染等）的免疫接种工作是通过"群体免疫"来发挥魔力的。大体上来说，如果有足够的人接种了疫苗，那么可供细菌或病毒感染的人数就会变得很少。微生物很难找到足够的人来感染，它很快就会死亡，这使得传染病很难暴发。因此，当足够多的人接种疫苗以后，即使是那些不能接种疫苗的人，比如新生儿、孕妇或重病患者，都能受到一定程度的保护。群体免疫发挥效力的门槛很高，以麻疹为例，每20个人中就有19个需要接种疫苗，才能实现群体免疫。如果接种疫苗的人数太少，比如在MMR恐慌时期，群体免疫力就会下降，弱势群体也就无法享受和之前同等程度的保护了。

群体免疫体现在地区水平上，即使一国的总体疫苗接种率很高，但如果某个地方的疫苗接种率较低，这个地方就有可能暴发疫情。而反疫苗情绪往往会集中在一群想法一致的人里，容易造成重大问题。以2013年的英国威尔士斯旺西市为例，该市MMR接种率的降低比英国其他地方更为显著。在麻疹病毒的眼里，未接种疫苗的人群就像网里的鱼。在8个月的时间里，该市有1 200多人感染了麻疹，88人住院治疗，1人死亡。一个大型MMR活动为当地人提供了35 000支疫苗，其中95%的人是首次接种这种疫苗。最终，以很多人的巨大痛苦和近50万英镑为代价，疫情得到了控制。

脊髓灰质炎疫苗也深受形象问题方面的困扰。由于一项为期25年的计划为数十亿儿童接种了脊髓灰质炎疫苗，全世界几乎成功地消灭了脊髓灰质炎，到2012年时，它还是现代疫苗接种的典范。但到了2014年，脊髓灰质炎卷土重来，世界卫生组织宣布了全球卫生紧急情况——这是自2007年这一概念出现以来第二次被使用。脊髓灰质炎死灰复燃有几个原因，包括政治方面的不稳定、一些国家缺乏开展共同疫苗接种运动的基础设施等。此外，还有一个原因是美国中央情报局利用巴基斯坦的一项疫苗接种项目作为掩护，暗杀奥萨马·本·拉登（Osama bin Laden），导致人们对疫苗接种项目的信任大幅下降。美国中央情报局后来承诺，疫苗接种项目将永远不再用作间谍的掩护，然而一切已经覆水难收。巴基斯坦的武装分子盯上了那些参与预防脊髓灰质炎运动的人，据报道，在 2012 年 12 月至 2014 年 4 月间，共有 60 名脊髓灰质炎疫苗工作者和安保人员被杀害。巴基斯坦的儿童为此付出了代价，因为巴基斯坦是 2015 年仍在流行脊髓灰质炎的仅剩的三个国家之一。

疫苗类型 2：灭活疫苗

脊髓灰质炎疫苗的历史不仅涉及间谍活动，还包含了免疫学阴谋——有两种方法，其实殊途同归。口服脊髓灰质炎疫苗（OPV）是一种减毒活疫苗，和 MMR 的性质一样。还有一种是脊髓灰质炎灭活疫苗（IPV），性质就完全不一样了，一般被称为死菌疫苗或灭活疫苗。这种类型的疫苗是在实验室中通过化学品、热或辐射杀死细菌或病毒而制成的。由于灭活疫苗中的微生物已经死亡，它就没有了突变或导致脊髓灰质炎的可能性；虽然接种减毒活疫苗的风险极低，但是对一种能够使数以千计的儿童瘫痪或死亡的疾病而言，零风险更为可取。

所以，如果 OPV 比较危险，为什么有 150 个国家都在使用它？这些国家为其民众做出了最好的取舍。大多数灭活疫苗引起的免疫反应较活疫苗弱，这意味着灭活疫苗需要多次加强注射，才能确保产生持续的保护。以 IPV 为例，它不能在肠道中引起强烈的免疫反应，也就是说，如果有人感染了野生型脊髓灰质炎病毒，虽然不会因此得病，但这些病毒仍然可以在他的肠道中繁殖，并随粪便排出。这样一来，IPV 在阻止社区内的疾病传播方面就比不上 OPV。然而，IPV 是二者中更安全的那个，因为它导致接种者患脊髓灰质炎的风险为零。所以，在已经消灭野生型脊髓灰质炎病毒的国家，比如英国和美国，更安全的灭活疫苗才是标配。再过一段时日，地球上的每个国家都将加入此列，世界卫生组织将会宣布脊髓灰质炎的"终局"，将它列入根除疾病名单。目前这个名单上只有天花，所以脊髓灰质炎的加入不仅能结束人类的痛苦和死亡，还能使根除疾病名单的概念从愿望变成现实。

终有一天人类会根除脊髓灰质炎，脊髓灰质炎灭活疫苗固然是其中的重要部分，不过我们同样也不该忘记它发展的故事带来的教训。阴影延伸自它的催化因素海拉（HeLa）细胞系——它与科学史上的许多最伟大的胜利和最黑暗的失败交织在一起。我第一次听说海拉细胞的故事——及其名称的来源海瑞塔·拉克斯（Henrietta Lacks）——是在一节细胞生物学课上，我在教材的空白处潦草地记下："地球上现存的她的细胞，比她活着的时候还要多？"几十年来关于海拉细胞的故事就像是一个科学发现的光荣榜，但是你我都应该坐下来听听海瑞塔·拉克斯的故事，海拉细胞最初就来自这个女人。1951 年，巴尔的摩的海瑞塔·拉克斯年仅 30 岁，是 5 个年幼孩子的慈祥母亲，然而悲哀的是，她患上了浸润性宫颈癌，预计活不过年底。在她住院期间，在海瑞塔不知情也未同意的前提下，医生从她的子宫颈取了一份样本——不是为了给海瑞塔治疗，而是给乔治·奥托·盖伊博士（Dr. George Otto Gey）做研究用。

盖伊发现了癌细胞的一个重要特征——永生化。此前，医学研究一直受到一个事实的阻碍：不论采取了怎样的处理或制备方法，实验室中培养的细胞总是难逃一死。不同的是，海拉细胞是永生不死的。1952年，第一家"海拉工厂"建立，作为一个非营利组织，生产大量海拉细胞并将其供应给有需要的科学家。其中一位科学家就是乔纳斯·索尔克博士（Dr. Jonas Salk），他使用了好几大桶海拉细胞来研制脊髓灰质炎灭活疫苗。从那时起，海拉细胞被广泛使用，包括从癌症研究到人-动物杂交细胞的创造等。据估计，如果收集起所有存在过的海拉细胞，总重会超过五千万吨，大约是海瑞塔体重的十亿倍。然而，直到海瑞塔去世20年后，她的家人才知道她的细胞还活着，并且海拉细胞的生产和应用都有很高的经济利益。而海瑞塔的孩子们却连医疗保险都负担不起，他们不得不试着理解死去的母亲的细胞依然活着，并且正在为一些陌生人创造数以百万计的经济利益的事实。瑞贝卡·斯克鲁特（Rebecca Skloot）写了一本很棒的书为海瑞塔和她的家人发声，使医学研究领域和整个世界都对海瑞塔·拉克斯对科学的贡献有了更好的了解。现代的科学研究伦理准则应该防止拉克斯家族的自尊与尊严等基本权利被侵犯，但我们也永远都不该忘记，医学研究的目的是服务和丰富我们的人性，而不是践踏它。

对人性做出巨大贡献的另一类疫苗，针对的是困扰了人类多个世纪、屠杀了数百万人的疾病——流感。流感如此险恶的一个主要原因是它的外观变异得极为迅速，我们的免疫系统面对的是一个不断变化的攻击目标。这对制造流感疫苗也是一个挑战，因为一种流感疫苗无法覆盖多个流感季节。所以就有了一个年度疫苗接种计划，提供针对特定年份和南北半球量身定制的灭活疫苗"鸡尾酒"。调酒师是世界卫生组织，他们会选出下一年最可能会引起流感暴发的三到四种病毒，建议疫苗生产商制造可以覆盖这些病毒的疫苗。例如，在2014—2015年，北半球的流感疫苗包含三种病毒：H1N1加利福尼亚州A型流感病毒［A/California/7/2009(H1N1)pdm09样病毒］、H3N2得克萨斯州A型流感病毒［A/Texas/50/2012(H3N2)样病毒］和马萨诸塞州B型流感病毒（B/Massachusetts/2/2012样病毒）。预测未来不是一件容易的事，所以调酒工作也很难做对。在2014—2015年的冬季，英国的公共卫生监督人员发现死于流感的人数较正常年份多，得出了疫苗未能达到预期目的的结论。通常，流感疫苗能够保护大约50%的人，但在2014—2015年，只有3%的人受到了疫苗的保护。问题的根源在于H3N2毒株的显著突变，产生了一种与几个月前生产的数百万剂疫苗中的疫苗株不同的毒株。这一出入导致英国经历了近年来最严重的流感季节。

疫苗类型3～6：亚单位疫苗、载体疫苗、类毒素疫苗和重组疫苗

流感病毒和许多微生物一样，由于其表面的抗原标记物而暴露在免疫系统面前。这有点像穿着红袜队的队服参加了洋基队

死忠球迷的聚会，或者穿着曼城的队服挤进了曼联的支持者中间（史诗级的失败）。第三种类型的疫苗被称为亚单位疫苗，利用亚单位的概念，选取微生物中引发免疫应答的那一部分来制造疫苗——用前一个比方来说，就是只选出了红袜队的标志或者是淡蓝色的底衫。亚单位疫苗可以针对单个抗原，也可以针对多达20多种抗原。制造疫苗所需的微生物部分可以从经化学分解的微生物中采集，也可以在实验室中用负责编码标记物的基因合成。这种技术的最大优点是，它可以将疫苗限制在你所需要的微生物部分上，从而降低了任何无关部分引发不良反应的风险。

亚单位疫苗的一个分支叫作载体疫苗，非常适合用于处理非常隐秘的微生物。一些细菌有一种基于糖的隐形斗篷，尤其难以被儿童未成熟的免疫系统所识别。针对这一问题，载体疫苗中加入了一定剂量的斗篷，并在这些斗篷上缝了可被免疫系统识别的标记，也有点像往隐形斗篷上扔了一把灰尘。这样做有助于身体识别隐秘的细菌，一旦被感染，免疫系统能够迅速发现入侵者并中和它。这一技术在主要的儿童免疫接种中起到了很大作用，包括针对B型流感嗜血杆菌、脑膜炎球菌和肺炎球菌的疫苗。

还有一种疾病叫作白喉，它的预防在许多国家都是标准儿童疫苗接种计划的一部分。不过在白喉预防的历史上，也发生过对儿童极不友好的事：从前，有一匹叫吉姆的马，它的血液曾让一些孩子丧命。这个故事悲惨、诡异但是真实发生过。1901年的时候，马是用来治疗白喉患者的抗体类药物的主要来源。吉姆是圣路易斯的一匹退役的牛奶运输马，曾接种过白喉毒素，所以它的体内能够制造针对毒素的抗体（也叫"抗毒素"）。服役三年后，吉姆的血液共计生产了超过 34 升抗毒素。悲伤的是，吉姆感染了破伤风，被污染的血清被制成了抗毒素，并导致 13 名儿童丧命。惨痛的损失反映了疫苗开发中缺少恰当的质量控制措施，为 1902 年《生物制品控制法》的诞生提供了动力。今天的白喉抗毒素仍然基于马血清，而马血清比起人类抗体具有更高的引起严重过敏反应的风险。综合来说，如果有人仅被白喉感染了皮肤而不会吸收大量毒素，不使用抗毒素反而会更安全。

当然，最好一开始就不要感染白喉杆菌，这时就该轮到第五类疫苗登场了：类毒素疫苗。在一些疾病中，细菌产生的毒素 ① 才是真正的危险因素，这些疾病包括白喉和破伤风。白喉棒状杆菌产生的白喉毒素不仅可以感染皮肤，还可能导致喉咙发生可致死的肿胀，并生出厚厚的灰白色假膜。与之相比，破伤风的杀伤力有过之而无不及。破伤风毒素由破伤风杆菌产生，能够进入神经，引起大规模的肌肉痉挛，导致牙关紧闭。被破伤风杆菌感染的人的死亡率从 10% 到 90% 不等，在婴儿和老年人当中的死亡率较高，在重症监护病床较少的地方的死亡率也较高。虽然破伤风杆菌不能在人与人之间传播，但它可以在土壤里安营扎寨，因此很难根除它。

对破伤风和白喉来说，接种疫苗的靶标就是毒素。纯化形式的毒素被浸泡在甲醛中，甲醛可以除去毒素原来的伤害能力，但仍能使其保持完好的结构，这样一来，诱导产生的抗体就能够中

---

① 毒素是细菌分泌的有毒物质。一个最著名的例子是肉毒杆菌毒素，由肉毒杆菌（*Clostridium botulinum*）产生，是科学界已知的最强大的毒素之一。它引起肉毒中毒，症状包括言语不利索和身体虚弱，可导致 5%～10% 的感染者死亡。不过，医学研究发现肉毒杆菌毒素还有另一种用途：抚平有钱人的皱纹。保妥适就是基于肉毒杆菌得来的，只需 300 英镑就可以冻结你的面部肌肉，让你的皮肤看起来更加光滑。

和真正的毒素。白喉和破伤风病例在英国和美国等地极为罕见，从 2010 年到 2015 年，英国只有 20 例，这主要归功于儿童疫苗接种计划。在 1990—1998 年，白喉疫情曾席卷前苏联国家，在当时的情况下，儿童疫苗接种计划更显重要。由于儿童接种率下降，导致 157 000 人在白喉大暴发中被感染，其中 5 000 人死亡。

在 20 世纪 70 年代末，瑞士的狐狸有充分的理由相信上帝是仁慈的。那段时间，在瑞士的荒野中，天上常常会掉下来狐狸的开心乐园餐（鱼粉、脂肪和石蜡）。不过，就和神的故事一样，开心乐园餐也有其神秘的作用。这些从天而降的奖赏——通常由轻型飞机或直升机投放在复杂的地形上——掺入了口服狂犬疫苗，是消除欧洲大陆狐狸种群狂犬病计划的一部分。该计划于 1978 年从瑞士开始，推广到了许多国家，包括德国、芬兰、法国和比利时，极大地帮助这些国家摆脱了陆生动物狂犬病[①]。此次计划共使用了两类疫苗，减毒活疫苗和我们将要介绍的第六类也是最后一类疫苗：重组疫苗。重组疫苗本质上是让一种无害的微生物在表面呈现出目标微生物的表面标记物。以重组狂犬疫苗为例，需要先使牛痘病毒变得无害，然后再使它表达狂犬病毒的表面标记物。这有点像让牛痘戴上非常逼真的狂犬病毒面具，并且它在给免疫系统讲课的质量很好，让免疫系统知道了狂犬病毒的真实长相，但却不会带来任何风险，这对狐狸和人都有好处。

---

① 非陆生动物狂犬病是一个难以攻克的难题，蝙蝠是主要的携带者，而如果想要将蝙蝠吃的活虫掺上疫苗、捆在一起，是非常难实现的。

蓝色血液 [①] 的好处

所有的疫苗，无论什么种类，都必须远离污染。远离污染的意思是疫苗应该只包含起效所需的细菌或病毒，而不包含任何其他的意外之客——吉姆和破伤风的故事就告诉了我们这个道理。现在，有一种检查疫苗和其他药物是否安全、未被细菌污染的方法，说来也怪，它基于一种形似螃蟹的动物的蓝色血液。这些血液呈一种美丽的婴儿蓝，目前，美国各地实验室的科学家们正在从以桶计的活"螃蟹"身上采集血液。然而，"螃蟹"并不是这些长46厘米、长着13只眼的神奇生物的正确名称，它们其实和蜘蛛、蝎子的联系更为密切。而且它们非常古老，被认为出现在地球上的时间比恐龙还要早一亿年。人们开始采集这些古老的、披着铠甲的节肢动物的血液可以追溯到20世纪50年代。那个时候，人们刚刚发现它们的血液含有一种化学物质，能够用来检测微量的细菌，并将细菌抓到一个坚固的凝块状的网里。这种化学物质叫作凝固蛋白原，研究者认为它是为了帮助鲎抵御其居住的浅水海岸里十分丰富的细菌而演化出来的。由于我们拥有复杂的内部结构，细菌必须经过我们的肠道或肺部才能进入血液，但鲎和你我不同，它的内部结构有点像蜘蛛，几乎没有单独的隔室。于是，鲎的血液在它体内四处流动，不仅出色地为它的细胞提供了营养，同时也让细菌可以轻易地进出它的内脏。鲎用来弥补这种开放的内部结构的方法就是凝固蛋白原——可以捕获细菌并把它们束缚在难以穿透的网中，阻止它们到处游走。

---

① blue blood，在英文中也有"贵族血统"的含义。——译者注

凝固蛋白原提供了很棒的防御，然而乐极生悲，这也往鲎的头顶贴上了价格标签，每夸脱的凝固蛋白原的价格是 15 000 美元。原因是制药行业可以用凝固蛋白原检测其想要测试的任意溶液是否被细菌所污染。所以，如果你曾经接种过疫苗，你要感谢鲎保障了疫苗的安全。凝固蛋白原十分敏感，只要细菌毒素的浓度达到一万亿分之一，就足以激活它卓越的能力，将整个溶液变成凝胶。这种试验叫作鲎变形细胞溶解物试验（LAL 试验），其惊人的简便、快速和准确让它在制药行业中广受欢迎。这就是为什么一些公司在美国东海岸的浅水区捕捞了五十多万只鲎，从它们的心脏附近穿孔抽出血液，收集生产凝固蛋白原的细胞。

由于需要可持续的资源，他们并不会完全抽干鲎的血液，每只鲎只抽取约 30% 的血液，再把它们放回离捕捞地点很远的大海中。我很想告诉你这些鲎游到夕阳下，从此过着幸福的生活。但我不能。在这种安排下，鲎必然得到了不公平的待遇——起码在我们献血时，还能拿到饼干、饮料和乐于助人的温情光环。在短期内，鲎的死亡率为 10%～30%，而从长期看，最近的研究表明，雌性的生育率会降低。一个研究小组追踪了一些在采血后被放回大海的雌鲎，发现它们的移动速度比未采血的雌鲎慢，跟踪潮汐的行为退化——这在鲎的繁殖中是一项重要技能。从这个研究可以推出，这些公司的采血计划是近期鲎的数量下降的原因。

不过，最终鲎可能会拥有幸福的结局，鲎的减少（以及捕捉它的辛劳）促使人们开始制造一种可以代替凝固蛋白原的合成物。如果成功了，鲎就可以加入一长串作用已经被愉快地取代的动物中了。例如，直到 20 世纪 80 年代，糖尿病患者全靠提纯的猪胰岛素来治疗。现在，我们已经能够提取人的胰岛素基因，将其导入大肠杆菌，让这种细菌像一个个微型工厂一样生产出大量胰岛素。而合成凝固蛋白原的目标也并非遥不可及，已经几乎就要成功了，所以这些陷入困境的被迫献血者已经可以看到出路了。

　　检查污染只是第一步，在 21 世纪的今天，用来确保疫苗万无一失的方法还有很多。为数不多的严重风险之一是过敏反应，虽然非常罕见，但是可能致命。有时过敏反应是可以预测的。例如，一些疫苗在制造过程中会用到鸡蛋，所以对鸡蛋过敏的人就不能用这些疫苗。只要整个人口的疫苗接种率较高，大多数过敏的人虽然不接种疫苗，也不会太过危险。不过，并不是所有过敏都可以回避危险。如果你对草莓、花生甚至冷过敏该怎么办？如果你是一名体操运动员，但是对运动过敏，又该怎么办？下一章将回答你想知道的一切。

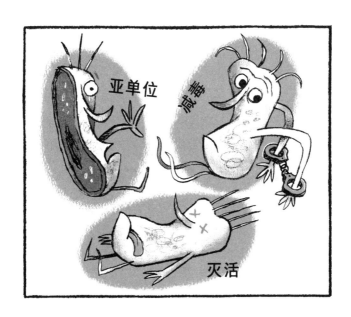

第十一章

过敏：令你抓挠的知识

　　猕猴桃与避孕套有什么共同之处？在什么情况下，过期的松饼粉会致命？为什么一只来自得克萨斯州的蜱可能会妨碍你享用美味的牛排？所有这些奇怪问题的答案都藏在令你发痒、刺痛的过敏反应中。过敏反应本质上是对无害物质（过敏原）——比如花粉、虾和青霉素——不合时宜的免疫反应。科学文献中记载的过敏反应的概念已有超过 100 年的历史，但是过敏反应的现象可能早到是伴随着人类一起出现的。作为一名科学极客和一个书呆子，我试图寻找最古老的关于过敏反应的记录。有一则反复出现在文献中的故事是，一位名叫美尼斯（Menes）的古埃及法老，在公元前 2640 年死于黄蜂蜇刺引发的剧烈过敏反应。乍一看这个故事似乎合情合理，但如果深挖一些证据，就会发现它明显是伪造的。根据著名期刊《过敏》（Allergy）2004 年的一篇文章所称，这个故事源于一位历史学家对美尼斯死亡原因的"虚构描述"，从未被埃及学者接受。虽然它在原本的领域里遭到了强烈拒绝，但这则简短的历史小说在与过敏有关的医学文献中扎下了根。事实上，美尼斯甚至可能从未存在过。而且，不管他是真人还是神话，关于他的死亡还有两种说法：一种称他被河马害死了，另一种则称他被狗或鳄鱼杀死了，情节错综复杂。[①] 不过，这两个版本都没有提到黄蜂。

对这个独一无二的归咎于过敏的说法，我们需要认识一下 L. A. 沃德尔（L. A. Waddell）中校，他还是化学和病理学教授、象形文字翻译家和"恶毒的种族主义文章"的专门作者。在一处据说是美尼斯墓穴的地方，人们发现了一对木质盘子的残块，沃德尔对它们进行了考证，将上面的一个半圆形、带"刺"的象形文字解释成了黄蜂。然而，残块上的其他3只"黄蜂"并不带刺，后来学者们一致认为这些"黄蜂"实际上是古埃及人的数字。所以，似乎沃德尔的象形文字阅读水平比他对种族关系的理解也强不了多少。事实上，一篇关于沃德尔对其他古代语言的翻译技巧的综述称，他有"严重的妄想症"，犯下了"不可饶恕的错误"。这也许解释了为什么他的作品基本上只受到"白人至上主义者、深奥难懂的学者和阴谋论者"的追捧。

所以，很有可能所谓的人类历史上最早的关于过敏的书面记录，实际上只是由一个相当奇怪的人以一种相当奇怪的方式解读了木头上的一个划痕。这似乎被沃德尔的讣告作者的思考所支持，该作者将沃德尔的作品描述为"无视所有原则和清醒研究结果的猜想"。[②] 虽然我很想以史为鉴，但是却不得不承认，尽管进行了

---

① 还有一个延伸版本，是说他差点被狗杀死，但是被鳄鱼救了。都十分可疑。
② 所有关于沃德尔教授的引文都来自两个出处：伦敦大学学院的《考古研究所公报》（ *Institute of Archaeology Bulletin* ），http://www.archaeologybulletin.org/articles/10.5334/bha.20106/；《苏格兰历史评论》（ *Scottish Historical Review* ），http://www.jstor.org/stable/25525780?seq=1#page_scan_tab_contents。

大量清醒的研究，但最早的过敏记载依然无迹可寻。我们没有采纳沃德尔虚构出来的神奇故事，只能这样想：人类最早的过敏反应是在很久很久以前发生的。

IgE 和过敏

今天，只要一提到过敏，我们就会想起花粉、宠物和花生，以及它们导致的流鼻涕和眼睛发痒。所有这些过敏反应都是由 I 型超敏反应引起的，由抗体 IgE 推动。一个典型的例子是花粉过敏，也叫作花粉症（hay fever）。这一切都始于一个易感人群第一次遇到花粉，他们的免疫系统将其视为一种威胁，而不是将其视为植物精子的无害前体。我们不知道原因，但是那些倒霉的过敏者的 B 细胞会受到刺激，产生大量针对花粉的 IgE。

他们在第一次遇到花粉时可能并没有表现出过敏的迹象，那是因为 B 细胞需要一些时间才能大量产生特异性抗体，就像我们前面讨论过的一样。虽然此时没有任何迹象，但新生成的花粉抗体已经开始搞恶作剧了。它们在人体内游荡，并在遇到的每一个肥大细胞（一种免疫细胞）上落脚。这个过程意味着这个人现在对花粉"敏感"了，肥大细胞整装待发，遍布整个身体，从肠道到皮肤再到肺，时刻准备着被激活。当他下一次徜徉在充满花粉的田野里，或者在美丽的花园里野餐时，他会马上掉进瘙痒、流鼻涕的地狱。这些症状的诱因是花粉与有 IgE 附着的肥大细胞结合，就像拉了手榴弹一样，使肥大细胞释放出导致过敏的化学物质。

这一类反应可以分为两个阶段：速发相反应和迟发相反应。速发相反应会即时发起攻击，在短短的几分钟内，肥大细胞如炸弹爆炸般，使局部区域充满了快速作用的化学物质。在这些化学物质里，最有效的当数组胺，其影响广泛，可以作用于多种组织。它可使毛细血管扩张并渗漏，引起炎症并增加流向该区域内的血流。它还可以作用于瘙痒神经元，这是一种特殊的神经纤维，专门让我们感觉到痒。为此，我们得感谢演化。

这些影响到底会造成怎样的后果取决于过敏原导致组胺释放的确切位置。以花粉为例，它通常可以进到人的眼睛、喉咙、鼻子和鼻窦；在这些部位，炎症和刺激会导致眼睛发痒、打喷嚏和流鼻涕。以此类推，由食物引起的过敏则让我们体会到组胺给消化系统带来的乐趣——想想肚子疼和上吐下泻。

迟发相反应在几小时后发生，要等到白细胞（包括中性粒细胞）被募集到目标区域。与速发相反应一样，迟发相反应的影响也取决于它发生的位置。所以，如果发生在皮肤上，迟发相反应会导致皮肤的发红、肿胀、发热、疼痛。如果发生在肺部，则会导致黏液增多。相比之下，速发相反应可以较快地缓解，但迟发相反应却会持续发生，整个过程可能需要一到两天才会消退。

为什么我们会过敏？

为什么我们当中的一些人会被赐予一个会对花粉等无害的东西全力开火的免疫系统？遗传学可以为我们提供一部分答案。20 世纪初就已有人注意到，过敏反应似乎集中在一些家庭中。

1923 年，亚瑟·F. 科卡（Arthur F. Coca）和罗伯特·A. 库克（Robert A. Cooke）提出了"特应性"一词，用来描述与遗传因素相关的速发型超敏反应。虽然科卡和库克对特应性的理解存在缺陷（他们认为特应性是由单个基因负责的），但这个术语一直存在，现在通常被用来描述具有遗传倾向的针对过敏原产生 IgE 抗体的现象。具有特应性的个体更可能有花粉症、过敏性的湿疹或哮喘。特应性的遗传十分复杂，也就是说，我们不能通过审视某个人的 DNA 序列就确切地说出他们会发病。因为其中涉及许多不同的基因，基因之间的相互作用、基因和人所处的环境之间的相互作用共同决定了基因对健康的影响。

　　环境对过敏的影响不仅仅是花粉从鼻子里被吸进来这么简单。1989 年，一位名叫戴维·斯特罗恩（David Strachan）的流行病学家正在研究一个难解的公共卫生问题。随着疫苗的推广以及环境卫生和个人卫生的改善，现代医学看似在与传染病的斗争中节节胜利。然而，虽然很多疾病的感染率在下降，但西方国家的过敏人数却在迅速上升。直到最近，上升趋势仍未平缓——美国对花生过敏的儿童在 1997 年只有 0.4%，到了 2010 年上升到了 1.4%，增加了两倍不止。而从 1997 年到 2007 年，18 岁以下的对某一种食物过敏的人总体上升了 18%。上升的结果是在整个美国，有大约 5 000 万人患有某种过敏症，使其成为美国第五常见的慢性病。

　　是什么导致了这一现象？早在 20 世纪 80 年代，斯特罗恩就提出，过敏人数的上升可能是由于人们接触的污垢和细菌越来越少。这一理论的基础是斯特罗恩对 17 000 多名英国学龄儿童进行的一项研究。研究发现，如果一个孩子有多个哥哥姐姐，这个孩子得花粉症的风险就比较低。斯特罗恩假设，哥哥姐姐可以让孩子接触到各种各样的细菌；哥哥姐姐的数量越多，孩子所接触环境中的细菌就越多，导致他们更不容易得花粉症。这就是卫生假说（hygiene hypothesis）。卫生假说一出现就引起了争议，主要是由于没有已知的机制能够解释"细菌越多越好"这一看似矛盾的说法。然而，当人们发现一类能够抵抗细菌和病毒的辅助性 T 细胞（Th1 细胞）同时也能够抑制另一类促进过敏反应的辅助性 T 细胞（Th2 细胞）时，免疫学界逐渐开始采纳卫生假说。所以，与微生物的接触可能有助于平衡免疫系统的跷跷板，让促进过敏的那一头不那么容易被压下去。卫生假说也和拼图上的其他碎片契合得很好，比如在农场长大的儿童常常接触污垢、细菌和动物，他们就不太容易发生过敏。还有研究发现，移民到美国的儿童在美国居住的时间越长，对某种事物过敏的概率就越高。然而，虽然卫生假说引人注目，但其证据并非完美无缺。例如，"卫生-过敏"的关系中存在异常值，就像日本，虽然具备和美国相同的现代卫生措施，但日本成年人的哮喘发病率比美国低得多。所以，我们还需寻找关于过敏人数上升的其他解释。

这张拼图的另一个有趣的部分可以用一个不太愉快的问题来概括：菲力牛排和得克萨斯蜱虫之间有什么共同之处？答案是：被这种蜱虫咬一口，可能会让你对牛排发生致命的过敏反应。孤星蜱广泛分布在美国从得克萨斯到缅因的多个州。之所以叫作孤星蜱，是因为它的背后有一个白点，与得克萨斯州旗上的孤星相似。当这个瘆人的小动物咬人的时候，它会用牙齿挂在人身上，像小钩子一样，将含有化学混合物的体液吐进伤口里，确保自己牢固地附着在宿主的身上。最近免疫学家新提出的一个理论是，一种存在于蜱虫的肠道中的化合物，叫作 α-半乳糖（Alpha Gal），能够诱发宿主的免疫反应。这个理论听起来很合理，说真的，免疫系统对蜱虫吐出的物质发生反应，是非常明智的举动。然而，α-半乳糖也存在于红肉上，所以从理论上说，专为蜱虫的α-半乳糖设计的抗体也可以对红肉发生反应。所以，当这个人吃牛排（或任意一种红肉）时，这些抗体就会起效，引发过敏反应。症状包括上吐下泻、可能致命的血压下降和呼吸困难。这种过敏反应目前无药可治，也就是说，那些过敏的人不得不避免食用牛排、汉堡肉、培根等，被剥夺所有与红肉相关的享受。

值得注意的是，目前蜱虫与红肉的联系仍然只是一个理论，并不是确凿的事实——因为科学家虽然在一些蜱虫的肠道中发现了 α-半乳糖的存在，但在孤星蜱中并未发现。不过，过敏交叉反应的概念已被人们接受。过敏交叉反应是指，含有相同的过敏触发分子（或至少含有相似的结构）的不同物质能够触发相同的过敏反应的现象。例如，对花生过敏的人也可能对黄豆、扁豆和蚕豆等其他豆科成员过敏。同样，对花粉过敏的人可能患有花粉-食物过敏综合征，因为花粉中的蛋白质与大多数水果和蔬菜中的蛋白质非常相似。如果一个对花粉过敏的人吃了桃子，他的喉咙和嘴唇就会开始发痒，发生轻度肿胀。幸好，只需把这些食物煮熟就能改变这些蛋白质的性状，通常只有生的水果和蔬菜才会引起花粉-食物过敏综合征。

交叉反应也令对猕猴桃过敏的人为了性行为的安全考虑再三。

因为含乳胶的避孕套与猕猴桃、胡萝卜、苹果、香蕉、鳄梨具有一种共同的交叉反应过敏原，对其中一个过敏的人可能对其余几个也过敏。好在还有不含乳胶的避孕套，能让患有这种过敏症的人享受不会过敏的性行为。

异常的过敏反应

美国疾病控制中心的数据称，90%的过敏都可归因于8种食物：牛奶、鸡蛋、花生、取自树木的坚果、鱼类、贝类、大豆和小麦。虽然这些可能都是最重要的过敏原，但并非标准答案，也就是说，我们还会以更奇怪的方式发生过敏：运动、水、高跟鞋、寒冷、过期的松饼粉以及刮擦。

在2014年英国残疾人体操比赛中，英国国家体操运动员娜塔莎·科茨（Natasha Coates）赢得了五枚奖牌，令人印象深刻。更为令人震惊的是，娜塔莎对运动过敏，但她仍然取得了这样的成绩。这不是我被丈夫鼓励去跑步时的"过敏"，而是真正的"危及生命的、令她在12个月内入院30次的"过敏。官方诊断称，娜塔莎的肥大细胞紊乱，它们会作为对多种诱因的响应而释放组胺和其他化学物质，诱因之一就是运动。这会导致她的气管收缩，使她呼吸困难，严重时可能致死。医学界仍然不太了解娜塔莎所患的这种肥大细胞疾病，也不知道为什么她的肥大细胞会因为体育运动而发生这样的反应。还有一种类似的罕见病，叫作食物依赖运动诱发性过敏反应（food-dependent exercise-induced anaphylaxis，FDEIA）。患有FDEIA的人在食用了特定食物并在之后几小时内运动，就会发生过敏反应。涉及的食物种类丰富，医学文献中报告的案例从种子到蜗牛无所不包。由于这种过敏反应可能致命，所以给 FDEIA 患者的建议是，要么完全不吃相关食物，要么在吃完这些食物后 4～6 个小时之内避免运动。

运动过敏已经几乎挑战了人们承受的底线，居然还有人对更加必要的事物过敏：水。你可能会大叫，等一下！难道人体不是主要由水构成的吗？是这样没错，新生儿的含水量为 78%，是人类含水量最高的时期。从含水量的角度来看，新生儿介于香蕉和番茄之间。而成年之后的我们，含水量只有 55%～60%，更接近煮熟的牛肉。不过不论怎么看，我们的体内都含有大量的水，那么，怎么可能会有人对水过敏呢？

其实，水过敏症是一种物理性荨麻疹，即当皮肤与水发生物理性的接触时导致的荨麻疹（红色皮疹）。细胞里面的水不会造成任何问题，反而是与皮肤表面接触的水，不论温度或来源如何，都会在流经之处留下病灶。我们并不清楚水过敏症是如何发生的——一些研究者认为，水可能辅助一种未知的过敏原渗透了皮肤，而另一些研究者则认为，水会与皮肤表层发生反应，产生一种能够激活肥大细胞的未知化合物。事实就是我们目前并不知道水过敏症的原因，但我们已经明确地知道了它对患者造成的影响，淋浴这样简单的事情都成了一个令人发痒、起红疹的噩梦。好消息是这种疾病极其罕见，迄今为止被报告的水过敏症——其正式名称是"水源性荨麻疹"——总共不到 100 例。诊断方法是将一块浸水的敷布放在皮肤上，观察病变是否出现。同时还有必要排除其他几种罕见的过敏症，所以患者不得不接受一系列颇有中世纪风格的测试。例如，医生会把 6 千克的重量施加到皮肤上并维持 20 分钟，以测试过敏原是否为压力；再把装满冰块的袋子放置在前臂上 20 分钟，以排除对冷过敏的可能性。同样，还会把乙醇或其他有机溶剂敷在皮肤上，以测试过敏反应是否只对水发生。对被确诊为水源性荨麻疹的患者，还是多少有些治疗方法可以采用的，比如有的人可以通过强效抗组胺药缓解症状，有的人则可以从紫外线光疗法中得益。然而，由于终身不能洗澡，也会造成一系列尴尬的社交问题。

说起罕见过敏症对社交生活的影响：女士们先生们，试想你对你的手提包、高跟鞋或者睫毛膏过敏。其实这就是重铬酸钾过敏症患者所面对的现实。重铬酸钾被用于多种加工过程，包括传统的皮革鞣制和化妆品制造。想要完全躲开重铬酸钾其实非常困难，因为它无处不在，存在于清洁用品、水泥、圆珠笔墨水等东西里。这种过敏的机制与我们在本章开头遇见的 IgE-肥大细胞系统略有不同。重铬酸钾过敏症是一种过敏性接触性皮炎，是辅助性 T 细胞以最没有帮助的方式引起的一种皮疹。当过敏的辅助性 T 细胞接触到重铬酸钾时，它们会分泌 γ 干扰素，而 γ 干扰素是最有效的巨噬细胞激活剂之一。于是大量巨噬细胞会聚集到接触位点，开始在附近区域喷洒能够诱发炎症的化学物质。炎症过程的症状表现为皮肤发红、发炎、起水疱、发干、变厚并皲裂。

重铬酸钾并不是唯一一种能够引起这类反应的过敏原——已知大约有 3 000 种化学物质可以引起过敏性接触性皮炎。其中 25 种造成了一半的过敏性接触性皮炎病例。全世界的头号坏分子是镍，它存在于较廉价的珠宝柜台里以及豪华的电子设备里。运动腕表制造商 Fitbit 对这一事实有切身体会。2014 年，Fitbit 召回了超过一百万个腕表，这些设备由于添加了镍并且使用了甲基丙烯酸酯作为黏合剂，可能会引起过敏性接触性皮炎。至少 Fitbit 腕表是佩戴在手腕上的，这一事实可以让那些过敏的人稍感安慰。相比之下，那些在私密部位穿孔的人，可能会以最不愉快的体验发觉他们佩戴的珠宝里含有镍。

皮肤科医生是医学界的福尔摩斯。我正坐在沙发上，穿着面料含有数种成分、被多种化学品洗过的衣服，吃了一顿含 20 多种配料的饭，呼吸着混杂着花粉、灰尘和污染物的空气。还有一只猫坐在我身边。当患者到皮肤科医生那里看皮疹的时候，皮肤科医生需要从患者每天接触到的一切事物中搜寻过敏原。有时候很容易就能找到，比如当皮疹恰好长在佩戴含镍的戒指的地方，有时候则很难。让我们来看一看后一种情况的真实案例。一名健康的 9 岁女孩去看医生，主诉自从三天前喝过草莓泥以后，她的嘴唇肿起，导致吞咽困难。可能是草莓过敏？但是，几个星期前，她游泳并淋浴之后，身上也出现了皮疹。或许是水过敏？嗯……但这不能契合第三块拼图：有一次她经过当地杂货店放冰柜的过道后，皮肤也变得发红、瘙痒。你找到病因了吗？她是对冷过敏。和前文提到过的水过敏症一样，冷过敏症也是一种荨麻疹。暴露于寒冷可以触发肥大细胞释放组胺，从而导致小女孩所描述的肿胀和皮疹等症状。这个女孩的症状可自行消除，但是对其他患者来说，或许只能选择远离寒冷，并随身携带抗组胺药。一位注重实践的母亲认为她的两个患有冷过敏症的孩子"必须拥有童年"，她让他们去堆雪人，只是比其他孩子穿更多件衣服，并且在旁边放上一瓶抗组胺药"苯那君"。

你能只用手指在你的皮肤上写字吗？有皮肤划痕症（dermographism）的人就能。皮肤划痕症也是一种物理性荨麻疹。这次的触发条件不是水或寒冷，而仅仅是压力适中的刮擦或抽击就能在皮肤上留下凸起的红印。正如网络图片搜索所展示的（警告：胆小者慎入），这种特质可以用来画人体蚀刻素描。值得庆幸的是，大部分患者的症状可以用抗组胺药控制，使红印在30分钟内消失。[①] 变质的松饼粉听起来就令人不快，而如果再加上过敏的因素，事实证明，这对一名19岁的男生来说是致命的。他在和朋友们一起做早餐的时候，找到了一盒松饼粉。虽然这盒松饼粉已经过期两年了，但他们觉得可能还没变质，就用它做了一些松饼。吃了几口之后，他的朋友们确定松饼不该有医用酒精的味道，就不再吃了。但他却继续吃了一些，当他吃完整整两张松饼之后，突然呼吸困难。他的朋友们赶忙将他送到医院，但他不幸地死去了。对松饼粉的检测分析发现了四种霉菌：青霉菌、镰刀霉菌、毛霉菌和曲霉菌。死者曾有霉菌过敏史，而在这一天他吃了大量的霉菌，导致了剧烈的过敏反应，即过敏性休克（anaphylactic shock）。

过敏性休克也叫作过敏反应（anaphylaxis），是一种可能致死的反应，可导致患者的气管收缩、血压直线下降。大约25%对食物过敏的人会在一生中遇到近乎致命的过敏反应。之所以过敏反应会这么严重，应当归咎于IgE和肥大细胞，肥大细胞会在整

---

① 摇晃是没有用的，这一点与蚀刻素描不同。

个人体内大量释放化学颗粒，仿佛释放了大规模杀伤性武器一样，引起过敏反应。随着全身血管开始扩张并渗漏，占血管内容物体积的 50% 的液体会在几分钟内渗入周围组织。这导致没有足够的血液来维持正常的血压和以正确的速度向大脑输送氧气和营养。液体的渗入让组织迅速膨胀，如果这种情形发生在喉部，就会使患者呼吸困难。如果又发生了气道痉挛，患者的氧气供应会被完全切断，情形会变得更糟。了解这一切并不是仅仅为了满足对疾病的好奇心——这些知识能够挽救生命。我们可以通过给肾上腺素来缓解已知的过敏反应，因为肾上腺素是一种能够松弛呼吸道和血管的药物。已经被确诊有过敏症的人应该随身携带肾上腺素笔（EpiPen）或类似的装置，即一种能够快速注射肾上腺素的超级简单的方法。虽然人们了解了这一知识，但是每周依然会有 4 个美国人死于过敏反应。那么，我们还能做些什么来预防过敏反应呢？

关于过敏，我们能做些什么呢？

最简单的答案就是避免接触过敏原。然而，真要做起来，通常非常复杂。比如花粉——它飘浮在空气中。只要不能在每天出家门之前戴上工业强度的防毒面具，花粉症患者根本不可能避免吸入过敏原。当户外的花粉水平特别高时，他们可以通过避免外出来降低暴露。这是依靠花粉计数实现的——当花粉浓度在夏季达到峰值时，电视和互联网上的天气预报通常都会播报这一信息。计算花粉数量是一项技术含量很高的工作。在英国，BBC 所采用的捕获花粉的装置本质上是一片放在盒子里的胶带，盒子开有狭缝，被放置在建筑物的屋顶上。被粘在胶带上的花粉会在显微镜下被逐个计数。虽然我们已经能把人送上月球，但是很明显，我们仍然没有一种令人满意的自动计数花粉的方法。

所以，花粉计数的存在是一件了不起的事——关于过敏的警告能占据电视屏幕的一角，是一项特别而卓越的成就。与此相得益彰的是，负责研究这件事的男士同样特别：威廉·弗兰克兰（William Frankland），过敏之祖父。弗兰克兰出生于泰坦尼克号沉没的那一年（1912 年），一直是萨达姆·侯赛因（他认为自己对霉菌过敏并患有哮喘，但事实并没有）的医生，在亚历山大·弗莱明爵士（以发现青霉素而闻名）手下工作，并且 99 岁高龄时在法庭上当了一回最老的专家证人。在为弗莱明工作时，弗兰克兰正确地预测了青霉素应用的增加会导致青霉素过敏的增加。不过，使弗兰克兰成为他所在领域中最重要的专家的不仅仅是他的聪明才智，而是他的献身精神。他喜欢拿自己做实验，在 20 世纪 50 年代，他用一种来自南美的名为长红猎蝽（*Rhodnius prolixus*）的昆虫吸自己的血，频率为每周一次。到第 8 周的时候，他的全身出现了过敏反应，不得不给自己注射了肾上腺素。两个小时后，他看了一些病人，但接着又出现了进一步的迟发反应，就再次给自己注射了肾上腺素，并在当天工作结束的时候开车回家。今天，他依然热情洋溢，以百岁高龄参加关于过敏的学术会议、发表学术论文并开设讲座，激励着新一代的免疫学家。

避免接触花粉也就罢了，但如果你对一种你很想触摸的东西过敏怎么办？几年前，我决定开始养猫。其实我心里更想要一只狗，但那不太现实，所以我搜索了一下在英国可以合法购买的体形最大的猫是什么品种。结果就搜到了萨凡纳猫，它形似一只小豹子，看起来很可能会把邻居家养的杰克罗素梗当成餐前点心，再拿邻居家学步的孩子当成主菜。退而求其次，我拖着丈夫去看了几只缅因猫——形象地说，就是一些重达7～11千克的蓬松的、发出开心的咕噜声的美好生物。悲伤的是，对我的丈夫来说，它们是一种重达7～11千克的令他瘙痒、眼睛湿润的痛苦源头——他对缅因猫过敏。然而，正如一句古老的谚语所说的：当生活给你柠檬时，把它当作借口，去看很多只小猫。我按照体形降序制作了一个猫品种清单，然后带着丈夫挨个接触它们，看看他对哪一只不会过敏。于是，我们拥有了一只名叫洛基的布偶猫和一只名叫塞拉菲娜的褴褛猫——分别是英国体形第四大和第五大的猫品种。

其他人（可能她们的丈夫不像我的丈夫一样能忍）可能用不同的方法来处理宠物和过敏的矛盾。有的人会转而寻找无毛猫。逻辑是这样的：我对猫毛过敏，所以我只要找到一只没有猫毛的猫就可以了。这些奇妙的造物有一个别致而贴切的名字：斯芬克斯猫。斯芬克斯猫起源于20世纪60年代，一只毛茸茸的猫生下了一只发生了突变的小猫，浑身无毛。从那时起，这一品种就被繁育了下来，斯芬克斯猫有多种无毛等级。有的在耳朵周围有少许毛，有的则浑身覆盖着极细的绒毛，有人说感觉就像一个温暖的桃子。它们起皱的皮肤则被比作黄油、温暖的麂皮或绒面革热水袋。然而，如果你对猫过敏并且想要拥有一个这样的黄油桃子，请注意，即使是完全无毛的斯芬克斯猫也不能保证不含过敏原。

这是因为毛不是猫使人过敏的关键原因。罪魁祸首其实是一种名为 Fel d1 的蛋白质，存在于猫的毛、唾液、尿液和皮脂腺。虽然没有毛可以减少过敏原，但仍然不能完全避免与 Fel d1 的接触。斯芬克斯猫的主人可以——甚至被鼓励——常常给猫洗澡，这样可以降低猫的体表上的过敏原水平，但即使 Fel d1 的水平已经非常低了，也有人会产生过敏反应。这为猫的突变品种创造了销售市场。一家美国公司培育出了一种 Fel d1 突变的猫，并声称这种猫引起过敏的概率较低。然而，潜在的猫主人可能会发现他们对这些猫的价格过敏：一只标准尺寸的猫的售价为 9 000 美元，而一只大型猫的售价甚至高达 30 000 美元。

所以，无毛猫不能保证不过敏，突变猫可能会导致破产，而无皮猫不仅不具备生物学上的可行性，而且少儿不宜。这一切足以让一个爱猫的人变成一个爱狗的人。可悲的是，狗过敏也是一个常见而又麻烦的问题。有的人干脆决定不养宠物，但是如果宠物是生活必需品，而不仅仅是爱好，那又会怎样呢？一名视力受损、需要导盲犬的美国女士就面临着这样的两难境地——她的丈夫对狗过敏。她联系了澳大利亚皇家导盲犬协会的育种经理沃利·康伦（Wally Conron），得到了一个创造性的解决方案：拉布拉多贵宾犬。拉布拉多贵宾犬是一个新的杂交品种，结合了拉布拉多犬的导盲技术和标准贵宾犬不爱掉毛的特性。在各方面，这一品种都很成功，在全球各地广受欢迎，连明星詹妮弗·安妮斯顿（Jennifer Aniston）和泰格·伍兹（Tiger Woods）等人都成了拉布拉多贵宾犬的主人。那么，为什么沃利·康伦宁愿自己从未培育出这一品种呢？拉布拉多贵宾犬被认为是设计犬种的开端。现在市面上已经出现了一系列贵宾犬的杂交物种：可卡贵宾犬、约克贵宾犬，至于狮子狗和贵宾犬的杂交种该叫什么名字，就任君想象吧。康伦认为，为了获利而培育出的设计犬种导致不健康且被遗弃的动物增加（考虑到一只拉布拉多贵宾犬的幼犬可卖出1 500英镑的高价）。此外，杂交伴随着培育的小狗的性状不可预测的风险——它们可能更偏向于"拉布拉多"，也可能更偏向于"贵宾"，这会影响它们的外观和掉毛的多少。可惜的是，由于这种不一致，最初的导盲犬育种计划以失败告终。竹节虫，没人吃吧？其实，真的有一些证据表明，有些人对竹节虫过敏。丰年虾，也没人吃吧？

但是有的人付出了相当的血汗来躲避一些过敏原，再没有什么能比"可能含有坚果"的标志更掷地有声了。你可以检查一下厨房里的瓶瓶罐罐——有多少写着这一行字？或者措辞略有不同，写着"由使用坚果的工厂制造"？让我们想象一下对花生过敏的人是怎样生活的。你可能会想，包装上的文字只是把话说在前头，以避免出事时被起诉。但事实的真相是，对花生过敏的人可能会极度敏感。就像四岁的菲伊。刚过完暑假，在回家的飞机上，由于另一名乘客的一包花生，菲伊一度停止了呼吸。该名乘客并没有把花生给菲伊吃，他压根就没有把花生交到菲伊手上，而是坐在菲伊后面，隔了四排座位，打开了花生的包装。菲伊的妈妈提醒过机组人员菲伊对花生过敏，于是机组在这次飞行中停售了坚果，并三次警示乘客，建议他们不要吃自己携带的坚果。可能是由于语言障碍，也可能是因为低估了危险，一名男性乘客忽略了警示，而飞机上的空调系统令花生颗粒在空气中悬浮。幸运的是，菲伊带了一支肾上腺素针，飞机上有一名乘客是救护车司机，他用这支针挽救了菲伊的生命。而吃花生的男性乘客则被禁止在未来两年内乘坐瑞安航空。

并非所有航空公司都能如此积极主动地保证对花生过敏的乘客的安全。因此，一位美国妈妈为对某种食物过敏的乘客发起了一项"权利条例"请愿书，内容包括在易感乘客的四周设立无过敏原的缓冲区。然而，到目前为止，大多数航空公司仍然沿用了食品制造商的办法，花生过敏患者只能乘坐写着"可能含有坚果"标签的航班。

花粉和花生的例子告诉我们，想要简单地避开过敏原并不容易。即使是亿万富翁肖恩·帕克（纳普斯特和脸书的首任总裁），也无法建立一个不含花生和贝类的世界，而是反复由于过敏被送到急救室。然而，他和普通人不一样的地方在于他可以向斯坦福大学捐款 2 400 万美元，建立肖恩·N. 帕克过敏研究中心。该中心的目标不只是开发新的治疗方法，而且是怀着一种创造出治愈方法的期望，深化和扩展对过敏的免疫学认识。

帕克并不是唯一一个"喜欢"治食方法的人，其实，有许多科学家都正在朝着这个目标迈进。2014 年，剑桥大学的一个研究小组首次发表了一些研究结果。在他们开展的临床试验中，85 名 7～16 岁的对花生过敏的孩子被分成了两组，一组采用传统的"避免接触花生"疗法，另一组则采用新的口服免疫疗法（oral immunotherapy，OIT）。这个啰唆的新疗法有一个简单的前提：如果逐渐增加接触的花生蛋白的剂量，使对花生过敏的人脱敏，能让他们从此不再对花生过敏吗？研究发现，答案是肯定的，但是有一些注意事项。在 6 个月中，孩子们有规律地吃了剂量精确的花生蛋白，此时，62% 的孩子已经可以吃相当于 10 颗花生而不发生过敏反应，超过 84% 的孩子可以吃 5 颗花生并且没有任何不适。但在"避免接触花生"的组内，所有的孩子都仍然不能吃花生。5～10 颗花生已经超过了可能接触到的花生零食和正餐中含有的花生的量，所以这个结果简直棒极了，为对花生过敏的人打开了一个新世界，让他们（和他们的父母）不再活在对意外接触花生及致命免疫反应的恐惧中。

这个试验迈出了令人振奋的一步，但仍需重申，它有一些注意事项。首先，参与试验的人数相对较少。所以先不要太兴奋，还要看看扩大接受试验的人数后能否获得相同的结果。当然，进行这类试验需要冒很大的风险。虽然剑桥大学的这项研究中没有人发生严重的不良反应，只有一名儿童在接受 OIT 后呼吸困难，不得不注射肾上腺素并退出试验。但我们必须记住，让这些患者接触花生，他们其实面临着过敏反应和死亡的真实风险，所以这些研究只能在条件控制严格的专业中心进行。因此，即使在大型试验中取得了成功，由于所需的条件控制非常严格，OIT 也不是一种容易实施的治疗方法。其次，还有一些证据表明，如果参与者在几个月后不再进食花生，OIT 的效果无法维持。研究小组指出，若要骨髓中的所有曾经制造过攻击花生蛋白的 IgE 的 B 细胞死亡，可能需要数年时间。毕竟，现在没有人知道患者应该坚持食用花生蛋白多长时间，才能确保不会因为意外接触花生而发生过敏反应。目前还没有一项时间足够长的研究。

我们在这一章中讨论的所有过敏仅仅是对无害事物的过度

反应，像宠物、花粉、花生之类的。虽然身体没有发现它们是无害的，但至少正确地识别出它们都是外来事物。当身体连这一点——自身细胞与外来事物之间的区别——都无法正确识别时，那才是真的遇到了麻烦。这时，世上最强大的生物防御系统将狂暴出击，啃噬器官，溶解骨骼，摧毁它所保护的东西——我们。在下一章中，我们将揭开免疫系统的阴暗面，探索可能致命的自身免疫现象。

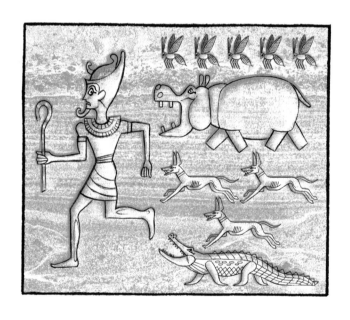

第十二章

自身免疫：己方火力的科学

低调的人类包皮隐藏着怎样的秘密治愈力？如果终结者有胰腺，它会是什么样子？为什么一种名为羊胸肉的食物会危及整个汤加王国？这些古怪的、看似不同的问题都可以归结于一种世界级常见疾病——糖尿病。糖尿病为我们提供了一则警示，如果身体防御系统将火力对准了自身细胞，将会发生什么。我们将以糖尿病为例，揭示免疫系统的阴暗面，并讲解医学进展是如何阻止己方火力造成的误伤的。接下来，我们要讲一个关于免疫灾难与受虐狂的故事。在一个很远、很远的地方，住着一位有史以来最胖的国王……

汤加已故国王图普四世（Tupou Ⅳ）是吉尼斯世界纪录认证的全球体重最重的国王。在最胖的时期，他的体重将近 210 千克。假如这位陛下坐在跷跷板的一边，想要使跷跷板持平，必须在另一边放上一头特别高大健壮的非洲雄狮，或者三又三分之一位英国曾经的女王伊丽莎白二世。

不论是王室成员还是平民，超重对心脏总没有好处。图普四世无疑也明白自己面临的健康风险。他采用"多喝汤"的方法成功地减掉了大约 70 千克体重。减掉的脂肪重量足以抵得上一个标准成年男子的体重，尽管略微令人不安，这个数字着实称得上是丰功伟绩了。但是，图普四世的任务远远没有完成，因为不止他本人是纪录中体重最重的国王，他统治的王国也是地球上最肥胖的国家之一。唉，他在 20 世纪 90 年代领导全民减肥的成绩，几乎就和他把财政投资交给一个宫廷弄臣的效果一样"好"①。2014 年，在国王图普四世逝世后 8 年，《柳叶刀》发表了一个研究，估计在汤加 20 岁以上的人群中，有 83.5% 的男性与 88.3% 的女性超重。这些统计数据为汤加赢得了一个不值得羡慕的称号——世界上最肥胖的国家。

这个重量可观的问题背后存在很多原因，比如当地文化对大块头的崇尚，认为肥胖代表着财富与美貌。不过，给举国腰围带来最大贡献的还要数当地饮食的演变。和你印象中的一样，汤加作为热带岛国，被富饶的蓝色大海围绕着，当地的传统饮食富含鱼肉及根茎类蔬菜。基本上就是你会在一月份吃的东西，在十二月份的节日期间大吃特吃之后，你怀着内疚的心情想要好好表现、清淡饮食。然而，现代汤加已不再流行这类清淡且有营养的饮食，取而代之的是一种新型主食，其名称就足以令人垂涎欲滴——"羊胸肉"。羊胸肉是魔鬼设计的菜肴。这块肉位于羊肋的末端，价格便宜，属于能够让任何一位有尊严的营养学家瑟瑟发抖、抓紧手

---

① 为国王说句公道话，他的宫廷弄臣杰西·博格多诺夫（Jesse Bogdonoff）曾是美国的一个银行家。可惜这位弄臣投资失败，给汤加造成了大约 2 600 万美元的损失。

中的胡萝卜条的食物。

BBC 曾采访过一位汤加的健康规划官员，据这位官员称，一顿饭吃掉整整 1 千克羊胸肉对汤加人而言相当正常。每 100 克羊胸肉中含有惊人的 40 克纯脂肪——其脂肪比例是每克麦当劳巨无霸的 4 倍——这意味着每份羊胸肉所提供的脂肪是成年人每日脂肪推荐摄入量的 5 倍还多。事实上，这位健康规划官员公开声称，在开始控制饮食前，他自己也是这么吃的。而他决定减肥的一大原因是被确诊了糖尿病，这表明他的身体已无法调控血糖水平。令人遗憾的是，糖尿病在这个太平洋岛国上并不罕见。据一份政府报告估计，大约有 40% 岛民患有糖尿病。

当然，并非只有这个太平洋岛国上的居民或羊胸肉的消费者才会患糖尿病。实际上，糖尿病是全世界最常见的疾病之一，给人类健康造成了重大威胁。在英国，目前已有 400 多万糖尿病人，平均每两分钟就有一个新病人被确诊。据英国国家医疗服务体系估计，用在糖尿病上的财政支出大约是每小时 150 万英镑，每年累计占据英国国家医疗服务体系总预算的 8%。在美国，糖尿病问题更加严重，困扰着 9.3% 的人口；而在 65 岁以上的人群中，患病率更是高达 25% 以上。这种疾病不只是常见，它还是致命的。糖尿病是美国人第七大死亡原因。它杀死的美国人比龙卷风、恐怖袭击和鲨鱼袭击加起来还要多，甚至比被枪支杀死的美国人还要多（不包括自杀）。预计到 2040 年，全球将有 6.42 亿糖尿病患者，这更让糖尿病的预防与治疗显得尤其重要。到时候，地球上每 10 个人中就会有 1 个糖尿病患者。

尽管糖尿病问题如此令人畏惧而又日益普遍，但整个科学界依然在为它的致病机理而挠头。主要嫌疑对象之一正是免疫系统。免疫系统在本书的大部分章节中都表现得让人欢欣鼓舞，但是在本章中，它将扮演反派角色，执行一些对人体有害的行为，也就是自身免疫。自身免疫性疾病揭示了免疫系统的阴暗面，原本被设计用于保护机体的 T 细胞、B 细胞或抗体都倒戈相向，毁坏了非常健康的组织。目前已知的有 80 多种自身免疫性疾病，它们会攻击人体的各个器官或组织——从膝盖到神经，从一般腺体到性腺。

1 型糖尿病

糖尿病主要有两种类型，1 型糖尿病和 2 型糖尿病。其中，1 型糖尿病是由免疫系统攻击胰腺导致的，这一点很早就有确凿的证据。胰腺是一个柔软的、状似羽毛的器官，位于胃的后方，是控制血糖水平的总司令官。对血糖的控制至关重要的是胰腺 β 细胞，其负责分泌一种名为胰岛素的激素。健康的胰腺能够调节胰岛素进入血液的速率，因此，不论是几小时粒米未进，还是刚刚摄取了足以让人甜到忧伤的糖分，我们的血糖水平都可以保持在正常范围内。然而，1 型糖尿病中的胰腺损伤意味着胰腺 β 细胞不再分泌胰岛素，所以血糖水平可能会飙升到有损健康的高度。很快，身体就会通过它唯一知道的一种方法来排掉多余的糖分：排尿。这使得糖尿病人排尿频繁（糖尿病最常见的症状之一），同时也是糖尿病的拉丁全名的含义：*diabetes*——"通过"，*mellitus*——"蜜糖"。然而，时间一长，过高的血糖水平会损伤机体内的微小血管，这将导致一连串严重问题，比如失明和坏疽。此外，如果 1 型糖尿病患者长时间没有进食，他们的血糖水平则会骤降。他们的身体会试着照常运行，但由于缺乏能量而变得疲惫、开始发抖和冒汗。若不及时应对，低血糖可导致昏迷甚至死亡。

　　曾几何时，从猪身上提取胰岛素是我们治疗糖尿病的技术高峰。如今，仿生胰腺已进入临床试验阶段，参与试验的糖尿病患者可以用苹果手表实时追踪自己的血糖水平。波士顿大学的生物医学工程专家埃德·达米亚诺（Ed Damiano）教授是研发仿生胰腺的首席工程师之一。达米亚诺教授的儿子患有糖尿病，这是他研发这款设备的最初动力。他与麻省总医院的医生合作，希望能在自己 16 岁的儿子离家去上大学前，将这款设备完善并投入市场。这款配得上终结者采用的仿生胰腺被命名为 iLet①，能够以 5 分钟 1 次的频率分析病人的血糖水平。根据读取的数字，iLet 能够释放精确剂量的合成胰岛素来降低血糖，或者释放另一种名叫胰高血糖素的激素来升高血糖。这款仿生胰腺在成为主流治疗方法前，仍需要临床试验的打磨。不过，它也面临着一项不同于传统疗法的威胁——电脑黑客。目前，很多电视剧都将医疗设备的网络安全问题作为素材，制造跌宕起伏的剧情，比如在《国土安全》（Homeland）中，美国的副总统就因为心脏起搏器被黑客攻击而一命呜呼。2015 年，美国 FDA 强烈建议医院停用电脑控制的药物输送泵，因为网络安全得不到保障，其软件很容易被黑客

---

① 向朗格汉斯命名的胰岛（islet）致敬。朗格汉斯首次发现了由胰腺 β 细胞组成的胰岛结构。

入侵，窜改给药剂量。一旦仿生胰腺受到黑客攻击，结果将是致命的。

尽管 iLet 令人十分钦佩，但人们更想要的还是一个健康的、不需要防火墙的胰腺。这正是加州大学科学家的目标，他们正在钻研人类的包皮细胞。他们利用化学药品、生长因子和基因重组技术，将人类包皮细胞转化成了仿胰腺细胞，出色地实现了制造胰岛素的功能。接着，研究团队又将这种仿胰腺细胞移植到了糖尿病模型小鼠的肾脏中。结果显示，在移植后，改造后的包皮细胞成功地逆转了小鼠的糖尿病，而一旦将这些具有保护作用的"阴茎-胰腺-肾脏"细胞移除，小鼠就会再次表现出糖尿病症状。当然，从这个在小鼠身上进行的小实验，到研制出适用于人类的人造胰腺，中间还有很长的路。不过，良好的开始是成功的一半，这条道路将会极其精彩。

如果能够更深入地了解 1 型糖尿病背后的自身免疫破坏机制，我们不仅能更合理地控制病情，还有望能彻底治愈 1 型糖尿病。最近，研究发现了 1 型糖尿病患者血液中有 5 种关键抗体，分别攻击胰腺 β 细胞上的不同靶点。第五个，也就是最后一个 β 细胞靶点于 2016 年被确认。按照计划，描绘出免疫系统攻击靶点的图谱是第一步，接着，研究者就可以着手阻止其危害攻击，由此就可以阻止糖尿病的发生。

虽然糖尿病的免疫学机制研究颇有进展，可有一个基本问题亟待解决：为什么免疫系统会将火力对准它一直以来都在保护的对象？对一个正常、健康的人而言，从出生起，免疫系统就学会了一项核心技能——免疫耐受。我们在探讨器官移植时已遇到过耐受的概念，它是指免疫系统的巡逻部队可以识别人体的健康细胞时，不对其发起攻击的能力。就好比是一个边防部队在人体内四处巡逻，查看每个细胞的护照。只要细胞出示了正确的护照，边防队员就会走开；如果它没有走开，这个细胞就遇上麻烦了。一个至关重要的前提是，负责边防巡逻的细胞只能找被感染的和外来的细胞的麻烦。可是，我们的免疫细胞数量众多，形式多样，这意味着巡逻队中会有个别分子选择对健康护照的持有者展开攻击。免疫耐受过程好比一个针对新生代边防队员的训练营，向它们展示人体内一系列健康细胞所持有的正常护照，并清理掉那些对自爆反应错误的队员。这一过程并不全无破绽，一些本该被清理的队员逃出来，投身滚滚血流。

针对这些不受控制的逃跑者，机体还有一个后备方案——调节性 T 细胞。这种细胞回答了一个问题——谁来保护守卫者？（*Quis custodiet ipsos custodes?*）调节性 T 细胞能够识别并抑制那些对正常细胞有异常兴趣的免疫细胞。虽然科学家尚未搞清糖尿病患者的免疫系统为何将火力对准了胰腺，他们已经在使用调节性 T 细胞来试图延缓糖尿病的进程了。伦敦的研究者开发了一种针对 1 型糖尿病的新型免疫疗法，名为 MultiPepT1De[①]。该疗法将人体暴露在从胰腺 β 细胞中提取的蛋白质片段下，希望能唤醒调节性 T 细胞对剩下的胰腺 β 细胞的保护。1 型糖尿病患者在刚被诊断时，通常还有 15%～40% 的胰腺 β 细胞保持着正常功能，因此，研究

---

① multi 的意思是"多重"，peptide 的意思是"肽"，肽由氨基酸构成，经折叠等形成蛋白质，可以认为肽是蛋白质片段。——译者注

者的目的是保护这部分细胞，保存它们控制血糖的能力。这一研究仍在起步阶段，但其安全性已得到证明，也具有很大的治疗潜力。接下来，MultiPepT1De 疗法将在儿童身上进行试验，来验证它是否能够预防糖尿病的发生。

2 型糖尿病

在糖尿病的故事里，1 型糖尿病只占很小的一部分，但 2 型糖尿病就不同了。成年糖尿病患者中有 90% 患的是 2 型糖尿病。1 型糖尿病患者无法合成胰岛素，而 2 型糖尿病患者或者是胰岛素水平低，或者是身体失去了对胰岛素的响应。不像 1 型糖尿病具有清晰的自身免疫性质，2 型糖尿病是一个涉及饮食、遗传和免疫系统的复杂问题。在种种因素中，肥胖的不利影响最为显著。肥胖能够引发慢性、低水平的炎症，可能增加了免疫系统攻击胰腺的可能性，从而奠定了糖尿病发生的基础。这便解释了为什么羊胸肉对汤加的糖尿病发病率造成了灾难性的影响，以及为什么肥胖率的提升会使将来每十个人中就有一个人罹患糖尿病。肥胖对 2 型糖尿病的影响之甚，使得 48 位世界顶尖的糖尿病专家和 45 个国际医学组织于 2016 年 5 月共同发表了一项声明，建议将以减肥为目的的胃部外科手术作为糖尿病的标准疗法之一。他们在声明中称，这是糖尿病治疗史上的一个里程碑，其重量级相当于胰岛素疗法的发现。

我们的灾难性饮食也改变了 2 型糖尿病所影响的人群。肥胖曾经是成年人专属的窘况，2 型糖尿病也曾是。在历史上，2 型糖尿病被称为成年型糖尿病，因为它极少在儿童中出现——在 2001 年前，青少年糖尿病患者中只有 3% 被诊断为 2 型糖尿病，余下的都是 1 型糖尿病。可是，十年后，随着一大批超重或肥胖儿童的出现，这一比例也增加到了 45%，成年型糖尿病的概念也就被弃用了。

诚然，饮食并不是唯一的决定性因素，是基因决定了我们的遗传易感性和生理特征。科学家在梳理 2 型糖尿病的遗传学因素时采用了一系列技术，有的很经典，有的很前沿。前沿的技术比如基因组技术，能够快速扫描数千名糖尿病患者的基因组，寻找共同模式。经典的技术比如研究一种自然赋予科学的绝佳设置——双胞胎。例如，弗雷德和乔治是一对同卵双胞胎，被一起抚养长大。于是我们得知，他们不光具有相同的遗传密码，也享有几乎相同的成长环境。他们在同样的学校就读，住在同一栋房子里，饮食结构相同，兄弟姐妹的数目相同，家庭的收入状况也相同。此外，这一切都发生在相同的时间点上，因此，双胞胎所经历的更广泛的社会变革也是相同的，比如某项新的公共卫生举措的颁布，或者某场巫师界的战争。我们已经知道，如果同卵双胞胎中有一个罹患了 2 型糖尿病，那么另一个在一生中罹患 2 型糖尿病的概率是 70%。

由于同卵双胞胎拥有同样的基因和童年环境，你可能会顺理成章地产生一个疑问，我们怎样才能知道这 70% 的概率中有多少来自先天因素，多少来自后天养育？另外一种类型的双胞胎将为我们解答这个疑问，那就是异卵双胞胎。被共同养育的异卵双胞胎也生长在相同的环境中，但是和共享了 100% 相同基因的同卵双胞胎不同，异卵双胞胎只有 50% 的基因是相同的。如果异卵双胞胎中有一个罹患了 2 型糖尿病，那么另一个的患病概率只有 20%～30%，比同卵双胞胎的 70% 要低得多。因此，基因似乎对 2 型糖尿病的发病具有重大影响，目前，学术界正有一大批研究者致力于弄清楚一个复杂的问题——哪些基因起了作用，又是如何作用的。

饮食与遗传的危险因素及其交互作用共同奠定了身体的慢性炎症状态，成了诱发糖尿病的熔炉。在一部分人的体内，慢性炎症状态破坏了胰岛素的生成，打乱了身体对胰岛素的反应，逐渐发展成了成熟的 2 型糖尿病。尽管 2 型糖尿病已经成了非常常见的疾病，但对它的研究仍在进行，有很多基础问题尚未得到解答。例如，尽管免疫反应似乎确实参与了发病，但其参与机制却仍未明确。最近，一些专家推测，在 2 型糖尿病中也有受免疫系统攻击的特定靶点，就像 1 型糖尿病中的胰腺 β 细胞一样。已有一些证据支持了这一观点。科学家在糖尿病模型动物身上发现了一些抗体，当把这些抗体转移到健康动物身上时，会诱发受者的糖尿病。然而，仍未有确凿证据可以证实人类身上也有类似的靶点。在掌握此类证据之前，2 型糖尿病仍不可以被归入真正的自身免疫性疾病。

免疫系统与环境如何相互作用

免疫系统与环境因素之间复杂的相互作用所导致的疾病并不仅仅是 2 型糖尿病。各种各样的东西都有可能使那些微小却致命的守卫者对我们倒戈相向。就好比你拥有一个有微型鲨鱼出没的戏水浅池，你站在岸边用脚趾试水——一般来讲，微型鲨鱼并不喜欢吃脚趾，只是在水里游来游去，可能谈论一下天气，或者吞掉一两只偶尔出现的小型鱼类。不过，倘若你划破了脚趾，把血滴进了水池里，平时的规矩就不算数了。血染的池水让鲨鱼开启了疯狂捕食的状态，手指、脚趾等一切身体部位都变成了它捕猎的对象，哪怕平时它并不好这一口。有许多环境因素都像这个故事里的血一样，比如肥胖（对 2 型糖尿病的影响），甚至是光照水平。

多发性硬化是一种神经系统疾病，由免疫系统攻击髓磷脂中的蛋白质导致。髓磷脂是髓鞘的主要构成成分，包裹在大脑和脊髓神经元轴突上。一旦髓磷脂遭到破坏，神经冲动的传递就被阻断了，这会导致一系列症状的产生，比如麻木、麻刺感、肠道问题和视力问题。我们仍不知道免疫系统究竟是为什么把火力对准了髓磷脂，但研究已经发现了一系列危险因素，包括缺乏阳光照射和维京人[①]基因。这两个因素与一个现象相关，即多发性硬化在北半球偏北地区最为常见，而多发性硬化发病率最高的地区是奥克尼群岛。研究者认为，这可能与偏北地区阳光照射不足导致的维生素 D 缺乏有关。另一种理论则认为多发性硬化与这一区域人群的基因传承有关，也就是维京人。人为因素对免疫系统也会

---

① 尽管维京人的字样颇有点博人眼球的意思，听起来不像是严肃的科学，但我们的祖先对我们的免疫系统的影响比你想象的更大。2016 年，一个研究团队推断出那些曾与尼安德特人调情的远古人类可能给现代人留下了难受的免疫学遗产——在除了非裔以外的人群中发现了三个来自尼安德特人的基因，它们虽然加强了固有免疫反应，但是却让人更容易得哮喘或过敏。

产生出人意料的影响。比如，欧洲为应对 2009 年的流感大流行而推广了疫苗项目，却在之后又暴发发作性睡病。大约有 1 300 人在接种了流感疫苗后得了发作性睡病，其症状包括突然睡着、睡眠麻痹（在睡着或刚醒来时无法移动）和猝倒（失去对肌肉的控制，常常发生在生气等强烈情绪爆发后）。2015 年，一个研究团队终于为这个意外的副作用找出了一个可能的解释，他们发现，这种疫苗能够刺激抗体的产生，这种抗体恰好可以与大脑的睡眠中枢结合。他们推测，在那些具有发作性睡病易感基因的人身上，这种抗体能够引发睡眠障碍。将这一因素考虑在内，超过 3 000 万欧洲人都接种了疫苗，这一副作用的比率实在很小，大约每 10 000 接种疫苗的人之中只有 4 人受到影响。

或许并不意外，既然疫苗能够引发自身免疫反应，真正的感染就也能够引发自身免疫反应。一个例子便是 2016 年席卷南美的寨卡病毒，病毒所到之处，留下了一连串的神经系统疾病。人们的肌无力逐渐恶化——大部分病例中，受到影响的只是手臂或腿，但在极端病例中，这种无力也会扩散到负责吞咽和呼吸的肌肉，让病人无法自主呼吸，只能依赖呼吸机生存。罪魁祸首被认定为吉兰-巴雷综合征，这种罕见但严重的综合征，常常会与近期的某次并不严重的病毒感染相关，比如普通感冒，在此例中，则是寨卡病毒[①]。为何一次小小的感染能让免疫系统攻击本体，并发展成

---

① 寨卡病毒基于另一个原因而臭名昭著。普通人被寨卡病毒感染后，只会表现出轻微症状，通常是关节痛和发热，但是它对孕期妇女的影响十分恐怖。在 2016 年，寨卡病毒因为导致新生儿的小头畸形而屡次登上头条。小头畸形是指小于正常水平的头型，有时可能与脑部发育异常有关。因此，建议怀孕妇女避免到寨卡病毒横行的国家旅行。

威胁性命的自身免疫性疾病呢？就像我们常说的那样，我们对自身免疫依然所知甚少。然而，另一种免疫学疗法是将健康人的血液中的抗体输入患者体内，将那些攻击神经系统的抗体摧毁。

在本章中，我们讨论了免疫系统过于活跃导致的疾病。不过，自身免疫只是这枚危险硬币的一面。现在，让我们翻到另一面，来讨论一下免疫缺陷——免疫系统过于孱弱——导致的问题吧。我们将了解到，有些人不得不服用药物、尝试实验性疗法，甚至生活在一个泡泡里，才能得到我们只要窝在沙发上看电视剧就能得到的生活。

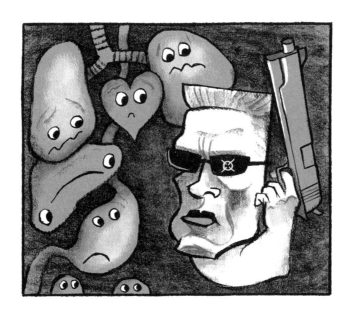

第十三章

无防御：生活在泡泡里的男孩

戴维·维特尔（David Vetter）是一个在爱和期待中降生的婴儿。他和所有新生儿一样啼哭着来到这世上，却只过了 20 秒正常人的生活。后来戴维被小心翼翼地放进了一个特制的塑料泡泡中，在那里度过了接下来的日子。在他生活在地球上的 12 年里，甚至也包括他去世之后，他存在的独特性质给我们带来了无与伦比的科学发现。不过，或许更重要的回忆是，他最喜欢的颜色是紫色，热爱《星球大战》（*Star Wars*），还曾为了逃学而藏过铅笔。他是一个普通的孩子，之所以过着与众不同的生活，是因为他没有免疫系统。

戴维出生时患有重症联合免疫缺陷病（Severe Combined Imm-unodeficiency，SCID，发音为"skid"）。这种基因状况决定了戴维无法产生 T 细胞或自然杀伤细胞，他的 B 细胞也不具备任何功能。所以他具有"免疫缺陷"，连最轻微的感染也无法抵御，甚至普通感冒也可能会致命。戴维的父母清楚地了解 SCID 的危险，他们已经因为这种疾病失去了一个儿子，也叫戴维，只活了 7 个

月。在他们的第一个儿子去世后，医生曾警告维特尔夫妇，如果
他们之后怀的还是男孩，将有 50% 的概率也患有 SCID。但是
当这对虔诚的天主教夫妇发现他们又将迎来一个男孩的时候，他
们拒绝了终止妊娠，而是尽一切可能确保这个孩子在无菌的环
境下降生。他们相信实验生物学教授拉斐尔·威尔逊（Raphael
Wilson）的观点。拉斐尔·威尔逊教授认为，如果 SCID 患儿能
够在无菌环境中长时间地生活，只要等到找到匹配的骨髓捐献者，
就有可能被治愈。

　　为戴维的出生所做的准备堪比在月球上部署军事行动。三间
相邻的手术室在连续三天内关闭并被深度清洁。手术之前的下午，
医院里竖起了标志牌，让人流避开这三间手术室门口的走廊，以
最大限度地减少可能出现在该区域的细菌数量。被精心挑选出来
参与剖宫产的工作人员身上的每一寸皮肤都被擦拭并采样。但凡
查出携带任何感染源，就需要退出手术，由另一个没有被感染的
工作人员取代。这个超级干净的团队必须像一台运行良好的机器
一样通力合作，不仅不能语言交流，还得保持几乎不动。这一规
定是为了尽量减少房间里的空气流动，从而降低微生物从空中跳
伞降落到戴维身上的风险。虽然听上去很古怪，但其重要性不可
小觑。通常手术室里会充满了交谈声，当外科医生、护士和麻醉
师交换工具、交流信息和想法时。但是在这次剖宫产手术中，团
队被迫用长久的沉默取代了谈话的丰富韵律，在沉默中，他们采
用了一组专为这次行动设计的复杂的头部运动和眼神交流。

　　但这些工作人员并不是唯一的踏入未知领域的人。分娩通常
会让人感到压力，但恐怕谁也比不上 1971 年 9 月 21 日前夕的卡

罗尔·维特尔更焦虑。她不得不接受各种除菌的预防措施、睡在无菌床单上、吃无菌食物并用抗菌肥皂擦洗整个身体。别的待产妈妈都被兴奋的朋友和家人围绕着，但是卡罗尔却要单独待着，只能通过电话与人交流。当计划生戴维的那天早晨到来时，卡罗尔被用无菌床单包裹起来（后来她说感觉好像被裹成了木乃伊），她的肚皮被足足擦洗了10分钟，以去除一切微生物，让皮肤尽可能干净。

终于，无菌环境的准备工作完成了。在手术刀划破皮肤之前，还有一个不同寻常的步骤：所有人员在15分钟内保持静止和沉默。这样做的目的是让空气尽量静止，最大限度地减少可能随着一个手势、一声低语产生微风，卷起细菌。时机成熟，手术开始。外科医生缓慢而精准地将戴维从他的幸福而洁净的茧中取出来，把他脆弱的小身体带到了现实世界。

通常，新生儿会马上被递给他们的妈妈，通过皮肤接触开始建立感情，但是戴维却被送进了等待他的泡泡的臂弯中。泡泡的准备工作就像手术室的准备工作一样细致，装有经过过滤的空气、无菌尿布、无菌的医疗设备甚至无菌的圣水。血液测试的工作持续了两周，维特尔一家在等待中祈祷，希望这一个戴维落在那安全的50%中。但是希望落空了，测试结果显示，戴维确实患有SCID。当时的人们对此束手无策，卡罗尔和医疗团队所采取的极端的预防措施至少保证了戴维的存活。

他们都没有料到戴维的生活将有多么独特，因为没有人知道他等待了这么长时间都没有找到匹配的捐献者。该团队一直认为泡泡只是权宜之计，但是一直找不到匹配的骨髓，他们不断遇到一系列意料之外的日常问题。比如，如何制作无菌牙膏？他们尝试对牙膏进行高压灭菌（加热）来杀灭其中掺杂的任何微生物，但事实证明，经过高温加热的牙膏变得更像混凝土而不是牙齿清洁用品。他们还考虑过用气体通过牙膏来灭菌，但讨论之后，他们发现最可能得到的结果是一大坨爆炸的牙膏泡沫。所以这一方案也没有得到实施。最终的解决方案没有用到什么尖端技术，灵感来自过去：盐和小苏打。在商业牙膏面世之前，这一组合一直被人们用来保持牙齿的最佳状态，当然戴维也可以用它。

另一件对戴维的牙齿很有好处的事情，是这个没有免疫系统的小男孩根本不能食用冰激凌、蛋糕和可口可乐。在他五岁之前，每逢生日，他的妈妈都会烤一个蛋糕并插上蜡烛，但过生日的小男孩本人却碰也不能碰这块未经消毒的含糖美味，因为它真的可能会杀死他。直到他五岁生日时，团队认为蛋糕经过灭菌后足够安全了，戴维才终于吃到了第一口生日蛋糕（尽管是真空罐装的）。戴维的另一项长期目标是喝上可口可乐。他在电视上看到人们很享受碳酸饮料，于是问自己是不是也能来一点。团队进行了实验来满足他的愿望，但是高温消毒过程也破坏了可口可乐的气泡和味道。在戴维生命的最后几天，当他终于被从泡泡里放出来的时候，他的第一个要求就是喝可口可乐。可悲的是，鉴于他病情严重，团队认为这样做风险太大，以至于戴维到去世都没有喝到可口可乐。

随着戴维渐渐长大，泡泡也变得越来越大，但即使是升级后的泡泡，对一个不断成熟的头脑来说也实在太小了。为了解决这个问题，团队设计了一个运输泡泡，可以让戴维来回于医院的泡泡和家里的泡泡。家里的泡泡放在起居室里，戴维健康的姐姐

（作为女孩，姐姐就没有被 SCID 困扰）就睡在泡泡的旁边，朋友们也可以一起来家里过夜。

戴维离泡泡最远的一次，得益于美国国家航空和宇航局（NASA）的馈赠：一套价值 50 000 美元的无菌太空服。这套太空服连接着一个无菌的换气系统，让戴维这辈子头一次进入了一个没有围墙的世界。他在自家花园里跑来跑去，用一根浇水软管向着高兴的围观者洒水。然而，就像这套太空服一样令人惊叹的是，戴维只穿了它六次，就再也穿不下了。想要安全地穿上这套太空服，需要三个人（他的父母外加一名训练有素的 NASA 工程师）在旁协助，而在烦琐的穿戴过程之后，这套带生命支持功能的太空服的电池的实际使用时长仅为一个小时。

进入 20 世纪 80 年代后，戴维开始迈入青少年时期，研究人员越来越清楚泡泡能够维持戴维的生命，但是如果他想过真实的生活，还是需要冒一些风险。戴维的医生告诉维特尔夫妇，最新的研究表明，匹配不是特别完美的骨髓移植也能发挥作用。在与戴维讨论过这样做的风险之后，他同意尝试接受姐姐凯瑟琳的捐赠，进行骨髓移植手术。戴维的母亲后来声称，那时医生告诉她，这个手术的安全程度高达 99%。但这并不符合事实，医生所知道的最新研究只包括两次移植手术，而这两次手术一次是成功的，一次却失败了。

戴维的移植手术注定要失败。凯瑟琳的骨髓就像一匹特洛伊木马，藏有隐患——EB 病毒（Epstein-Barr virus）。我们大多数人都曾接触过 EB 病毒，它可引起相对无害但令人尴尬的"接吻病"（也称为腺热、传染性单核白细胞增多症，还可以简称为

"mono")。对大多数人来说，感染 EB 病毒会导致发烧、疲劳、喉咙痛和颈部腺体肿胀。但只要拥有健康的免疫系统，身体就能够战胜病毒，这些症状也会在两到三周内消失。然而，戴维彻底的免疫缺陷使他无法受到保护，并且容易发生 EB 病毒的罕见并发症，叫作伯基特淋巴瘤。这种非常罕见的癌症彻底打倒了戴维，这是他这辈子第一次生病。由于病情迅速恶化，骨髓移植后不到4 个月，戴维就不能在泡泡内继续接受治疗了。1984 年 2 月 7 日，团队决定 12 年来首次将戴维从保护他的泡泡中转移出来。戴维没有机会再回到泡泡里去了。同年 2 月 22 日，在他与妈妈的第一次不戴防护的亲吻之后不久，戴维去世了。

虽然戴维、他的家人、医疗团队甚至 NASA 都已经竭尽全力，但仍不足以揭开 SCID 的神秘面纱。在戴维离世 10 年之后，科学家终于开启了基因突变的潘多拉魔盒，确定了是哪一个基因的小差错导致了戴维的人生天差地别。证据表明，SCID 的病因是位于 X 染色体上的 IL2RG 基因发生了突变，所以这种疾病也被称为X 连锁 SCID（XSCID）。就像第六章中曾提过的那样，男孩比女孩更容易被 XSCID 影响，女孩由于有两个 X 染色体拷贝，所以从概率上来说，更可能拥有至少一个正常的 IL2RG 基因拷贝。不过，这并不意味着女孩就不会得 SCID，IL2RG 基因突变并不是唯一一种会导致这种疾病的突变。其实，XSCID 只占全部 SCID病例缺陷的一半，另一半是由其他染色体上的基因突变引起的。扩展冗长的引起 SCID 的基因突变名单，能让我们了解哪些基因保障了免疫系统的正常工作；还能彻底改变我们应对 SCID 的策略，促使新型测试和新型治疗方法的出现，其中一些可能听起来很像科幻小说情节，但是其实就是现实。

目前，美国 16 个州超过 100 万名婴儿已经接受了筛查 SCID 的血液检测，目标是找出在 T 细胞发育过程中产生的 DNA 小环。这些小环被称作 TRECs（T 细胞受体切除环），通常是检测不出的，它们只少量存在于患有 SCID 的婴儿中。TRECs 测试是一种比计数 T 细胞更优的 SCID 筛查方法，因为计数新生儿的 T 细胞时，有可能受到妈妈的 T 细胞的污染，使计数结果变得难以解释。TRECs 测试的另外一个好处是，只需利用微创的足跟穿刺采集的血液即可，这些血液样本已用于筛查新生儿的其他严重疾病。这一测试能够挽救生命。如果能够尽早发现 SCID，那么在婴儿出现任何感染之前，就可以寻找匹配的骨髓进行移植，从而彻底治愈 SCID。

基因疗法

跟这一项进展相比，TRECs 只是很小的一步。超越现有的尝试、在展望未来的时候，SCID 的患者和研究者都希望能让 SCID 的骨髓移植疗法成为过去。基因革命的真正回报是完美的基因疗法。思路很简单——别被它简单的外表蒙蔽——如果 SCID 患儿的根本问题是缺少一个正常的基因拷贝，而我们又已知正常的基因是什么样的，那么为什么不直接给他们换上一个正常的基因拷贝呢？

1990 年，美国的一项前沿研究首次做到了基因替换，当时 4 岁的阿散蒂·德西尔瓦（Ashanti DeSilva）成为世界上第一个接受基因治疗的人。阿散蒂的 SCID 是由缺乏一种叫作 ADA 的酶导致的，因此，治疗的目的就是给她的细胞提供足够从头合成这种酶的基因的工作拷贝。结果颇为成功——阿散蒂现在仍然活得很好，但基因治疗没有给她带来长久的改善，所以她后来一直服用片剂形式的酶。

对基因治疗的追求仍在继续。1999 年，法国的一组勇敢的科学家尝试给 XSCID 患儿提供一份 IL2RG 基因的工作拷贝。为了能够将该基因导入骨髓，他们采用了一项黑魔法般的病毒技术，这种病毒能够整合到人类 DNA 中，被称为逆转录病毒。这类病毒得把自己插入人类的 DNA 中，才能合成自己的蛋白质，利用这一特性，科学家对病毒进行了改造，让它不会在整合后迫使细胞合成病毒的蛋白质和酶，而是会合成大量由 IL2RG 基因编码的蛋白质。科学家把病毒当作快递员，将功能完备的 IL2RG 基因的工作拷贝运输到从患儿的骨髓中采集的细胞里。然后再把这些细胞移植回患儿体内，这样，患儿就第一次制造出了有功能的 T 细胞、B 细胞和 NK 细胞。或许最令人难以置信的是，这种方法真的起效了，SCID 患儿被治愈了。科学家们大胆地走上了以前只有科幻小说敢涉足的道路，让基因治疗变成了成功的现实。这不仅仅是SCID 治疗的突破，它还给全世界有过多基因状况的人创造了希望，带来了将来遗传疾病会逐个被突破的曙光。

是不是听起来太好了以至于像假的？可悲的是它真是假的。基因疗法有一个陷阱，而且是很大的陷阱。在宣布试验成功之后不久，研究者发现十名被治愈的 XSCID 患儿中有两个得了白血病。2003 年，研究小组在《科学》杂志上发表了一篇文章，提出问题的根源在于被用来引入 IL2RG 基因的逆转录病毒。由于倒霉的概率问题，在一些骨髓细胞中，逆转录病毒将自身插入了一段名叫 LMO2 的基因邻近的 DNA 中，增强了 LMO2 基因表达的活性。这是一场灾难，LMO2 的过度活跃打破了正常的制动过程，使新细胞的数量不再受到调节。失去了制动的 T 细胞会数量爆炸，也就意味着孩子得了白血病。原本只是存在于理论上的风险突然变成了当下切实的危险，这让科学家、患者及其家属开始重新评估基因治疗的安全性。

　　一个由世界上最优秀、最聪明的基因治疗专家组成的团队集合了来自法国、英国和美国的成员，他们提出了一个新方案：自灭活（self-inactivating，SIN）病毒载体。新一代的病毒载体不再有超强的扩增能力，所以它们只能传递目标基因，但是无法提升基因合成蛋白质的能力。关键在于，SIN 病毒载体不再具有原始逆转录病毒载体促进临近基因活性的能力。这从理论上来说没错，但唯一的验证方法是实践。他们开展了一项临床试验，招募了来自欧洲和美国的九名 XSCID 患儿，来测试 SIN 体系的安全性和有效性。2014 年 10 月，试验结果被发表在最著名的学术期刊《新英格兰医学杂志》上，报告的是好消息。在从 12 个月到 38.7 个月不等的随访中，9 个孩子中的 7 个获得了能够消灭感染的有功能的 T 细胞。而且，所有人都没有发展出白血病。这显然很棒，但是故事还没有结束。研究小组依然怀着极大的兴趣关注孩子们的进展，因为 SIN 基因疗法的长期效果仍不清楚。毕竟从该疗法诞生到现在也没有多长时间。

　　那么，为什么会有父母愿意签字，让自己的孩子接受试验性的疗法呢？虽然基因疗法存在风险，但是这些风险比一些替代方法可能相对较小。听天由命并不是一个好的选择。目前，基因治疗的最佳替代方案是骨髓移植，但骨髓移植也有其风险，而且失败也有可能发生。欧洲的一项研究跟踪了从 1968 年到 1999 年的 475 名 SCID 患儿，结果发现，如果患儿接受了配型成功的兄弟姐妹的骨髓，3 年生存率为 80%。如果移植了配型成功但没有血缘关系的捐赠者的骨髓，3 年生存率略低，为 70%；如果接受了配型不太成功的移植，3 年生存率则下降到了 50%。知道了这些数据，你或许可以理解为什么会有父母愿意签字让自己的孩子参加临床试验，并承担基因治疗的高风险和潜在的高收益。

白血病

所有关于免疫缺陷的故事都包含着极端：风险的极端、科学的极端和数字的极端。XSCID 患儿拥有的 T 细胞数目可能是零，所以他们没有抵御感染的能力——这个道理很容易理解。但是另一种情况就不这么直观了，为什么一种疾病造成白细胞的数目比正常情况多数十亿，病人却同样不能抵抗感染呢？这就是白血病患者的处境。白血病是一种骨髓细胞的癌症，会使骨髓细胞无限扩增。根据受影响的细胞类型和进展的速度，白血病主要分为 4 种类型。从病程进展速度的角度来看，"急性"白血病发病突然、发展迅速，"慢性"白血病则起病隐匿、进展缓慢。从细胞类型的角度来看，淋巴干细胞能够生成所有的 T 细胞、B 细胞和自然杀伤细胞。淋巴干细胞的癌症，叫作淋巴母细胞 / 淋巴细胞白血病。

而髓样干细胞能够生成红细胞、中性粒细胞、巨噬细胞和其他骨髓细胞。髓样干细胞的癌症，叫作髓系白血病。所以，主要的四种白血病类型就是急性淋巴细胞白血病、急性髓系白血病、慢性淋巴细胞白血病和慢性髓系白血病。

急性淋巴细胞白血病（Acute Lymphoblastic Leukemia，ALL）患者的淋巴母细胞数量迅速上升。淋巴母细胞是 T 细胞和 B 细胞的未成熟的前体细胞。这些未成熟的细胞不能对抗感染，它们挤在骨髓里，让骨骼中有限的空间变得好像上班高峰期拥挤的列车，任何正常的细胞都很难再挤上车。正常细胞被大量挤走是导致白血病的原因。红细胞和血小板的数量下降，使患者容易瘀伤、面容苍白、感到疲惫，这就是 ALL 的典型症状。此外，功能完备的白细胞数量急剧下降，使患者容易感染各种疾病，包括普通感冒和罕见的真菌感染。出于某些未知原因，85% 的 ALL 病例发生在 15 岁以下的孩子中，大多数患者发生在 2～5 岁。从好的一面看，虽然孩子们患 ALL 的比例特别高，但是他们的生存率也很高，85% 的患儿可以完全治愈，寿命与常人无异。

这个统计数据甚至会让西德尼·法伯（Sidney Farber）——现代化疗之父，也是治疗儿童白血病的先驱——感到震惊。西德尼·法伯在 20 世纪中叶做出了突破性贡献，当时他是波士顿儿童医院的一名病理学家。病理学家扭转了癌症治疗的面貌似乎听起来有些奇怪，但在 20 世纪 40 年代中后期，所有的儿科专家或肿瘤学家都对白血病患儿束手无策。当时的人们对这种疾病的了解非常有限，往往在确诊后的几周到几个月里患儿就会死去，只有极少的自发缓解案例。医生都喜欢治病救人。这一点似乎不言而喻，但是在这里应该得到强调，因为它能够解释为什么其他人都没有在白血病的研究上投入精力：当时的人们认为这完全是徒劳。法伯却对 200 多名急性淋巴细胞白血病患儿的尸体进行了尸检。不像他的同事们，法伯拒绝接受癌症无药可医的说法，他展开了一系列试验来寻找新的治疗方法。

今天，儿童新药的测试需要遵守一套极其严格的伦理规范，这意味着从新药发现到在儿童身上进行试验，要经过冗长的过程。然而，在 20 世纪 40 年代，这个过程还没有出现，这一事实既促成了胜利，也造成了悲剧。在最早的一系列试验中，法伯在急性白血病患儿身上尝试了叶酸疗法。但是，这种药似乎加快了白血病的病程并加速了患儿的死亡，而不是像法伯所希望的那样减缓病程。虽然在被确诊为急性淋巴细胞白血病之后死亡几乎是注定的，但是这一结果依然悲伤地展示了新药试验在本质上是危险的。

但是，灾难般的试验结果为法伯带来了一线希望，他想到了一个主意：如果叶酸能够加速白血病的病程，那么抗叶酸剂能够减缓病程吗？这个精彩而简单的想法改变了医学史，因为答案是肯定的（暂时）。法伯成功地实现了从科研到临床应用的转化，他委托药厂生产了纯化的抗叶酸剂氨基蝶呤（aminopterin），并在之后的 5 个月内用它治疗了 16 名儿童。夏天伊始，就有了初步的治疗结果，1948 年 6 月，法伯发表了一篇论文描述了这些结果。6 名儿童反应不佳，其中两人的病情没有任何改善，4 人不幸死去。然而，另外 10 名儿童的病情表现出了实质性的改善，他们的血液计数接近正常，其中一人已经重返学校。引人注目的不仅是病情出现了改善，而且是以令人难以置信的改善速度——原本病得很重的孩子在短短几周内就能出院过上接近正常的生活。不过，法伯的研究报告强调了疗效的暂时性（一个小女孩停药47天后复发），并指出了它有严重的副作用，包括严重的口腔炎症。这种均衡的客观性贯穿了论文的结论部分，法伯总结道，氨基蝶呤不能治愈急性白血病，但确实展现了一个有待后续研究的有希望的方向。研究者常常因为夸大自己的研究结果的性质而受到批评。相比之下，法伯的简要总结仿佛跳到了另一个极端上，来到了人迹罕至的科学谦虚之海。毫无疑问，氨基蝶呤是医学史上已知的最早的化疗药物之一，而且是抗叶酸类抗肿瘤药的第一次应用，这一类药物至今仍在世界领先医院的先进化疗方案中出现。西德尼·法伯为世界改变了抗击癌症的游戏规则。

免疫功能低下

另一个对药物和癌症都很了解的人是兰斯·阿姆斯特朗（Lance Armstrong）。2013年，在战胜睾丸癌近20年后，这位在环法自行车赛获胜了7次的选手坦白自己使用了一种名为促红细胞生成素（EPO）的禁用药物。阿姆斯特朗用这种药物增加血管中的红细胞数量，从而增强了血液的携氧能力和身体的运动能力。不过，EPO不是红细胞数量多于平均水平的唯一原因。2003年，英国自行车运动员查尔斯·韦格里乌斯（Charles Wegelius）因服用EPO被暂时禁赛。韦格里乌斯否认曾接触过这种药物，进一步的检测发现，导致红细胞数量增多的并不是他的身体里多了些什么，而是少了些什么：脾脏。

脾脏是一个多才多艺的器官，它能够处理衰老的红细胞，在免疫系统中也起着重要作用。[①] 在我们的自行车运动员的例子里，脾脏处理红细胞的能力起到了重要作用。在被禁赛 5 年之前，韦格里乌斯遇上了四轮摩托车事故，结果脾脏受损，不得不将之移除。没有了消灭衰老红细胞的脾脏，韦格里乌斯血液中红细胞计数超过了平均水平，乍一看和 EPO 的效果是一样的。但是他的红细胞并不完全正常。在新的红细胞离开骨髓之前，它们被剔除了绝大部分细胞核，好让整个细胞被血红蛋白紧密包裹，使携带氧气的功能最大化。脾脏的职责是去掉最后剩下的一点细胞核，就像给樱桃去核一样。如果没有了脾脏，残余的细胞核会留在红细胞内，可以通过显微镜观察到一个小点，这个小点被称为豪-乔小体（Howell-Jolly body）。因此，一个简单的血液测试就可以发现一个人的脾脏是否在正常工作。

绝大多数人的脾脏有一个拳头大小，位于身体的左侧，依偎在第 9～11 条肋骨上。但少数情况下，如果胚胎发育的早期阶段出了问题，脾脏可能会长在错误的位置。情况并不像听起来这么糟糕；这就好比你让一个陌生人帮你拆开从杂货店买回来的东西并把它们摆到错误的橱柜里——虽然不太妥当，但其实也不会造成什么问题。内脏反位（situs inversus）的人遇到的就是这种情况，他们的全部脏器左右倒置，但是对器官功能没有太大影响。但有的人就会遇到更混乱的情况，一部分器官在它们应该在的地方，另一部

---

① 甚至还可以用来预测天气，有一位来自加拿大的男士就是使用猪脾脏逐月进行年度天气预报。比如在 2015 年，"脾脏显示二月份将会回暖，积雪可能会消退"。但范围仅限于加拿大，因此我们其他人只好收看那些较少依赖于内脏的天气预报。

分器官却不在它们应该在的地方；这种情况叫作内脏异位（situs ambiguous）。关于内脏异位的发生率，不同的专家有不同的见解。罗斯及同事认为，每 40 000 名活产婴儿中就会有不少于 1 例内脏异位；但是盖卓德等人认为，英国每 24 000 人中会有一例内脏异位，而在一个倾向于近亲结婚的亚洲人群中，每 2 700 人中就会有 1 例。和内脏反位不同，至少 50% 的内脏异位者会伴有心脏畸形，可能致命，或者需要接受大型矫正手术。在内脏异位中，心脏不是唯一一个可能异位的脏器，而对各种器官排列进行分类的一种方式就是根据人的脾脏数量——可能是多脾的（拥有多于一个脾脏）或无脾的（没有脾脏）。

已经发现的多脾脏者最多拥有 16 个脾脏，但显然它们不是标准尺寸的脾脏，否则腹腔里就没有空间配备其他脏器了，比如肝脏、肠和膀胱之类的。多脾脏会以多个小叶的形态存在，它们彼此相连，就像一串细长的葡萄。有些人的小脾脏们会在"葡萄梗"上发生扭曲，使得血液供应被切断，从而自己迈向了死亡。不过，它们也可以一起行使正常的脾功能，这比无脾脏的人已经好得多了。没有脾脏会导致他们的免疫功能低下，虽然不像白血病患者或 SCID 患者那么严重，但是感染风险远高于普通人。

只要没有脾脏，无论背后的原因如何，都是如此——不论是在遇到四轮摩托车事故后被医生摘除，还是从出生起脾脏根本就不存在。脾功能受损的人特别容易被肺炎链球菌、流感嗜血杆菌和脑膜炎奈瑟菌等荚膜细菌感染。这些细菌拥有用糖制成的多糖外壳，其作用类似于隐形斗篷，能够降低补体的活化，干扰身体对细菌的破坏能力。拥有多糖外壳的细菌一点都不甜美，一旦没有脾脏的人不幸感染了它们，有超过 50% 的风险会死亡。我们仍然不太了解为什么荚膜细菌会对没有健康脾脏的人特别危险；但是显然脾脏中的某些细胞拥有专业的杀伤技能包，能够对付这些狡猾的隐形细菌。原因有可能在于不起眼的脾脏巨噬细胞，有研究表明它们在消灭荚膜细菌时起着关键作用。不过也存在着一些矛盾的证据，虽然小鼠的巨噬细胞数量较少，但它们也能够对荚膜细菌产生反应。另一种关于无名英雄脾脏的观点，指向了在脾脏中大量存在的一种特殊的 B 细胞。虽然脾脏到底为什么重要的问题仍然没有答案，但是我们知道，如果没有脾脏，就必须接受干预治疗，来应对这些细菌的感染。也就是说，无脾脏者需要接受健康教育并接种疫苗，对一些人来说，还要终身服用抗生素。只要做到了这一切，无脾脏者也能过正常的生活；毕竟没有脾脏的查尔斯·韦格里乌斯都能参加世界锦标赛、英联邦运动会和奥运会的自行车比赛。

你相信奇迹吗？我不相信。但是我可以理解为什么最后这一个免疫功能低下的例子里的主角选择相信。在 20 世纪 60 年代，世界上出现了第一批被诊断为 WHIM①综合征的患者，X 女士——姑且让我们这样称呼她——便是其中之一。WHIM 综合征的症状包括反复感染和疣的暴发，还会增加癌症风险，病因通常是趋化因子受体 4（CXCR4）基因突变。该基因在免疫细胞——特别是

---

① WHIM 四个字母分别代表着该综合征的主要特征：疣、低丙种球蛋白血症、感染、无效生成性慢性粒细胞缺乏症。低丙种球蛋白血症意味着患者只有很少的球蛋白，所以血液中的抗体也很少，无效生成性慢性粒细胞缺乏症则意味着中性粒细胞在骨髓内滞留。

中性粒细胞——从骨髓进入血液的过程中十分重要。引起 WHIM 综合征的 DNA 突变破坏了这一过程，使免疫细胞在骨髓内滞留，不能前去完成自己的工作。所以患者很容易被各种病原体感染，包括导致疣和增加癌症风险的 HPV。

在被诊断为 WHIM 综合征之后的 50 多年，X 女士前往美国国家过敏症和传染病研究所找专家为她的女儿筛查 WHIM。意料之外的是，正是 X 女士无意中提及了自己的疾病，令医生眼前一亮：她在最近 30 年中都没有表现出症状。此前，医学史上从未见过 WHIM 综合征自发消退的报告，所以医生开始寻找 X 女士痊愈的原因。事实出人意料到了可以拍成电视节目的程度，他们发现 X 女士赢得了"基因彩票"。X 女士的一个细胞中的一条染色体断裂了，这种现象被称为染色体碎裂（chromothripsis），而且断裂恰好发生在突变的 CXCR4 基因处，这个位置刚好包含在能够产生中性粒细胞的干细胞中。如果这一断裂出现在了其他种类的细胞中，将不会造成任何影响。但是由于实际上它影响的细胞过于特殊，以至于创造了一个没有突变的干细胞，便进一步产生了能够逃出骨髓的中性粒细胞。

具有癌症遗传倾向的大多数人并没有这么幸运。事实上，癌症是免疫系统最棘手的敌人之一。因为免疫系统发现癌细胞的过程，就像是在玩《瓦尔多在哪里？》（*Where's Waldo*）[①]之中难度最大、最致命的一页。癌细胞和细菌或病毒不同，后两者与人体细胞有很大差异，但前者好比在数十亿戴着眼镜、穿着红白条纹

---

①《瓦尔多在哪里？》是一套由英国插画家创作的儿童书籍。这本书的目标就是在一张人山人海的图片中找出一个特定的人物——瓦尔多。

衫和蓝色牛仔裤的威利里，找出笑容不太一样的那一个。这就是
免疫系统检测癌症时所面临的挑战。也是下一章要讨论的内容。

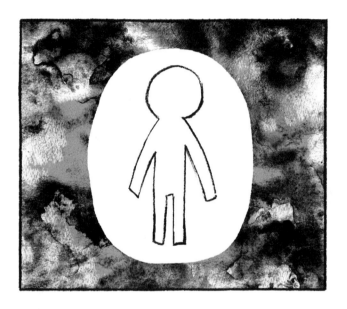

第十四章

癌症：致命"找茬"

癌症有许多面孔，它们都不漂亮，但很多都会致命。它戴着面具来掩盖自己的杀手身份，企图瞒过可能来刺杀自己的刺客——在人体中游荡的 T 细胞和自然杀伤细胞。尽管免疫系统尽了最大的努力想要看穿癌细胞的本质，但它所面临的挑战是巨大的。这就像企图在世上最大的化装舞会中寻找一名凶手，但舞会上的每个人都戴着相同的面具，只是凶手的面具边缘的亮片形状略微不同。癌细胞的面具之所以如此令免疫系统信服，有一部分原因是它们曾经就是普通细胞。

癌症发生的多个步骤

许多事物可以导致细胞的 DNA 发生突变，使细胞从一名普通的伙计变成一个癌变的伙计。从皮革粉末到咸鱼的一系列致癌物质凭借着特殊技能使细胞发生癌变。2000 年，道格拉斯·哈纳汉（Douglas Hanahan）和罗伯特·温伯格（Robert Weinberg）

概括了这些技能，发表在顶级学术期刊《细胞》（*Cell*）上。这篇学术论文成为《细胞》创刊以来阅读量、分享量最高的文章之一。他们将这些技能名之为"癌症的标志"，第一，持续的增殖信号：普通细胞接到指令才会增殖，但癌细胞不需要这些指令，而是像疯狂繁殖的坏兔子一样，能够随心所欲地复制。第二，对生长抑制信号免疫：生长抑制信号是阴阳调和的一部分，也就是说，癌细胞忽略了停止增殖的指令。第三，抗拒细胞凋亡：当细胞表现异常时，通常可以触发一种内部自毁机制，叫作细胞凋亡。负责这种自毁机制的一个主要基因是TP53，如果该基因发生突变而不能再起作用，细胞就可以任意妄为而不受到惩罚。最近有人提出，TP53可能是解答一个长久以来的难题的关键：为什么大象患癌症的概率没有人类高？20世纪70年代，研究者理查德·皮托（Richard Peto）指出，动物的体形大小与癌症发病率之间似乎没有任何联系。这一观点之所以出人意料，是因为人们觉得既然大型动物的细胞会分裂更多，就更有可能积累突变，并发展成癌症。然而，发表于2015年10月的两项研究称，大象有20份TP53基因，而大多数哺乳动物——包括人类——只有一份。这么多的备份让大象细胞获得了史诗级别的自动防故障保护，大大降低了大象细胞因失去TP53自毁按钮而癌变的可能性。这并不意味着大象不会患癌症，就像一位科学家说的，如果大象群体也开始吸烟，饮食也变得不健康起来，那么大象的癌症发病率也会升高。

癌症的第四个标志是永生化。即使细胞能够在烹煮它们的化学熔炉下达停止令后继续增殖，它们的复制也是有尽头的。这是因为细胞拥有内部计数器，为它们一生可以分裂的次数设置了上

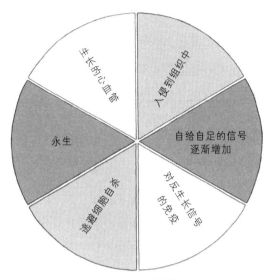

图 14.1 癌症的功能特征

限，对人类细胞来说，这一数字是 60～70 次。一旦癌细胞从计数器的镇压下翻身，它们就能永生化。最后的两个标志，一个是诱导新血管的生成，这保障了不断生长的肿瘤能够获得充足的氧气和营养物质；另一个是癌细胞能够侵入组织以扩散到身体的其他部位。

虽然很多能够导致突变、产生 6 种癌症标志的风险因素是我们吃下或吸入的，然而，有一个很重要的风险因素存在于我们体内：炎症。有数种涉及慢性炎症的疾病伴随着升高的癌症风险。例如，炎性肠病患者罹患肠癌的风险增加了 5～7 倍，丙型肝炎或乙型肝炎患者罹患肝癌的风险则增加了 20 倍。从某些角度看，这种现象似乎违反直觉——在一个免疫系统活动很活跃的地方，难道不应该降低癌症成功的概率？就好像增加了警察人数，结果却发现犯罪率上升了。

一种合理的解释是，发炎的皮肤或肠道不能起到正常的屏障作用，反而使得环境里的致癌物渗透进来，在其接触到的细胞上发挥它们的变异魔法。另一种合理的解释是，炎症涉及的几种化学物质能够引起肿瘤。实体瘤①的生长速度可以很快，而在它们快速肿大的同时，肿瘤的核心就会离血管太远，不能得到良好的血液供应。由此发生的缺氧会使癌细胞死亡，混乱的死细胞从肿瘤内部被释放出来，将白细胞招募到现场。于是，白细胞开始分泌促进细胞生长、促进新血管发育的化学物质。通常这在身体受伤的情况下是件好事，但在癌症的情况下，这些化学物质就好比被投入森林火灾中的火箭燃料。这些促炎性化学物质对肿瘤的存活非常有益，以至于一些肿瘤不会坐等免疫系统送来燃料——它们会亲自向环境中分泌一些类似的促进肿瘤生长的化学信使。

从这个角度上看，免疫系统的活动对癌症来说利大于弊。然而，到了 2011 年，哈纳汉和温伯格又给癌症的标志名单里新增了两项，其中一项是逃避免疫破坏。根据免疫编辑（immunoediting）理论，我们在人类身上观察到的癌症只是被免疫系统雕塑过的恶性冰山的一角，在被我们察觉之前，免疫系统已经将许多癌细胞化于无形。所以，并不是所有癌细胞都能胜过免疫系统，只不过是我们只能看到那些战胜了的。有一种看法认为，想要在免疫系统中存活，关键的一步是让癌细胞佩戴的面具更为正常——要么去除细胞表面的癌症标记物，要么去除可以将这些标记物展示给

---

① 实体瘤，顾名思义，就是一个固体肿块，通常不含空腔或液体。

免疫细胞的蛋白质平台。

免疫系统不仅雕塑了癌细胞的面具，也影响了人们可能发生的癌症类型。例如，艾滋病毒能够削弱感染者的免疫系统，感染者患非霍奇金淋巴瘤的可能性是普通人群的 70 倍，患卡波西肉瘤的可能性是普通人群的数千倍。这两种癌症都被称为艾滋病定义性癌症（AIDS-defining cancers），它们的发生标志着患者从艾滋病毒感染者转变为艾滋病患者。不过，许多其他癌症在艾滋病毒感染者中的发生率不会升高，比如乳腺癌、结直肠癌和前列腺癌。某些癌症更容易影响免疫系统较弱的人，是因为它们是由病毒引起的——卡波西肉瘤由疱疹病毒引起，非霍奇金淋巴瘤由 EB 病毒引起——而艾滋病毒感染者抵抗这些病毒的能力较弱。

2015 年，这一公认的现象出现了一个出人意料、非同寻常的变化，一名男子被诊断为世界上第一个绦虫肿瘤患者。据估计，全世界大约有 7 500 万人的小肠中居住着短小绦虫，它们的存在基本不会对宿主造成任何伤害，也很少表现出任何症状。在免疫系统受损的人群中，比如在艾滋病毒感染者中，这些绦虫可以常年居住并且大量繁殖，但是很少会出现在肠道以外的地方。如果医生见到了一名 41 岁的艾滋病毒感染者，他们很可能并不把短小绦虫当成一个问题。这名感染者因为发烧、咳嗽、体重减轻和疲劳前来就医，血液测试显示他的 CD4 计数（一种测量某一类 T 细胞的方法）为 28。健康的成年人的正常 CD4 计数范围在 500 到 1 200 之间，对艾滋病毒感染者而言，CD4 计数低于 200 则意味着已发展成为艾滋病。CT 扫描显示他的肺部、肝脏和淋巴结出现了肿块，医生从这些肿块中取出组织样本，并将图像发送给美国疾病控制与预防中心的专家进行远程诊断。图像令专家感到困惑——这些细胞似乎与典型的癌细胞有很多共同点，但是看上去实在太小，不像是人类的细胞。有人推测它们是原生质体黏菌感染导致的，但是更奇怪的事实是：这些肿块中含有寄生虫的DNA。专家得出的结论是，寄生虫的干细胞得以在免疫功能低下的宿主体内繁殖，随着时间的推移，它们发生了突变，转化成为癌细胞。在这一病例出现之前，从没有人见过绦虫的癌症，更不用说在一个人身上看到增殖、突变的绦虫肿瘤。悲伤的是，诊断完成时，患者由于病情严重而选择了姑息治疗，于 72 小时后死亡。虽然我们以为这种病例非常罕见，但如果考虑到短小绦虫感染风险与艾滋病毒感染风险之间的重叠现象，可能有很多绦虫肿瘤未得到诊断。知道了这种肿瘤的存在，会激发人们对治疗方法的研究，而这些研究同时也能加深我们对感染、免疫系统和癌症之间关系的理解。

抗癌药物——推陈出新

炎症与癌症之间的联系引出了许多有趣的、新型的治疗方法。说到新型的抗癌方法，人们往往会联想到高精尖的实验科学（第十六章将会对这一主题展开详细探讨），但是有些人在寻找癌症特效药时，找到了一种满大街都是的药物：阿司匹林。从希波克拉底描述柳树皮有缓解疼痛的特性开始，已经过去了两千多年，而柳树皮中的活性成分被提纯、制成片剂并被拜耳公司销售，也已经超过了 100 年。如今，阿司匹林已是市面上使用最广泛的抗炎药物之一，全球每年大约有一千亿片阿司匹林被服用，用来治疗心脏病发作和中风。而且，也许明天它就会创造癌症治疗史上的一个重大事件。

当然，你有充分的理由可以质疑这种在小药店里就能随便买到的不起眼的白色药片能否带来如此伟大的效应。2015年9月，荷兰的一个研究小组宣布了一项研究的结果。该研究观察了近14 000名癌症患者，其中一些人在癌症确诊前曾服用过阿司匹林，一些人在确诊后服用过，另一些人则从未服用过阿司匹林。在被诊断为胃肠癌的病例中，曾服用过阿司匹林的患者的生存率是从未服用过阿司匹林的患者的2倍。即使研究者控制了可能影响患者生存率的关键因素，包括患者的年龄、性别、癌症分期、治疗方法和其他并存疾病，结果仍然如此。这一结果显然十分有趣，但是目前仍不清楚阿司匹林是如何产生如此强大的效用的。参与研究的科学家推测，这一积极结果可能是由阿司匹林的抗血小板作用导致的——这也是阿司匹林在心脏病发作中十分有用的地方。血小板是促进血凝、形成止血栓子所必需的小块胞质。有人认为肿瘤细胞在血液中流窜时，会通过把自己包裹在血小板里来避免被免疫系统发现。通过干扰血小板的作用，阿司匹林可能能够破坏癌细胞用血小板屏蔽自身的能力，使癌细胞暴露在免疫系统面前。还有一种推测是，阿司匹林的抗炎特性可能能够抑制免疫系统产生促进细胞分裂的物质，从而抑制癌细胞的增殖。不论真正的起效机制是什么，想到它可能会成为一种廉价、有效、不论资源丰富还是匮乏的环境都容易获得、副作用相对较少的抗癌药，这足以令许多科学家兴奋不已，很快就会出现一大批研究。研究的重点在于了解使用阿司匹林治疗的合适剂量和用药疗程，以及辨别它对哪些类型的肿瘤最为有益。

不过，也许我们无须担心像肿瘤类型这样的细节，因为也许有一天会爆出"一天一片阿司匹林"对更广泛的人群有益处的消息。2014 年有一篇由美国和欧洲各机构的研究者共同完成的对相关研究的综述文章，结论是，有"压倒性的证据"表明定期服用阿司匹林能够降低人们患结直肠癌的概率。这一结论部分来源于两项长达 20 年的追踪试验，他们发现大剂量服用阿司匹林 5 年及以上的人得结直肠癌的概率降低了 37%，尽管这一结果在研究参与者被随机分配入阿司匹林组之后 10 年才显现出来。还有可靠的证据表明，阿司匹林能够降低患胃癌或食道癌的风险，可能也能够降低患乳腺癌、前列腺癌和肺癌的风险。当然，就像医学中常见的情形一样，阿司匹林也是一柄双刃剑，它能造成一些潜在的危害，包括出血和胃溃疡。此外，这项综述研究的一些作者透露了自己与制药公司有利益关系，其中包括那些对和阿司匹林相似的抗血小板药物很感兴趣的公司。所以，目前还没有出现"一天一片阿司匹林，医生从此不必来临"的明确推荐。不过，综述研究的作者们最后指出，对平均年龄 50～65 岁的人来说，坚持服用阿司匹林 10 年可以在 15 年内使女性患癌症、心脏病发作或中风的相对风险降低 7%，男性则降低 9%。他们还认为，在 20 年中，阿司匹林使死亡的风险降低了 4%——换算到英国全国，相当于挽救了 130 000 人的生命。而每片阿司匹林的成本不到 2 便士（约人民币 2 角）。

阿司匹林并不是唯一一种被发掘出抗癌用途的药物。卡介苗在现代疫苗之中算不上有多成功。尽管多年来卡介苗一直是很多国家预防结核病的常规疫苗接种计划的一部分，但是它基本不能阻止结核病的传播。卡介苗预防结核病的有效性据估计在30%～66%，而且，证明其有效性的试验多半集中在儿童当中，但结核病很少会在儿童之间传染。由于科学界对卡介苗持有矛盾观点，不同国家采用了不同的方法。2005年，一项关于欧盟的25个国家的研究发现，应当建议其中12个国家中所有1岁以下的婴儿接种卡介苗，5个国家中的稍大一些的幼儿接种卡介苗，10个国家中的高风险儿童接种卡介苗。曾经，英国的学龄儿童都会接受卡介苗接种，但这一计划在2005年被弃用，因为研究表明，每5 000名儿童接种，只能在接下来的15年内减少一例结核病。

　　虽然卡介苗作为一个疫苗未能阻止结核病的传播，但是它在一个出人意料的地方找到了自己的独特价值：膀胱。至于这一点是如何被人发现的，我毫无头绪。不过，如果用含卡介苗的溶液填充膀胱，它既可以防止癌细胞扩散到膀胱中，也可以在癌细胞被清除后防止其复发。事实上，卡介苗是美国FDA批准的唯一一种针对"原位癌"——早期阶段的膀胱癌，癌细胞仅出现在膀胱内表层——的主要治疗方法。虽然过去的30年已经证实了卡介苗的这一功效，但具体机制仍不明确。我们只知道它是一种免疫疗法[①]，因为它的成功依赖于一套功能正常的免疫系统，而且经过卡介苗治疗的膀胱癌患者的尿液中富含中性粒细胞和巨噬细胞。科

---

① 免疫疗法是指利用一些物质来增强或抑制免疫系统，以帮助身体对抗疾病的一种治疗形式。

学家认为，这些白细胞直接摧毁了癌细胞，还分泌了肿瘤坏死因子相关凋亡诱导配体（tumour necrosis factor-related apoptosis-inducing ligand，TRAIL）等肿瘤杀伤蛋白，这些蛋白大量出现在经卡介苗治疗有反应的患者的尿液中，但很少出现在对卡介苗无反应的患者的尿液中。为什么卡介苗能够在这种特殊的恶性肿瘤中如此有效地引发这一反应仍然是一个谜——它对其他任何癌症都没有这种效果。

这类幸运的谜团无独有偶——还有一些微生物能够消灭癌症。一种新型的基于细菌的抗癌技术，使蕾拉成了世上最幸运也是最不幸的婴儿之一。蕾拉才3个月大的时候就患上了急性淋巴细胞白血病，就像上一章中讲过的那样，这是一种非常严重但相对罕见的血癌。约85%的患急性淋巴细胞白血病的儿童对治疗反应良好并且可以治愈，但是蕾拉却不幸地属于另外的15%。不过，蕾拉的医生给了她的父母一线希望，提出了一种新型治疗方法，这种方法曾在人身上被使用过一次，但是从未在白血病患儿身上使用过：基因组编辑。这项技术利用从感染植物的细菌的原始免疫系统中提取的类转录激活因子效应物核酸酶（transcription activator-like effector nuclease enzymes，TALEN），以极高的精确度修改人类细胞的遗传密码。这允许科学家们调整细胞的蓝图，改变细胞的行为模式。在蕾拉的例子里，来自捐赠者的T细胞的DNA被重新设计，让它们只能攻击蕾拉血液中的白血病细胞，而不会攻击其他身体细胞。而且，这些T细胞也变得不太容易受到针对白血病化疗的影响。这一方法并不能治愈白血病，但是却给蕾拉带来了宝贵的时间。像蕾拉这样的孩子，只需要坚持足够长的时间，就有希望找到匹配的骨髓，并最终得到治愈。后来，蕾拉成功接受了骨髓移植，医生宣布她的癌症已经消失了。虽然并不能保证不会复发，但是蕾拉总算变成了一个健康的小女孩，此时离她的父母被告知除了姑息治疗别无他法才过了不到6个月，这让她的父母和医生都喜出望外。

基因组编辑的故事仍未完结，随着科学家们展开推动知识边界的实验，而且像蕾拉这样的患者已经初尝甜头，它很有可能成为医学史上最具颠覆性的故事之一。从癌症到退行性神经疾病等许多疾病都是由遗传错误导致的，基因组编辑让分子层面的手术成为可能，有望治愈这些疾病。它的潜在治疗益处甚至惠及了传染病，艾滋病毒就是人类应用基因组编辑的第一个例子。2014年，著名的《新英格兰医学杂志》发表了一项研究，报告了研究者用基因组编辑治疗12名艾滋病毒阳性患者，目标使他们的T细胞对艾滋病毒免疫。研究者从患者的血液中提取T细胞，使用了与蕾拉的治疗不同类型的酶，重新编辑了这些T细胞的DNA，使它们不再表现为艾滋病毒侵入T细胞时所依赖的一种受体。虽然这项研究规模很小，但结果却令人印象深刻，一半的患者在接受基因组编辑治疗后得以停用抗艾滋病毒药物。虽然仍然有很多工作需要进行，包括长期跟踪这些患者的病情、扩大参与试验的患者数量，但是基因组编辑值得每个人的关注与期待。

抗癌病毒

我们的抗癌兵工厂里的另一项前沿技术来自从其他物种借来

的技能——溶瘤病毒。溶瘤（大体上的意思就是"瓦解癌症"）病毒能够感染并杀死癌细胞，但是却不会杀死健康细胞，这一过程既可以自发实现，也可以在实验室中进行基因改造，使之具备癌症特异性。它们的工作原理是在感染癌细胞后使癌细胞爆炸，不但杀死了癌细胞，还能够引起免疫系统的注意，让免疫系统接手，将病毒和肿瘤一起清除。溶瘤病毒比起其他治疗方法（比如化疗）有很多好处。例如，癌细胞可以发生突变，变得对某一化疗药物产生抗性。而癌细胞对溶瘤病毒产生抗性的可能性要小得多，因为大部分化疗药物都只会用一个招数，但这些病毒却像瑞士军刀一样，有很多招数可以选择。它们也比大多数药物更具靶向性，而针对肿瘤的特异性越高，意味着它们对患者的毒性越小。而且，溶瘤病毒能够在癌细胞中繁殖，所以不像化疗药物如果没有补充，其在血液中的浓度会随时间下降，溶瘤病毒消灭癌细胞的能力会随着时间的推移而逐渐上升。

当然，溶瘤病毒的应用也存在着挑战。尽管这些年来科学家一直在努力将溶瘤病毒送上临床，但总的来看，相较于科学胜利，更多的还是一系列失败的早期临床试验。一处关键的挑战在于，如何将溶瘤病毒送入肿瘤而不在途中被免疫系统破坏。毕竟，一个合格的免疫系统本不该允许修改过的病毒——包括麻疹、脊髓灰质炎和疱疹——随意进入而不加警示。全球各地的实验室尝试了多种解决方案，包括将人体细胞修改成运输骡子，携带着溶瘤病毒随着血液到达肿瘤，或者同时给予病毒和药物，用药物暂时抑制免疫系统。

这些工作仍在进行中，不过有一项更直接的解决方案已被证明是成功的：直接将病毒注射到肿瘤中。这一方案不适用于所有癌症，因为很多肿瘤难以接近，但是它可以用在皮肤癌上。于是，在 2015 年 10 月，世界上的第一种溶瘤病毒——可注射形式的T-VEC 结束了等待，获得了 FDA 的批准。T-VEC 是一种经过修改的疱疹病毒，用于治疗不能手术的黑色素瘤（一种皮肤癌）。除了被设计为仅能感染肿瘤细胞，T-VEC 的修改还赋予了疱疹病毒一种基因，用于制造粒细胞－巨噬细胞集落刺激因子（GM-CSF），以增强免疫系统自身杀伤癌细胞的能力。让 FDA 批准 T-VEC 的临床试验囊括了 436 名患有转移性黑色素瘤的患者，转移性黑色素癌是一种特别致命的皮肤癌的晚期形式，在确诊后的 5 年内就会杀死 75%～90% 的患者。研究显示，接受溶瘤病毒治疗的人中，16.3% 的人的皮肤和淋巴结病变会缩小，并维持至少 6 个月。相比之下，接受标准治疗的人只有 2.1% 可达到这一效果。对一种在晚期阶段几乎无药可医并且发病率逐年上升的疾病，这一结果非常积极——在美国，黑色素瘤的发病率从 1973 年以来已经翻了一倍；在英国，黑色素瘤的发病率每 10～20 年翻一倍。然而，尽管结果积极，T-VEC 也有着无可否认的开创性，但先别忙着庆祝，这种新疗法也不是十全十美的：接受新疗法的患者的生存率并没有得到全面的改善，对已扩散到大脑、骨髓或肝脏等内部器官的黑色素瘤也没有任何效果。不过，T-VEC 的副作用很少。而有了通过重重考验和审批的 T-VEC，无疑为其他溶瘤病毒开拓了道路，为我们的抗癌兵工厂开辟了一条全新的生产线。

　　癌症一词涵盖了一系列疾病，其中一些预后良好，另一些则更为致命，但是所有癌症都是免疫系统的强力对手。在下一章中，我们将认识两种感染——埃博拉和炭疽，并讨论一下这些感染为什么如此可怕，并且像最致命的癌症一样可致死。

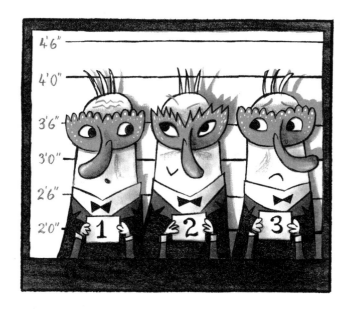

第十五章

病菌杀手：瑟瑟发抖，非常害怕

有些疾病有点惹人厌，比如普通感冒；有些疾病的名字有点搞笑，比如缅因州跳跃的法国人综合征。[①]然而，有些疾病却能激起恐惧和传说：微生物连环杀手。本章将介绍几位臭名昭著的连环杀手，它们席卷多个国家，改变了文化、消灭了整个世代、改写了人类的历史。让我们前往西非，了解一下 2014 年的埃博拉疫情，看一看是什么造就了现代最致命的病毒，让它和我们日常吸入和排出的数十亿其他微生物如此不同。我们还将看到一些人如何找出历史上最致命的病毒，把它们制成致命的武器。

埃博拉大流行

2014 年，在利比里亚炎热的夏季里，哈里森·萨基拉（Harrison

---

① 这是一种真实存在的疾病，最早于 19 世纪晚期在缅因州的一个孤立的法国-加拿大裔伐木工群体中被发现，他们都受到了异常极端的惊吓反射的困扰。这种情形极为罕见，对患者本人来说绝不搞笑，其原因至今仍是一个谜，但是当患者受到惊吓时，会跳跃、挥动手臂、尖叫，甚至是投掷的物体。虽然名称里限定了缅因州和法国人，但在从西伯利亚到索马里的各个地区都有症状非常相似的人群。

Sakilla）一路向北，跨越整个国家，前往塞拉利昂照顾他生病的母亲。他以为母亲患的是疟疾，当地的蚊子常常给人们带来这种可能致命的礼物。哈里森照顾了母亲数日，看着母亲日渐衰弱，最后不幸去世，他只好用最后一个行为表达了他对母亲的爱意：将她埋葬。哈里森不知道他的母亲得的是一种比疟疾更致命的疾病。被他埋葬的尸体里藏着数十亿看不见的小颗粒，它们是人类历史上最危险的病毒之一：埃博拉病毒。在接下来的几个月里，塞拉利昂的葬礼经历了巨大变化，防护服、消毒剂和火葬取代了以往葬礼上的温柔告别。然而，当时的哈里森丝毫没有察觉到危险，他回到利比里亚的家中，那里有他的妻子和六个孩子。没过多久，他的世界发生了翻天覆地的变化。一开始，他只表现出轻微的腹泻和头痛的症状，但是短短几天之内，症状变得极其严重，他的命运永远地改变了。哈里森离开了村庄，踏上了未知的旅程，来到了一个全利比里亚没有人去过的地方，他成了第一名入住利比里亚埃博拉治疗中心的患者。由于治疗中心离他的村庄很远，并且他的病情十分危险，哈里森住在那里时很少有人来看他，但是他看到许多表现出相同症状的人到中心来，然后又被装在尸体袋里运走。哈里森是幸运的，虽然他是第一个住进治疗中心的人，但他也是第一个走出去的人。

虽然哈里森保全了性命，但并非远离了死亡：因为埃博拉病毒，他失去了父母、妹妹、侄女和侄孙女。在这场历史上最凶险的埃博拉大暴发中，成千上万的男人、女人和儿童丧生。在世人眼中，埃博拉是一种不会给人留下太多印象的疾病，它通常偶尔发生在非洲大陆的偏远乡村地区，规模不大，并且总是会被限制在隔离区内。在两次疫情暴发的间隔，公众完全不会想起这种病毒，在 1979 年至 1994 年间，没有任何病例被报道。平均每年地球上的数十亿人中只会出现 500 例左右的埃博拉病例。但这一次不同。2014 年，在疫情暴发的高峰期，仅利比里亚一个国家就在一周内报道了 300～400 例新增病例。从 2013 年 12 月的第一个记录算起，截至 2015 年 8 月中旬，美国疾病控制中心共计收到了超过 28 000 例埃博拉病例的报告。其中 11 301 人死亡。这一数字超过了过去 40 年中因埃博拉病毒死亡的人数。此次疫情在利比里亚、塞拉利昂和几内亚等西非国家造成的打击最为严重，而且病毒还在全球范围内传播，另有 10 个国家报道了感染埃博拉病毒的病例。埃博拉病毒甚至还通过救援工作者，将触手伸向了美国和英国等以前它无法触及的国家。

世界在埃博拉病毒的冲击面前毫无准备。医院、慈善机构、名牌大学、政府，甚至全球卫生的监护人——世界卫生组织，全都被搞得措手不及，并被埃博拉病毒传播的速度和规模彻底打倒。由于这种疾病相对罕见，而且它通常只会在低收入国家的农村地区流行，制药公司或富裕国家都不曾投入大量资金来研究埃博拉病毒，更不用说开发它的治疗方法了。西非的埃博拉大流行改变了这一切。2014 年全球健康有了一个新圣杯：遏制埃博拉病毒。于是，科学家们纷纷埋头研究埃博拉病毒的内部机制，并探讨像哈里森这样的幸存者与成千上万没扛过来的人有什么区别。

众多研究的带头大哥是埃博拉猎人[①]——负责追踪"零号病

---

① 如果使用更科学理性的用语，叫作流行病学家。

人"（第一个感染某一埃博拉毒株并导致大流行的人）的医生和科学家。他们仔细地追踪感染者的传染路径，再扩大范围调查感染者接触过的人。就像顺着复杂的蜘蛛网的蛛丝查看，试图找到位于网中心的蜘蛛。最终，他们发现了一条线索，跟着线索深入几内亚的森林，来到几内亚、塞拉利昂和利比里亚的交界处。

在那里，他们听到了他们一直在寻找的故事：2013 年 12 月 2 日，一名两岁男童得了一种神秘的疾病，表现为发烧、呕吐和黑便（内出血的表现）。他的病情很快加重，几天后不幸死去。但他的死只是一个开始。旋即，他 3 岁的姐姐、他的母亲、他的祖母、1 名护士和村里的 1 名助产士依次死去。当时，没有人知道这种毁灭性的疾病是什么，而这个故事也并不像你想的那样引起了波澜，因为医生们知道可能导致这种结果的致命疾病实在是太多了。这些症状很像是某种出血热，但在医学上，你的知识反而限制了你的判断——听到马蹄声响，你首先会想到马，而不是斑马[①]——而且在几内亚的历史上，从未出现过埃博拉病例。可能得是一个非常熟悉埃博拉的人，才会以跳跃思维想到埃博拉病毒才是罪魁祸首。

在国际研究团队冒险进入当地医院调查这种疾病时，他们采集了一些症状与故事中的 2 岁男孩十分相似的患者的血液样本。他们用显微镜研究了这些样本，找到了几内亚境内首次暴发埃博拉病毒的确凿证据。研究结果被发表在《新英格兰医学杂志》上，这篇文章体现了大流行初期的实地研究的非凡性质。文章中的两

----

① 一句适用于英国或美国地区的俗语，但可能在世界的其他地方并不适用。

个短语脱颖而出："临床数据未以系统方式收集"和"未获得知情同意"。通常情况下，这些短语会导致文章无法在任何医学期刊上发表，但是这项研究却使其登上了世界上最负盛名的期刊之一。原因很简单：情况特殊，这项工作并不是一个精心设计的学术研究，而是针对当下人类健康最大的威胁开展的一项公共健康行动。从意识到埃博拉疫情正在发生之时开始，以及在后来的黑暗时光中，知识就是力量。

然而，人们关于埃博拉病毒的知识十分匮乏。事实上，人们知道埃博拉病毒的存在最早是在 1976 年，始于扎伊尔（现为刚果民主共和国）的一名比利时修女的死亡。她死于一种奇怪的疾病，当地医生（也是一名旅居当地的比利时人）从未见过这种疾病。在好奇心的驱使下，这位医生取了几小瓶血液样本，将瓶子放进塞满冰块的保温杯中。接着，这份珍贵的货物被放进了一名商用喷气式飞机的乘客的手提行李里，并被运送到了比利时安特卫普市的热带医学研究所。显然，当时的机场安检和现在不太一样。

到了安特卫普，一位名叫彼得·皮奥特（Peter Piot）的 27 岁的实习微生物学家茫然无知地收下了这个不太起眼的保温瓶。他发现保温杯里装着基本融化的冰块和几小瓶血液，其中还有碎的，红宝石色的内容物已经溶进了冰水中。没把这一切当回事的彼得和团队的其他成员开始着手进行他们每次收到神秘而随意的礼物时都会做的事情——在显微镜下进行观察。眼前出现的东西让他们暂停了手中的工作，那是一种巨大无比的病毒。他们之前见过的与之最接近的东西是马尔堡病毒（Marburg virus）——十年前从研究非洲绿猴的德国研究者身上发现的一种致命的出血热。

然而，与马尔堡的专家的快速核对证实了这是一种新的病毒，此前从未有人看见过它。病毒界的这一巨人以埃博拉病毒的名字被世人得知。

2014 年，在第一次在显微镜下看到埃博拉病毒的差不多 40 年后，彼得·皮奥特又一次碰上了埃博拉病毒，但是观察的角度略有不同。当年的实习微生物学家彼得已经成了伦敦卫生与热带医学院的院长皮奥特教授，他同时还是全世界公共卫生领域致力于阻止人类历史上最大的埃博拉疫情的领导者之一。这一次，一些谜团已经解开，研究者已经多少知道了埃博拉的作案手法的皮毛。例如，目前已经发现了 5 种不同的埃博拉病毒：扎伊尔埃博拉病毒（*Zaire ebolavirus*）、苏丹埃博拉病毒（*Sudan ebolavirus*）、塔伊森林埃博拉病毒（*Tai Forest ebolavirus*）、本迪布焦埃博拉病毒（*Bundibugyo ebolavirus*）和雷斯顿埃博拉病毒（*Reston ebolavirus*）。除了雷斯顿埃博拉病毒以外（在菲律宾，它只存在于动物中），其他的都可以感染人类，并且每一个都在非洲大陆上有自己的地盘。导致了 2014 年西非埃博拉大流行的毒株是扎伊尔埃博拉病毒，它是 5 种病毒中最致命的一种，死亡率为 55%～90%。

扎伊尔埃博拉病毒的基因组由一长链遗传物质组成，仅能编码 8 种蛋白质。仅这 8 种蛋白质，就足以使整个卫生系统瘫痪。科学家对病毒的遗传密码展开了研究，发现它们能够以极高的速率发生变异，造成这种现象的部分原因是病毒的遗传物质是 RNA，在复制过程中非常容易出错。这种快速变异的能力增强了病毒的适应性。如果大流行持续很久，病毒的适应性就会变得很棘手，因为每一天病毒都有可能变得更致命、更易传播。使人们感到恐惧的（主要是由歇斯底里的媒体煽动起来的）是，有朝一日埃博拉病毒会不会变异出通过空气传播的特性，即病毒随着感染者的咳嗽或呼吸以雾化形式传播。目前，埃博拉病毒只能通过破损的皮肤或黏膜（比如眼睛、鼻子和嘴巴）以直接接受感染的体液（包括血液、乳汁、汗液、精液等）的形式传播。埃博拉病毒通过空气传播的可能性很小——病毒改变其传播途径的情形极为罕见，甚至像艾滋病毒这样的超级变异者也没有出现过这种规模的变异。此外，一项关于近 40 年里埃博拉病毒在多次暴发中发生的突变的研究称，每一次突变都没有扭转埃博拉病毒的感染能力和杀伤能力。当然，它的这两种能力从一开始就相当优秀。

虽然我们已经揭开了埃博拉病毒的一些历史谜团，但是仍然有很多谜团没有答案。尤其是两个非常基本的问题，第一个问题是，在有记录的疫情暴发之间，埃博拉病毒躲在哪儿？第二个问题是，埃博拉大流行能够杀死 90% 的感染者——所以，另外的 10% 是什么人，为什么他们能活下来？

目前，科学家已经就第一个问题做出了回答——"果蝠"，但证据仍不完善，原因是在野生果蝠的血液中从未发现过这种活病毒。不过有很多间接证据都支持这个理论，比如在果蝠的血液中检测出了埃博拉病毒的抗体，这意味着它们曾经被病毒感染过。该理论指出，狐蝠科的果蝠是埃博拉病毒的天然宿主。这种病毒能使果蝠生病，但并不像对人类那样致命。于是，果蝠仍然可以飞很远的距离，病毒也就被携带到了非洲大陆各地。这也解释了扎伊尔埃博拉病毒为什么曾经只存在于中非的三个国家中，这次却传播到了西非。几内亚的第一批有记录的病例出现在了盖凯杜，然而这三个中非国家与几内亚的盖凯杜地区鲜少有贸易往来。此外，盖凯杜地处偏远，一个人在中非国家被感染后，不太可能完成这么远的旅程。因此，可以更为合理地推测将病毒携带到几内亚境内的是迁徙的蝙蝠。

一旦接受了是蝙蝠传播了埃博拉病毒的设定，那么下一个合理的问题就是，病毒如何从蝙蝠传播给了人类？虽然这在世界上的其他地方并不是日常行为，但在西非的农村地区，人们经常和蝙蝠接触，人们会在森林里捕捉蝙蝠，把蝙蝠做成晚餐摆在餐桌上。蝙蝠是一种常见的森林野味，被人们视作一种重要的蛋白质来源，通常被制成胡椒汤，或在明火上熏制。虽然并不清楚具体是哪一只蝙蝠的体液中可能含有埃博拉病毒，但几内亚政府果断采取了预防措施，在埃博拉大流行期间全面禁止销售或食用蝙蝠汤和其他蝙蝠肉产品，以降低传播风险。

我们已知第一个感染埃博拉病毒的两岁男孩的家人会狩猎蝙蝠，并且他在发病前曾在一个满是鸟粪的树洞里玩耍。或许我们永远都无法知道这些蝙蝠究竟是不是罪魁祸首，因为不知道是巧合还是有计划地，在当地人被告知埃博拉大流行后不久，这个男孩家附近的住着数千只蝙蝠的树林被彻底烧毁。当德国科学家抵达现场时，留给他们的只剩下了一些烧焦的蝙蝠DNA片段。不过，旨在证明蝙蝠是否确实是病毒在暴发间隙的藏身之所的研究仍在进行，而且热情更盛（资金也更多），也许埃博拉病毒能保有它的特殊秘密的日子已经寥寥无几了。

关于那10%的幸存者的秘密更难侦破。在西非的大流行之中，幸存者的比例略高于 1/10。但具体是什么让哈里森等幸存者免于一死，仍然是一个谜。是因为他对这种疾病产生了特殊的免疫反应吗？是由于他受到的治疗？还是他有一些起到保护作用的遗传方面的小古怪？回答这些问题的最大障碍之一，是我们对埃博拉病毒的大部分了解来自对猴子、小鼠和豚鼠的研究。最主要的原因是，在人们拼命地想要拯救生命、阻止埃博拉大流行的时候，设计精密的临床试验只是一项无足轻重的任务，并不会被提上日程。此外，埃博拉疫情传播太快，和一般的研究经费申请及伦理审核所需要的时间不在一个重量级上。尽管如此，研究者还是用已有的证据碎片拼出了一些故事片段。埃博拉病毒似乎能够感染很多不同的细胞类型，而巨噬细胞似乎是首当其冲被感染的细胞之一。就像我们已经知道的那样，这些白细胞在人体中到处游走，所以，病毒如果以巨噬细胞为孵化器，那么就有可能在人体的任何部位释放出复制的新病毒。这一过程使病毒传播得又广又远，能够感染从皮肤到肝脏等所有器官和组织。在感染的高峰期，感染者每 1/5 茶匙的血液中就可能含有一百亿个病毒。而相同体积的未经治疗的艾滋病毒感染者的血液中可能只有 50 000～100 000 个病毒。感染者体内有如此大量的病毒，造成的结果可能是每天剧烈的腹泻或呕吐，总体积高达 10 升。目前尚不清楚这些严重的症状是由病毒直接引起的，还是由受感染的巨噬细胞肆意释放免疫信使化学物质，导致了大规模不协调的免疫反应而造成的。这类免疫反应还包括快速、严重的出血，因此埃博拉的原名叫作"埃博拉出血热"[①]。当巨噬细胞和其他细胞死亡时，它们也会导致

① 后来没有沿用这个名字，是因为大多数患者并不曾表现出严重出血的症状。

251

T 细胞和 B 细胞中的"旁观者"死亡，有效削弱了适应性免疫应答的瞄准武器，使其不再能压制入侵的微生物。但是这并不意味着病毒不会造成直接伤害。它似乎可以阻止受感染的免疫细胞走向成熟，使固有免疫系统不能向 T 细胞和 B 细胞发出警报。这就解释了为什么一些死者甚至都未曾产生针对埃博拉病毒的抗体。

西非的埃博拉大流行持续时间长而且规模空前，唯一的闪光点就是研究者可以借机扩展对埃博拉病毒的认识。比如，华盛顿大学医学院的研究者发现，埃博拉病毒用来破坏免疫系统的一种方法，是阻断细胞内部原本可以迅速对病毒感染做出反应的紧急快速通道。还有研究者把注意力放在了埃博拉病毒幸存者的身上。虽然亲朋好友可能对这些幸存者唯恐避之不及，但是研究者却对他们的血液十分痴迷并寄予厚望。据传，如果给感染者输入幸存者的血液，可以提高感染者的生存概率，这有可能是由于其血液中存在针对埃博拉病毒的抗体。在 1995 年的一次流行中，一项小型研究报告称，有 8 名感染者接受了输血，其中 7 名幸存了下来，但是这项研究由于缺乏对照组，很难判断是血液有治疗效果，还是仅仅是这 7 个人运气特别好。

而对那些目睹了埃博拉病毒破坏性的人心中，真正的愿望不仅仅是治疗它，更是预防它。在预防方面的首个重大突破出现在 2015 年 8 月，一种新型疫苗的临床试验占据了新闻头条，并带来了一些很有希望的初步结果。研究者为数千名接触过埃博拉病毒的几内亚人接种了疫苗。这种策略叫作环围疫苗接种（ring vaccination），是一种很好的公共卫生形式，曾用于根除天花。在这项试验中，一半志愿者立即接种了疫苗，另外一半则在三周后接种。立即接种疫苗的志愿者均未被埃博拉病毒感染，而在三周后接种的志愿者中，有 16 人（0.5%）出现了感染症状。这一结果值得庆贺，因为它代表了世界将很快拥有第一支有效的埃博拉疫苗的希望。这个例子也证明，只要资助者、学者、政府和行业之间紧密合作，高质量的科学研究可以迅速为最需要的地方带去安全的疫苗。

然而，实验室里的科研只是攻克埃博拉病毒的一部分。虽然从效果上来说，这支疫苗满足了设计者最大的希望和梦想，但是距离埃博拉病毒像天花病毒一样被列入已根除疾病的名单，还有很长的路要走。首先，除了攻克病毒之外，我们还需要攻克一个更加不可预测、难以琢磨的敌人，那就是人们的恐惧和不信任。

在几内亚的疫情暴发的 9 个月后，一个医务工作者小组跟随当地记者来到了几内亚偏远的沃米小镇，想要进一步了解埃博拉病毒。据目击者称，第一次会面十分友好——酋长们用可乐果接待了代表团，并开始了交谈，但事情很快发生了可怕的变化。一群年轻的乡民来到现场，开始向代表团扔石头，然后将其中一些成员劫走。这些代表团成员未能如期返回，官方最开始的报告说他们遭到囚禁，而当地居民已经毁坏了数座交通桥，防止任何外来人员进入。等到当局终于进入小镇时，他们在公共厕所里找到了 7 具尸体，其中 3 具的喉咙被割开了。这无疑是一场骇人的悲剧，但更让人悲伤的是，这并不是最后一起埃博拉战士在执行任务时失去生命的事件。不过，这也证明了埃博拉大流行所带来的恐惧和怀疑到了怎样的程度。几内亚人从未见过埃博拉病例，但是如今却有大批的外国人和从头到脚穿着古怪的白色套装及戴着口罩的人从天而降，并且伴随着大量的死亡。并不需要丰富的想象力或跳跃思维就能理解，当地人更相信这些外来人员是埃博拉病毒的传播者，而非阻止者。

猜疑与不信任所造成的尤其恶劣的一个后果就是人们会隐藏死者的尸体，因为人们担心家人会被带走而无法举行葬礼仪式——先由家人清洗死者的身体。他们是对的。当埃博拉病毒的感染者死亡时，官方的做法是马上将尸体浸入消毒剂，密封在一个塑料袋中，然后迅速埋葬，以防尸体所携带的病毒继续传播。当这些尸体被偷偷地清洗，并在黑夜的掩护下偷偷埋葬时，哀痛的家人其实不知道自己正处于极大的危险之中。当塞拉利昂政府意识到这种行为妨害了安全埋葬的目标时，其所做出的回应是派出人手挨家挨户寻找尸体并将之带走，这进一步加深了人们的不信任和痛苦。

这些都是处于非常不人道的境遇时非常符合人性的反应。更难解释的是，或许最能体现人们对埃博拉病毒到底有多恐惧的，反而是那些受其影响最小的国家的反应。2014年，英国政府对民众的恐惧十分关切，所以虽然英国民众总体上非常安全，英国政府还是斥巨资在机场开展了毫无必要的筛查项目。上一次开展如此昂贵而无用的项目，还是在严重急性呼吸综合征（SARS）危机期间的加拿大。当时，677 494名乘飞机来到加拿大的人都填了一份健康调查问卷，其中有2 478人对至少一个问题做出了肯定回答。这些人接受了专门训练过的护士的评估，包括更深入的提问和体温测量。结果所有人都没有感染SARS。为了完善这一项目，加拿大政府还在6个主要机场安装了热扫描仪。在被扫描的

467 870人中，有95人被转到护士那里接受进一步的评估，但是他们的体温实际上并未升高，这一共花费了低得不能再低的1 700万加元。如果借鉴一下加拿大的经验，或许伦敦希思罗机场应该聘请想象出来的埃博拉缉毒猫，可能会更便宜，而且效果也差不多。

无独有偶，虽然埃博拉战士作为一个集体成了《时代》（*Times*）杂志的2014年年度人物，但是他们身边的人对待他们的态度却截然不同。工作人员在返回家乡后往往受到冷遇，一些美国的工作人员被勒令隔离，尽管完全没有证据表明他们受到了感染。虽然80%的英国人表示支持和钦佩曾战斗在抗击埃博拉一线的英国医护人员，但75%的人表示，他们不会和最近刚在埃博拉感染者身边待过的回国人员握手。而那些负责埋葬尸体的当地人（他们每个月能赚约100美元或80英镑）的日子则更加艰难。这些"埋葬小哥"——人们通常这样称呼他们——受到了社区的排斥，他们只能独自面对工作带来的恐惧感。医护人员也因为目睹了同事的死亡而承受着痛苦。截至2015年8月底，利比里亚、几内亚和塞拉利昂总共有881名医务人员感染了埃博拉病毒，其中512人死亡。在美国，每10万人拥有约245名医生，而在几内亚，每十万人只有十名医生。因此，几内亚的医务人员的丧生不仅十分悲惨，甚至也威胁着该国为埃博拉患者提供基本护理的能力。一个研究小组经计算得出，2014年，几内亚的各个卫生机构接待的疟疾病例比往年减少了74 000例。疟疾并未消失，而是医护能力和人们求医的意愿下降了。

生物恐怖主义

从喷出引起出血的化学物质的巨噬细胞，到公众和政府的被恐惧驱动的反应，主要还是我们自己成就了埃博拉一流连环杀手的地位。然而，随着我们对病毒越来越了解以及有效的治疗方法的开发，我们也将毁灭埃博拉。也许有一天，我们会让埃博拉变成历史，把它和其他曾经出现的恐怖灾难列在一起。至少，绝大多数人都抱着这样的希望。然而，尽管瘟疫、天花和埃博拉让绝大多数人感到恐惧，但对一些人来说，它们却成了实现自己的梦想和他人噩梦的工具。美国疾病控制中心列出了 6 种 A 类优先病原体——"对国家安全和公众健康构成的风险最高的生物 / 生物因子"。榜上有名的有埃博拉病毒（作为病毒性出血热之一）、鼠疫杆菌、天花病毒和炭疽杆菌。想要登上榜单，需要满足 4 个关键特征。第一，它们可以很容易扩散或在人际传播。第二，它们能导致很高的死亡率，从而具有造成重大的公共卫生危害的潜力。第三，它们可能会引起公众恐慌和社会动乱——就像我们在埃博拉的例子里看到的那样。第四，处理这些疾病并不是日常事件，因此各国必须采取专项行动来做好准备，例如储存治疗药物，并为最坏的情况制订应急计划。在 21 世纪的今天，说到使用这些病原体进行细菌战，人们十有八九会想象出几个恐怖分子穿着闪闪发光的白色连体防护服，在隐蔽的高科技实验室中制造致命瘟疫的武器化菌株的画面。但是，细菌战的起源其实非常古老，而且非常肮脏。

14 世纪中叶，欧洲目睹了黑死病的降临。灾难席卷了整个欧洲大陆，在残酷的短短 5 年中杀死了 30%～50% 的人口，让伦敦和巴黎等曾经充满活力的城市中堆满了尸体。伦敦开设了专门的瘟疫墓地，每天都需要埋葬 200 具尸体，由于感染严重地区的埋葬需求太大，有些地方的尸体甚至堆积了 5 层。人们认为老鼠和它们身上的跳蚤是疾病的传播者，而导致疾病的则是鼠疫耶尔森菌[①]。我们知道，鼠疫也可以通过接触感染者的组织或体液而在人与人之间传播，曾经就有人为黑死病效过力。

1346 年，蒙古军队围攻卡法市（现乌克兰费奥多西亚）。卡法市是一个国际化的港口，由热那亚人建造，用来停泊数量庞大的商船。虽然意大利人为该地区带来了大量的贸易，但是他们与当地的蒙古人的联盟并不稳固。双方的联盟关系于 1343 年突然中止，从此开始了一次又一次的围攻，在 1346 年更甚。意大利公证人加布里埃尔·德穆西（Gabriele de′ Mussi）在回忆录里描述了一场瘟疫如何让蒙古士兵一败涂地。虽然德穆西的消息也是二手的，但相当可靠。他形容了瘟疫如何"每天杀死成千上万的人……仿佛箭雨从天堂降下，重击并粉碎了鞑靼人的傲慢"。好吧，消息可靠，但描述略带偏见。接下来，他提及了腹股沟或腋下的肿胀以及黑死病的特征"腐败热"，还描述了医护人员拯救病人时的无助。

绝大部分卡法人都被困在了这种可怕疾病的疫区之中，面临这种境况的蒙古军队显然需要整顿。于是，他们开始将尸体抛入城市里。在第一段也是最引人注目的细菌战记录里，德穆西讲

[①] 关于究竟是哪种细菌导致了黑死病，曾有过一些争议。直到 2011 年，一组不怕弄脏手的研究者挖开了伦敦的瘟疫墓地，找到了已经死去很久的瘟疫受害者的尸体，拔掉了他们的牙齿并钻开。在牙齿中，研究者发现了耶尔森菌的 DNA，此时距它肆意屠戮已经过去了 650 年。

述了"腐烂的尸体"如何"污染了空气和水源，恶臭弥漫，数千人之中几乎没有任何人能够逃离危险"。他暗指，是那些逃离的人将瘟疫带到了意大利本土，成了疾病传播到整个欧洲的关键通道。不过，抛尸的行为可能并没有为大流行的传播发挥多大的作用——即使没有人类的帮助，鼠疫耶尔森菌也是一个完美的杀手。

有时想来也好笑，现代的恐怖分子的无能程度似乎和他们的疯狂程度一样。在1993年的夏天，日本的邪教组织兼恐怖组织奥姆真理教的成员登上了该教位于东京附近的龟户的总部的屋顶。他们身上带着炭疽杆菌悬浮液。装配完备的愚蠢的主谋者将悬浮液高高地喷洒在空气中，想让下方毫无戒心的公民被死亡击中。谢天谢地，他们的计划失败了，因为他们认为是生物武器的炭疽菌株实际上只是牲畜用的疫苗，是用来预防动物感染炭疽的。当天没有人死亡或者受伤。

这件事平淡地过去了，并没有引起重视。两年后，同一个团体在位于东京繁华的市中心的、世界上最繁忙的地铁系统中的5个地点释放了沙林毒气，这一次袭击造成13人死亡，另有5 500人受伤，程度轻重不等。如果邪教组织在这次地下袭击中使用了致命的武器化的炭疽杆菌施行秘密攻击，死亡人数可能会高得多。

吸入形式的炭疽杆菌是地球上最致命的东西之一，感染者的死亡率为85%～90%。保障其致命效果的核心在于三部分毒素，即保护性抗原（protective antigen，PA）、致死因子（lethal factor，LF）和水肿因子（oedema factor，EF）。虽然它们三个单独作用都是完全无害的，但合并起来却构成了地球上最致命的一种生物武器。直到最近，科学家才在实验室中证明了这三种毒素是如何彼此依赖、互相合作的。PA就好比是肌肉发达的小喽啰，它会附在人类的巨噬细胞表面，再把EF和LF召集过来。然后，PA会在细胞壁上打开一个缺口，就像窃贼在玻璃珠宝展示柜上割开一个洞一样，让另外两种毒素进入细胞内部。EF和LF会施展出现在还有很多科学家正在研究的黑魔法，导致巨噬细胞大规模地肿胀并死亡。它们用这一方法屠杀了免疫系统的这些步兵，一旦没有了巨噬细胞的保护，炭疽杆菌就能够在人体内自由繁殖到百万级别，并且基本不会遇到阻碍。这一过程，患者会出现高热、寒战、呼吸困难并大量出汗，绝大多数人将迅速死亡。

对有这方面意向的人来说，将这种致命的细菌制成生物武器是一件非常简单的事情，只需要用到平平无奇的设备，花上几千美元。用一台简单的离心机就可以去掉粉末，分离出孢子，得到纯度很高的炭疽杆菌。下一步工作是让颗粒变得非常小，因为完美的武器化炭疽孢子需要小于头发丝直径的1/10。到了这种尺寸，它们才能沿着肺部的气管迷宫迅速且轻松地行进。越往深处走，支气管变得越细，最终它们来到了肺泡。肺泡是一个微小的云形气囊，负责迎接像氧气一类受到欢迎的客人进入血液。肺泡也是炭疽孢子的入口，它们潜伏在这里，等待搭载细胞马车——巨噬细胞。巨噬细胞则在做它们分内的工作——清除随着呼吸而进入肺部的灰尘和碎屑。但不幸的是，这份工作意味着巨噬细胞也会吞噬炭疽孢子。接着，完全没有意识到自己已经背上了定时炸弹的巨噬细胞将这些孢子带到了胸部的淋巴结，这些淋巴结也就成了孢子的转运站。等到炭疽孢子完全准备好的时候，它们就会萌发、转变成杆菌而使巨噬细胞破裂，并通过血液传播导致致死率极高的感染。致死率之所以很高，有一部分原因是可选择的治疗方法有限——我们只拥有抗生素和重症监护病房。后者让医生得以延续甚至暂时取代衰竭器官的功能，希望能够争取到足够长的时间，好让抗生素和免疫系统清除炭疽杆菌。

虽然针对像炭疽杆菌和埃博拉病毒这样的致命病原体的治疗方法相对匮乏，但21世纪的药房就像是一个军械箱，装满了针对从癌到痈等疾病的武器。在药物研发的第一线上，免疫学炼金术每天都在创造功绩，有朝一日，我们必然能够终结炭疽杆菌引起的高达90%的死亡率。在最后一章中，我们将一探药物研发最前沿的究竟，看看它将如何防止我们跌入抗生素的灾难。

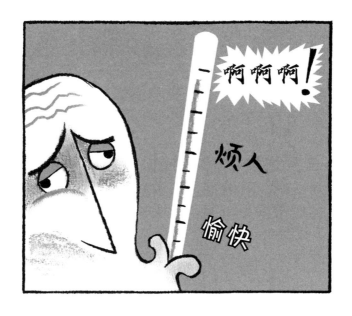

第十六章

聪明的药物：免疫学炼金术

免疫细胞及信使的杀手阵容不仅是本书故事的主角，而且为科学家们提供了制造新型药物的灵感，他们在实验室里培育起仿造的细胞杀手。这些科学所努力的目标不只是简单地观察和理解人体的防御功能，他们也希望能够成为魔法师的学徒，掌控这支令人敬畏的军队，利用它们的能力实现自己的目的。有的科学家就做到了这一点。在本章中，我们将探索免疫调节药物中最重要的成员，思考它们带来的一系列伦理困境，再偷偷翻一下现代免疫学炼金术士正在撰写的令人兴奋的新版药典。

仿　造

我们已经看到，免疫系统就像孩之宝公司的那款非常复杂的捕鼠游戏，只不过不同的部件相互连接、共同工作的目标是捕捉入侵的微生物，而不是前来窃取奶酪的老鼠。改变系统中的任何一个细胞或化学信使的数量，都可能对整个系统的工作效果产生重大影响。因此，人工制作化学信使是科学家常用的改变免疫反应的一种策略。

例如干扰素的合成。就像我们在第三章中提到过的，干扰素是一个信号传导分子家族，被免疫系统用以开启细胞中的各种抵抗入侵者的基因。这些基因的大致作用是创造一种对细菌和病毒不利的环境，有效地"干扰"它们在人体内繁殖的能力。我们知道干扰素阻碍微生物的天赋已经有 50 多年了，但是在最初的几十年里，研究干扰素的科学家无法将这些厉害的小分子用于疾病的治疗。这主要是因为科学家很难得到大量的符合纯度要求的干扰素来进行高质量的临床试验。打个比方说，就好比你要设计一个试验来测量酒精中毒的影响，但是手头能用的只有半盒去年圣诞节剩下来的酒心巧克力（基本上是没法用的）。所以，尽管干扰素在被免疫系统调遣时效果极佳，但科学家和医生却驾驭不了它们。正如一位有诗人天赋的研究者说的，干扰素从此被流放到了"科学界的西伯利亚"。这场流放一直持续到基因克隆技术的出现。干扰素 α 是最早被克隆的人类基因之一，克隆技术让大规模生产成为可能。1991 年，干扰素 α 被批准用于慢性丙型肝炎的治疗——对于这种病毒感染，此前几乎没有其他有效的治疗方法可供选择。现在，我们已经可以用不同类型的干扰素对抗各种疾病，包括乙型肝炎、多发性硬化和一些癌症。

高级定制免疫疗法

虽然干扰素拷贝是一种很有用的工具，但在某些方面，它们是一种相对简单的工具，只能用来模仿原始信使的功能。从药物开发的复杂性上来说，接下来的一个级别就是制造免疫系统杀手的设计师版本，也就是为了特定任务量身定制的版本。高级定制免疫疗法的一个典型例子就是单克隆抗体（monoclonal antibody，mAb，简称单抗）。这种有效的抗体能够锁定某个特定的分子展开攻击，工作方式类似于寻热导弹。其亮点在于你可以针对任何一种微小的目标分子设计单抗。也就是说，如果你想向某一类型的细胞输送药物甚至放射物，你只需要设计一种单抗，让它的形状与该类细胞上的独特标记物结合。你不必知道这些细胞所在的位置，因为单抗能够自己完成跑腿任务，不停地在人体内搜寻靶标，就像没有参加福利工会的疯狂的邮递员。

单抗有很多用途：科学家利用荧光标记单抗点亮细胞，方便在显微镜下观察；医生使用治疗性单抗系统地破坏藏在内脏深处的肿瘤。最早的单抗原型，是 1975 年由乔治斯·J. F. 克勒（Georges J. F. Köhler）和色萨·米尔斯坦（César Milstein）制成的。从那以后，约 50 种单抗逐渐被欧洲和美国批准用于治疗多

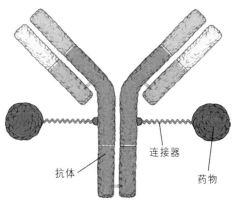

图 16.1　药物递送单抗

种疾病，每年都会有大约 4 种新的单抗被投入市场。曾有人估计，到 2020 年，全球单抗销售额将超过 1 250 亿美元。[①]

之所以会有多种多样的单抗，是因为单抗有两处可以修改：锁定什么样的分子和递送到什么样的靶点。在递送端，一些单抗基本没有任何装饰，它们的作用是给结合的细胞画上靶心，通过与天然抗体完全相同的方式标记细胞，吸引白细胞前来破坏。没有装饰的单抗的一个典型就是利妥昔单抗（rituximab），它被设计用来锁定某些 B 细胞表面的高水平表达标记物 CD20。利妥昔单抗对 CD20 的偏爱，意味着它可以为免疫系统标记出 B 细胞，用以治疗产生过量 B 细胞的疾病，例如非霍奇金淋巴瘤（一种癌症）。利妥昔单抗现在已经成了肿瘤医生的医疗包的核心成员，并被列入了世界卫生组织的优先疾病基本药物清单。

还有一些单抗经过修改，直接靶向肿瘤细胞，运输化疗药物。例如一种商品名为麦罗塔（Mylotarg）的单抗，被设计用来结合白血病细胞表面常见的标记物，并在尾部携带了一根装有强效抗癌药物的刺。麦罗塔的复杂故事可以为新药研发提供警示。它最初获得了 FDA 的快速批准，但条件是进入市场后必须开展进一步的临床试验。某项临床试验的结果导致麦罗塔自愿退出了美国市场，因为与已有治疗方法相比，它似乎没有任何临床益处，且死亡率更高。这项试验与其他证据相冲突，日本的监管机构就不认同 FDA 对其风险收益的评估，所以日本仍然在使用麦罗塔。前沿

---

① 据查，2020 年的全球单抗销售额排名前 20 的总额就已超过 1 300 亿美元。——译者注

药物的性质决定了它们不像那些已经上市很久的药物那样经过了足够的试验和测试。所以在药物进入市场、被用于临床之后继续监测药物的影响非常重要，不能仅仅依赖于受到严格控制的试验。赫赛莱（Kadcyla）是另一种尾部装载了化疗药物的单抗，它与麦罗塔的区别在于它能够双管齐下地发起攻击。赫赛莱锁定的靶点是癌细胞上的人表皮生长因子受体2（human epidermal growth factor receptor 2，HER2），这种生长受体大量存在于某些类型的乳腺癌细胞的表面。癌细胞通过其超级 HER2 状态来帮助它们自身比正常细胞更迅速地生长和分裂，但如果赫赛莱结合了 HER2，就能够阻断生长信号进入细胞。在阻滞细胞生长的同时，赫赛莱尾部携带的化疗药物负责杀死细胞，如同左右出击的组合拳一样强大。赫赛莱不仅在科学层面令人印象深刻，而且它从科研到临床的旅程则更加复杂、更加诡谲，我们稍后再谈这个话题。

虽然从单抗革命中获益最多的当数抗癌领域，但癌症并不是唯一一种可以用单抗治疗的疾病。英夫利昔单抗 infliximab 采用的是赫赛莱的阻断技术，而删去了尾部携带的化疗药物。它的靶点是一种名叫肿瘤坏死因子-α（TNF-α）的免疫信使。TNF-α 能够引发炎症，参与了各种自身免疫性疾病，包括类风湿性关节炎和克罗恩病（主要症状为肠道炎症）。虽然阻断 TNF-α 能够使这些疾病略有改善，但是直接关闭这一免疫系统信息网络中的主要通信途径，可能会造成一些意想不到的后果。这有点像社交平台——每个人都有一些好友会分享烦人的事情，但是如果完全不用社交平台，我们不仅会失去亲朋好友的饮食习惯一类的琐碎细节，也会失去社交平台的一些好处。用英夫利昔单抗降低 TNF-α 的免疫信号，有出现一些严重副作用的风险，在成人身上可能会引起肺炎或败血症，在儿童身上则可能引起淋巴瘤、白血病等癌症。虽然大多数使用英夫利昔单抗的患者不会出现这么严重的副作用，但这一事实为我们敲响了警钟，即使改变的只是免疫系统中的一个分子，也可能带来严重后果。

迄今为止，上文提及的所有这些单抗都令人印象深刻，不过目前处于热门药物风口浪尖上的是免疫检查点抑制剂，包括帕博利珠单抗（pembrolizumab），能够帮助免疫系统攻击肿瘤。免疫系统有一套用于保护自身的内置安全机制，而肿瘤细胞之所以能够茁壮成长，一部分原因就是它们有时能够利用这套安全机制来逃脱免疫系统的监视。肿瘤细胞的技术之一就是，在与前来检查的 T 细胞握手时传达"我不是你要找的细胞"的信息，这样一来，T 细胞就会以失效状态离开，完全不知道有肿瘤细胞在逍遥法外。免疫检查点抑制剂能与 T 细胞结合，阻止让 T 细胞失效的握手。于是，T 细胞得以保持警觉，并能够识别及破坏癌细胞。在进行免疫检查点抑制剂治疗后，医生最初会发现肿瘤似乎变大了，但是这种体积的增加实际上只是 T 细胞涌入肿瘤展开攻击的表现。一旦 T 细胞开始破坏癌细胞，肿瘤就会逐渐缩小，甚至完全消失。帕博利珠单抗目前已被用于治疗黑色素瘤，我们曾在第十四章中遇到过这种皮肤癌，其晚期阶段通常预后很差。在 2011 年之前，超过 50% 的晚期黑色素瘤患者会在一年内死亡。但是在一项临床试验中，接受帕博利珠单抗治疗的 644 人中有 40% 存活超过 3 年，更有 15% 的患者实际上已经没有任何癌症迹象了。这些统计数据从根本上改变了黑色素瘤治疗的游戏规则。然而，驾驭免疫系统来摧毁肿瘤绝非易事。和英夫利昔单抗一样，免疫检查点抑制剂也会导致严重的副作用。10%的人在关掉免疫系统的刹车器之后会发展出自身免疫反应，包括腹泻、皮疹、呼吸困难等在内的症状可能波及身体的几乎每个系统。所以，使用任何免疫检查点抑制剂都必须考虑到风险收益的平衡。

高级定制的成本

唉，高级定制免疫疗法就像高级定制的时装一样，价格并不便宜，而且它在伦理方面的争议就和在科学方面的一样复杂。为了突出这一点，我打算讲一讲阿仑单抗（alemtuzumab）的故事。阿仑单抗是单抗中最平平无奇的那一种，它也是一个没有装饰的单抗，工作起来就像普通的抗体一样，但在这种情况下，它被用来结合CD52，一种大量存在于某些T细胞和B细胞的表面的标记物。因此，对那些经标准治疗无反应的白血病患者来说，它是一种很有用的治疗方法。阿仑单抗的商品名叫坎帕斯（Campath），最初作为一种治疗白血病的药物上市。然而几年后，它表现出了对多发性硬化患者的一些更为优异的作用。2012年，《柳叶刀》发表了一项临床试验，结果表明，使用干扰素-β1a治疗（标准治疗方法）的患者中有51%复发，而使用阿仑单抗的患者中只有35%复发。虽然这一结果背后的机制尚不清楚，但看到希望的医生开始将这种药物开给"适应症外"[①] 的多发性硬化患

---

① "适应症外"给药是指不遵循监管部门批准的适应症和剂量给药。

者。制药公司发现阿仑单抗在白血病市场中的使用正在下降，却在多发性硬化市场上表现出巨大的潜力，于是便采取了一个非常合理的举措：停止在美国和欧洲销售阿仑单抗。并不是阿仑单抗不安全或效果不佳，而是公司希望能够将它重新命名并重新投入市场，更重要的是重新定价，毕竟多发性硬化的治疗方法十分有限。[①] 因此，阿仑单抗不再使用之前的商品名坎帕斯，接着新的商品名"Lemtrada"应运而生了。在被称为坎帕斯的时候，如果每周使用阿仑单抗 3 次、持续 12 周，总共的花费是 60 000 美元。而 2014 年，顶着新名字的 Lemtrada 则要求患者使用如同坎帕斯一半的剂量，第一阶段连续服用 5 天，12 个月后再连续服用 3 天，总共的花费达到了 158 000 美元。意料之中的，二者的差价在多发性硬化患者当中引起了骚动。然而，英国的一家评估药物成本效益的机构——国家健康与护理卓越研究所（National Institute for Health and Care Excellence，NICE）——批准英国国家医疗服务体系继续使用 Lemtrada。毕竟比起把钱用在其他抗多发性硬化药物上，Lemtrada 优异的效果还是具有更好的经济意义。

但通常来说，一种被证明治疗效果良好的药物开始涨价，恐怕会令除了最愤世嫉俗的人以外的所有人感到诧异。一个极端的例子是，2015 年底，美国图灵制药公司的首席执行官马丁·什克雷利（Martin Shkreli）宣布公司获得了一种艾滋病患者常用药的产权，并且即将涨价 50 倍以上。这一药物叫作乙胺嘧啶

---

① 虽然你可能会认为从市场上撤回药物的主要原因是安全问题，但事实并非如此。在 1980 年到 2009 年间，美国共有 118 种药物被从市场上撤回，但其中只有 22% 是出于安全原因。而在 1972 年到 1994 年间，英国批准的所有新药，后来被撤回的有 59% 是出于商业原因。

（Daraprim），是一种抗弓形虫病（寄生虫感染）药，而弓形虫病常常会感染包括艾滋病患者在内的免疫功能低下者。制造一片乙胺嘧啶片剂的成本大约 1 美元，它本来在美国零售价约为每片13.50 美元，而图灵制药公司在收购它之后，将价格提高到了每片 750 美元。什克雷利指出，1 美元的生产成本并没有包括营销或分销等关键费用，并且陈述了所获利润将投资于新药开发的理由。但不出所料，这些借口并没有让他摆脱贪婪的商人形象[①]，一位业内人士甚至称他为"男性版的库伊拉·德维尔（Cruella de Vil）"。这一事件最后得以圆满解决，因为专利状况，另一家公司得以推出一种药片，同时加入了乙胺嘧啶的活性成分和另一种药物，只需 100 美元就可以买到 99 片。

然而，很多药物的专利十分完整，让任何其他公司都无法提供更便宜的替代品，所以一些药物被卖到了天价。很多人可能会说，这种现象只是像单抗这样的新型药物的研发带来的必然现象。制药公司在研发新药时承担了很大的风险，因此一旦研发成功，他们自然会想要收获丰厚的回报。2015 年，美国塔夫茨药物开发研究中心公布了一份报告，计算出制药公司将一种新药成功送上市场的成本为 26 亿美元。慈善机构和患者群体对这一数字提出了异议。还有一些学者指出，塔夫茨中心的主要财政支持来自制药公司。然而，无论这个数字是 26 亿美元，还是由四大会计师事务所之一的

---

① 他之前经营的对冲基金受到了监管调查及刑事调查，这一消息的披露对他毫无同情心的形象毫无助益。他还因为"令人严重担忧的行为"而被驱逐出了他曾任领导职务的另一家制药公司。此外，他给希望竞选总统的伯尼·桑德斯捐款，但伯尼·桑德斯没有接受并将捐款转交给了一家专门研究艾滋病毒/艾滋病的健康诊所，他因此十分不满。

德勤更保守地估计出来的 14 亿美元，新药研发无疑都是一项巨大的财务支出。塔夫茨的数据中有很大一部分是考虑到了新药研发的失败率惊人的高。例如，辉瑞公司曾在托彻普（torcetrapib）上投入了 8 亿美元，这是一种新型降血脂药物，但遭遇了史诗级的失败。这并不是个例。现实里，绝大多数新化合物永远都没有机会被摆上药房的柜台。那些成功的新化合物，平均需要 12.5 年才能从创意变成处方笺上的药名。考虑到这些事实，我们可以理解为什么制药公司绞尽脑汁地要在药物投入市场后获取最大的利润。

然而，这便造成了一系列伦理难题，关于昂贵的抗癌药物——其中很多都属于免疫疗法——的争议尤其激烈。一个最大的问题是：用冰冷无情的金钱来衡量，对那些身患绝症的人来说，多活一个月究竟值多少钱？免疫检查点抑制剂易普利姆玛（ipilimumab）于 2011 年获 FDA 批准，比起之前的标准疗法，使用易普利姆玛可以使接受过治疗的转移性黑色素瘤患者寿命延长 3.7 个月，使未接受过治疗的患者寿命延长 2.1 个月。4 支易普利姆玛的价格为 120 000 美元。纪念斯隆凯特琳癌症中心的癌症专家伦纳德·萨尔茨博士指出，每克易普利姆玛的价格是黄金的 4 000 倍。他还计算出，一名使用最高剂量的帕博利珠单抗的患者，每年估计需要花费 1 009 944 美元。以联邦最低工资每小时 7.25 美元来计算，假设将赚到的每一分钱都花在帕博利珠单抗上，需要工作 72 年零 6 个月才能承担一年的治疗费用。

当然，相较于个体，保险公司和政府的医疗保健系统更有经济实力，但是这些机构也只能有选择地进行资助。如果是在一个国库十分充盈的国度里，人们可能会同意每个患者都应当得到所需的药物，特别那些能够延长寿命的药物。但是，由于一些药物价格极高，全世界没有哪一个国家有足够的钱能让每一名患者都获得最先进的治疗，也就是说，每一个国家都必须进行选择。在英国，NICE 就是一个负责做出此类艰难选择的机构，它决定了英国国家医疗服务体系包含哪些药物。媒体对此毫不领情，而是写出了这样的新闻头条——对 20 000 名癌症患者的背叛：配给机构摒弃了 10 种能够延长寿命的药物（这些药物均被允许在欧洲使用）。接着，当时的英国首相戴维·卡梅伦（David Cameron）采取了行动，宣布成立了癌症药物基金（Cancer Drugs Fund）。据某个癌症慈善机构的首席执行官形容，此举"对报纸头条称癌症病人被 NICE 夺走了'救命'药物而丧命导致的严重政治后果进行了'快速修复'"。癌症药物基金于 2011 年启动，目的是为 NICE 尚未评估或已经以成本效益不高或疗效不够好为由摒弃的药物提供资助。虽然这项基金无疑能够在癌症患者一生中最艰难的时刻给予帮助，并且收到了几个患者团体以及某些媒体的喝彩，但是它的存在也引发了一些很难回答的问题。例如，为什么在众多严重的、缩短寿命的疾病之中，癌症得到了优先考虑？凭什么不受控制的细胞分裂就更值得资助？

　　让我们来做一个思考题。假设你掌握着癌症药物基金的 10 亿英镑的公共资金，现在要你把这些钱花在医疗领域，你会设定哪些标准来判断怎么花最公平？你会先列出 10 种最常见的疾病吗？还是 10 种最致命的疾病？你会优先考虑某些人群吗？还是会考虑疾病的发生在多大程度上受到了个体行为的影响？你会考虑纳税人的想法吗？一项囊括了 4 000 多名英国成年人的问卷调查发现，人们支持的选择标准包括：疾病的严重程度、社会效益的广泛与否和治疗方法是否更加创新（前提是具有实质性的健康益处）。他们并不赞同癌症药物基金的主意。

如果你像我一样是一个注重证据的医学书呆子，你或许想以治疗最有效为评估标准，好让你手里的十亿美元发挥最大的价值。这个计划听起来不错吧，但是假设我们有充足的证据[①]，又该如何比较抗痴呆药物的益处与鼓励青少年进行安全性行为的项目孰轻孰重？NICE所采用的系统基于治疗方法能够提高的质量调整寿命年（Quality Adjusted Life Years，QALYs），这些治疗方法可以是药物，也可以是其他的像咨询或锻炼计划等。质量调整寿命年是"衡量一个人或一个群体的健康状况的指标，依据生活质量的好坏来对寿命的长短进行调整。健康地生活了一年，才能记成一个完整的质量调整寿命年"。例如NICE估计，想要延长一个质量调整寿命年，一次短期干预加自助的戒烟计划会花掉英国国家医疗服务体系372英镑，而一次增加身体活动的运动处方只需花费77英镑。相比之下，使用赫赛莱——一种用于治疗乳腺癌的单抗——延长一个质量调整寿命年，估计费用为166 000英镑。NICE认为它过于昂贵，无法纳入英国国家医疗服务体系的资助范围。那些义愤填膺的新闻头条所忽略的事实是资金的总量是有限的，在赫赛莱上每多花费1英镑，能用在其他更具成本效益的治疗方法上的钱就少了1英镑。当然，怎么分配资金比计算成本效益要复杂得多。以癌症治疗为例，试问，你是否愿意剥夺凯蒂——一

---

① 实际上，证据也是一个很大的问题。想要找到适用于特定环境的高质量证据，就像找彩虹尽头的金子和埋藏它们的矮精灵一样困难。

位慈爱的母亲、贤惠的妻子——多活几个月的机会，让她再也没有机会说出她想对孩子和丈夫说的一切。伦理学家用救援规则（Rule of Rescue）来代指这种情形——我们感到有责任去救助身份明确的个体。因为我们一眼就能看出万一凯蒂不能获得抗癌药物，会给其本人及亲朋好友带来怎样直接的、悲痛的影响。但不太容易看出来的是，戒烟能够挽救未来几年内因吸烟相关疾病而死亡的人。还有，如果能够帮助一些人积极参与体育锻炼，就可以预防他们的心脏病发作。仅仅是因为我们不知道这些人是谁，便觉得他们的生命没有那么有价值，而他们的死亡也没有那么悲惨。

此外，比起一种超级昂贵的抗癌药物，我们还很可能有某个亲朋好友从这些干预措施中获益。据英国约克大学的研究者称，癌症药物基金每延长一个质量调整寿命年，会导致英国国家医疗服务体系丧失 5 个质量调整寿命年。首相之所以设立癌症药物基金，是因为他认为人人都不该被剥夺治疗的权利。然而遗憾的是，他没有实现这一目标的能力，因为英国国家医疗服务体系的资金是有限的。有人认为癌症药物基金的最大受益者是将药卖给英国国家医疗服务体系的制药公司。我们永远也无法知道这种说法是真是假，因为没人拥有能够评估基金造成的影响的数据。资源分配的问题不会消失，随着越来越多的人的寿命越来越长，随着更多的像单抗这样的昂贵药物进入市场，这个问题仍然存在：你该如何分配这 10 亿英镑？

避免抗生素灾难

你预计自己的死因可能是什么？从统计学上讲，在西方的很多国家里，靠谱的猜测应该是糖尿病、癌症或心脏病等慢性疾病。在美国，9.3%的人患有糖尿病；在英国，每3分钟就会有1个人死于心脏病；而在我们所有人当中，有一半会在生命的某个阶段患上癌症。你可能压根不会想到梅毒、猩红热和坏疽。多亏有了抗生素，许多曾经令人恐惧的感染早已没落。但是，有人认为我们正站在灾难的悬崖边上，人类将很快跌落悬崖，并发现自己陷入了后抗生素时代的医学黑暗时期——连最普通的细菌也发展出了抵御抗生素的能力。在那一个世界中，再小的手术都变得十分危险，剖宫产等常见手术也都被迫叫停。就连一个小小的切口也可能发展成不可阻挡的败血症。同时，化疗和器官移植等治疗方法也会从救命的一端跳到害命的一端，因为医生没有能够应付感染的抗生素网络，抑制免疫系统的做法也变得不再安全。虽然这对人类来说是一场灾难，但是对那些沉寂已久的传染病来说，这将是一个史无前例的机会。如今，抗生素灾难的反乌托邦情景已经冒出了苗头：一方面人们正在滥用已有的抗生素，而另一方面，新型抗生素的发明遥遥无期。

  细菌可以通过多种方式产生对抗生素的抗药性，其基础就是细菌被浸泡在抗生素中时发生了能让它存活下来的突变。例如，突变可能发生在细菌的表面，使抗生素不再能够进入细菌；或者细菌发展出了"主动外排泵"，使抗生素无法在细菌内部停留。又或者，细菌可能发展出了新的代谢途径，这意味着它们不再受到抗生素的制约。用于规避青霉素的常见抗性机制之一是β-内酰胺酶，这种酶能够打破抗生素分子中的一个关键的四元环结构。上面提到的所有这些抵御抗生素的技术（以及很多没提到的）都是因为细菌的基因发生了突变，使得细菌在暴露于抗生素下时能够生存下来。问题在于，人们在很多地方都开设了简单的抗生素突击课程，比如没有按疗程抗生素或者毫无必要地服用抗生素，这些举动都给细菌提供了完美的训练场，让它们一次又一次地暴露于抗生素下，直到一部分细菌具有耐药性。

健康从业人员还可以通过开具更广谱的抗生素——而不是针对目标微生物的特定抗生素——来增加细菌的抗药性。或者，虽然开了正确的药，却没能给出正确的剂量。2015 年 12 月，英格兰利兹市出现了超级淋病——光看名字就令人胆寒，原因被认为是医生在开具处方时给出了错误的药物组合。淋病是一种性传播疾病，通常会联合使用两种抗生素来进行治疗。曾经有人担心一些患者只接受了其中一种抗生素，从而导致感染恶化，让细菌有更多的时间来产生抗药性。这个问题十分严重，以至于英格兰的首席医疗官写信给英格兰的所有全科医生和药房，警告他们"由于抗药性持续上升，淋病可能将会成为无法治愈的疾病"。从 2013 年至 2014 年，英格兰的淋病病例数量猛增了 19%，这种可能导致不孕症的感染即将成为一场公共卫生灾难。不出所料，出了这样的抗生素事件之后，越来越多的运动开始劝说患者不要总是期待用抗生素来治病，医生开具的处方也受到了越来越严格的审查。但是，人类只构成了整幅拼图的一部分，因为农场动物也已经开设了工业规模的抗药性训练场。在一些国家里，全国超过 50%（按重量计）的抗生素都出现在了农场而不是药店。这是由于使用抗生素让农民能够在更密集（因此也更有利可图）的空间内饲养动物。在一些国家里，兽医开具抗生素的背后存在着重大的经济激励，因为他们 40% 以上的收入都来自药品销售。

在利兹市的超级淋病迅速传播的同一个月里，农场动物滥用抗生素的危险也登上了令人生畏的新闻头条，例如"英国出现了能够抵抗'终极抗生素'的细菌"。这里所说的终极抗生素是黏菌素（colistin），它曾在临床被使用了数十年，但是由于其肾脏毒性而成了最后才会使用的治疗方法。之前，包括中国、丹麦、泰国和法国在内的一些国家已经发表了黏菌素产生抗药性的报告。于是，英国检测了 2012 年至 2015 年的 24 000 名感染者的历史细菌样本，并在各个农场中展开了抗药菌的测试。在 24 000 份样本中，有 15 份含抗黏菌素的细菌。此外，他们还在 3 个养猪场中发现了抗黏菌素的细菌。值得庆幸的是，他们发现这些细菌对其他的一些抗生素敏感，所以它们都无法成为引发灾难的微生物骑士。然而，虽然抗黏菌素的细菌较为罕见，但这件事还是引起了人们的关注。毕竟细菌在遗传上十分混杂，可以跨种类传递抗性基因。细菌的 DNA 复制之后，会将一个副本放在一个名叫菌毛的细长管道上，然后将菌毛插入另一个细菌的一侧。这就好比是细菌之间的性行为，只不过菌毛非常脆弱而易折，需要经常更换。我们没有什么细菌避孕药来阻止抗药性在不同种类的细菌之间传播，所以，重点在于如何从一开始就阻止细菌产生对黏菌素的抗药性。虽然人们很少使用黏菌素，但是根据报道，仅在 2014 年，英国的农场中就使用了 837 千克黏菌素。得知了这一事实后，人们开始呼吁减少在农场动物中使用抗生素，以消除最庞大的黏菌素抗药性训练场。虽然这一步踩在了点上，但是抗生素抗药性是一个全球性问题，毕竟细菌想出国不需要护照。黏菌素抗药性的上升仍然是不可避免的。

事实上，防止抗药性的产生是不可能的——归根结底，我们是在与演化做斗争——因此，我们所能做的是尽享减缓抗药性的进展。如果我们想要避免抗生素灾难，那么开发新型抗生素绝对是至关重要的。正如世界卫生组织总干事所说的："这种不祥的趋势显而易见。今天不采取行动，就意味着明天无药可用。"在新加坡的一个实验室里，合成生物学家马修·沃克·张（Matthew Chang）就正在采取行动。他的梦想是：创立一支能够寻找并摧毁人体内的细菌的微观军队。在这个梦想的 1.0 版中，他把大肠杆菌设计成了神风特攻队的队员。经过改造后的自杀式部下能够寻找绿脓杆菌（*Pseudomonas aeruginosa*）——一种能够引起肺炎的细菌——并在找到之后自行爆炸，释放出一团脓菌素（pyocin）毒云来杀死绿脓杆菌。2.0 版的杀手更像终结者而不像神风特攻队，因为它们能够将装载的武器——一种名叫小菌素 S（microcin S）的化学物质——直接释放，而无须爆炸。使用张氏大肠杆菌替代抗生素的前景之所以令人兴奋，原因之一是，抗生素往往会无选择地杀死人体内的"好"细菌和"坏"细菌，而马修·张的这些终结者却是针对性更强的杀手。实现这一点依靠的是大肠杆菌寻找信使灯塔的能力，这些灯塔由绿脓杆菌搭建，用来测量它们的殖民地的大小。大肠杆菌能够检测到这些灯塔并向它们靠近，而这一过程也会刺激这些迷你终结者产生并释放化学武器。到目前为止，这些装备了武器的大肠杆菌只用在了小鼠身上，不过结果喜人，出现在小鼠粪便中的绿脓杆菌数量减少，而且没有发现任何不良反应。虽然在我们真正用上这些基因工程细菌之前还有很多研究要做，但总有一天，就像我们现在经常喝下大量的"好"

细菌一样，我们也会吞下这些小小的战士。

其实，这种观念看似先进，但对俄罗斯、波兰和格鲁吉亚的人来说，它其实是老生常谈了。这些地方的人长期以来就把噬菌体（bacteriophage）作为一种药用病毒。这些天然存在的病毒能够感染并杀死细菌，人们利用它们帮助免疫系统抵御细菌感染已经有将近一个世纪的时间了。它们就好比是微生物中的雪花，没有两个完全相同——这一事实使得细菌很难对它们产生抗性。噬菌体在俄罗斯被广泛加入奶油、灌肠剂、注射剂、卫生棉条等各种东西中，用来对抗一系列细菌感染。然而，几乎没有英文的医学文献报告过俄罗斯使用噬菌体的经验，部分原因是语言障碍，部分原因是一些科学研究是由军方资助的，比如用于治疗战场感染的噬菌体，这些研究自然成了国家机密。

虽然现在西欧并没有表现出对噬菌体的热情，但是已知的最早的人类噬菌体疗法起源自 1919 年的法国。无畏的微生物学家费利克斯·德赫雷尔（Félix d'Hérelle）从士兵的粪便中培养出了噬菌体，并将它们喂给了巴黎儿童医院里患有严重痢疾的孩子。这些孩子的痢疾被治好了，但是德赫雷尔没有开展进一步的临床试验，而是进行了一系列严格的实验，将不同种类的噬菌体进行分类，并就这一主题撰写了一些论文。另外有人进行了临床研究，尝试用噬菌体来治疗从霍乱到疖的一系列疾病。最后，德赫雷尔准备就绪并发表了他获得的知识，推出了世界上第一个商业噬菌体疗法，产品线包括 Bacté-Intesti- 噬菌体、Bacté-Dysentérie- 噬菌体、Bacté-Pyo- 噬菌体和 Bacté-Rhino- 噬菌体。外科医生用它们来降低伤寒诱发的肠道穿孔的死亡率，因为有报告称，手术后将噬菌体溶液喷入患者腹腔似乎可以使死亡率从 85% 大幅降低至 20%～35%。甚至还有一些著名的欧洲实验室，包括著名的里昂巴斯德研究所（Pasteur Institute of Lyon）在内，会独立生产一些噬菌体混合物供医生使用。在 1969 年到 1974 年的 5 年间，巴斯德研究所辨别并纯化了 476 种不同的噬菌体，其中许多都可以治疗常见的葡萄球菌感染。巴斯德研究所用它们来治疗各种抗药性的葡萄球菌感染，包括长在心脏瓣膜上的脓，以及深入骨骼的慢性感染。

　　这一行为持续到了 20 世纪 90 年代中期。然而，法国在西方医学中是一个例外，在欧洲各国或美国，噬菌体疗法基本遭到了全面的抵制。一项关于噬菌体疗法的综述表明，造成这种差异的可能原因是德赫雷尔等人的辛勤工作使法国掌握了培养噬菌体的技术，而其他地方生产的噬菌体则有质量控制问题。毫不意外地，三家著名的美国制药公司在 20 世纪 30 年代进行的一项调查发现，全部商业噬菌体疗法都存在着质量控制和稳定性问题。不过，在 20 世纪 30 年代和 40 年代，西方医学的噬菌体疗法受到的真正打击来自《美国医学会杂志》（*The Journal of the American Medical Association*）上发表的两篇批评噬菌体研究的综述。以英语发表的研究有一定的局限性，毕竟大量噬菌体工作是在法国进行的，这些研究成果在从法语翻译成英语的过程中，可能解释已经发生了出入。此外，当时的绝大多数关于噬菌体疗法的研究规模都很小，而且质量可疑，因此难以作为噬菌体是否有效的明确证据。

　　这一状况一直持续到最近，随着细菌的抗药性不可阻挡地上升，人们重新燃起了对噬菌体的兴趣，并促成了 "Phagoburn 计划" 的创立。"Phagoburn 计划" 是第一个符合国际临床评估标准的跨国的噬菌体疗法临床研究计划。临床试验始于 2015 年 7 月，招募了来自法国、比利时和瑞士 11 个中心的 220 名患者，接受了来自欧盟 385 万欧元的资助，以评估噬菌体疗法是否能够有效地治疗烧伤患者的抗药性感染。噬菌体混合物由一家公司提供，该公司从污水、河水等各种来源中提取噬菌体，企图找出能够感染并杀死致病菌的病毒；到目前为止，他们共收集了超过 1 000 种噬菌体。在写这本书的时候，该试验的最终结果尚未公布。[①] 不管怎么说，这项试验承载着人类最大的希望之一，结果要么增强它，要么摧毁它。

但是，即使噬菌体疗法在高质量的临床试验中取得了成功，它还要面对另一个很大的障碍：是否具有经济利益。噬菌体的使用已有一个世纪的历史，这一事实使得制药公司几乎不可能得到它们的知识产权。2013 年，美国最高法院判决否定了天然基因的可专利性，因此想在美国申请噬菌体的专利基本不可能成功。但是经过基因工程改造的噬菌体还是有可能申请到专利的，这一点令卢冠达（Timothy Lu）博士的工作变得十分有趣。卢冠达是麻省理工学院的一位合成生物学家，他带领的研究小组制造出了一种噬菌体，可以杀死具有特定抗药性基因的大肠杆菌，同时并不影响其他的大肠杆菌的生存。这种噬菌体已经在蠕虫身上表现出了良好效果，但是从改善蠕虫的健康过渡到人体试验，还需跨过大片的实验陷阱、操作障碍和伦理雷区。

---

① 2018 年 10 月，参与"Phagoburn 计划"的研究者在《柳叶刀》上发表了一项 Ⅰ/Ⅱ 期临床试验的初步结果。试验共招募了 27 名烧伤患者，被随机分配到噬菌体疗法组（13 人）和标准疗法组（14 人，其中 1 人退出）。结果发现，使用低浓度的 PP1131 噬菌体混合物的患者的康复速度低于接受标准疗法的患者。研究者总结说，未来的研究还需要提高噬菌体混合物的浓度，并扩大试验规模。——译者注

但是人类必须要坚持到底。预计到 2050 年，每年因为细菌的抗药性问题而丧命的人至少会增加 1 000 万人；而从现在到 2050 年，全球将为抗药性问题付出 100 万亿美元的经济成本。从 1940 年到 1962 年，有超过 20 类新型抗生素进入市场，但从 1962 年至今，仅出现了两类新型抗生素。最新的一类抗生素是脂肽（lipopeptide），于 20 世纪 80 年代后期被发现——在那个久远的年代，垫肩还很酷，新街边男孩乐队还牢牢把控着热门歌曲排行榜。虽然从那以后仍有新型抗生素被 FDA 批准，但它们都属于已有的抗生素类别，因此它们的工作方式与其他广泛使用的抗生素类似，也拥有类似的抗药性风险。不过，难题的答案可能就在我们脚下，字面意义上的"脚下"。2015 年 1 月，一组科学家在《自然》上发表一篇题为"一种能够杀死病原体且未发现抗药性的新型抗生素"的论文，引起了轰动。他们报告了如何在土壤中发现了一种细菌，以及这种细菌产生了一种被命名为泰斯巴汀（teixobactin）的抗生素。这一发现之所以令人兴奋，是因为泰斯巴汀似乎使用的是一种全新的方法来阻止细菌形成细胞壁，而且它的靶点广泛存在于许多细菌中。这也解释了为什么各种细菌突变株（包括引起结核病的细菌）都没有针对泰斯巴汀的抗药性。泰斯巴汀在进入市场之前还需要进行很多个年头的测试，它并不能影响所有细菌的细胞壁，但是它毕竟展示了一种新的攻击方式，在抗生素灾难的阴影中亮起了令人兴奋和渴望的微光。同样令人兴奋的是，土壤可能是新型抗生素的发现途径，而且不是唯一的途径。

另一种新的研究途径几乎和土壤一样诱人——鼻涕。2016 年，《自然》杂志上发表了一篇题为"鼻涕大战"的精彩研究，报告了路邓菌素（lugdunin）的发现。路邓菌素是一种由住在人们的鼻子里的细菌分泌的抗生素，能够攻击像耐甲氧西林金黄色葡萄球菌（MRSA）之类的超级细菌。虽然其貌不扬，但我们的鼻孔是细菌互相攻打、争夺地盘和资源的主要阵地，而细菌的打仗方式就包括化学战。研究者发现，鼻子里住着路邓葡萄球菌（*Staphylococcus lugdunensis*）的人就不太可能同时被金黄色葡萄球菌（*Staphylococcus aureus*）感染。他们将这种现象归因于路邓葡萄球菌分泌的抗菌素化学物质，并将之命名为路邓菌素。路邓菌素和泰斯巴汀一样，从实验室到临床应用也还有很长的路要走，但是它的意义在于提出了一个崭新的抗生素来源——人体。就像这本书中所探讨的每一个故事一样，这项发现是一个美好的提示，原来世上所有的奇迹的创造者、最有可能改变医学面貌并治愈一切疑难杂症的人就是我们自己。

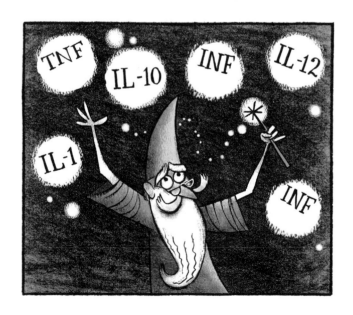

参考文献

以下目录并没有完全囊括我在写书时使用的全部信息源，它只包含了我认为最重要的文献。虽然我在后面写出了链接，但是互联网一向瞬息万变，有些内容可能已经无法使用了。如果是这样，请试一下上网搜索，你将找到满意的答案！

第一章

Ahmed, N. 2005. 23 years of the discovery of Helicobacter pylori: Is the debate over? *Annals of Clinical Microbiology and Antimicrobials* 2005, 4: 17. Available from: https://www.ncbi. nlm.nih.gov/pmc/articles/PMC1283743/

Roberts, C. S. 1990. William Beaumont, the Man and the Opportunity. In: Walker, H. K., Hall, W. D., Hurst, J. W. (eds). *Clinical Methods: The History, Physical, and Laboratory Examinations*. 3rd edition. Boston, Butterworths.

University of Leeds. 2003. Layers in the Epidermis. *The Histology Guide*. Available from: http://www.histology.leeds.ac.uk/ skin/epidermis_layers.php

第二章

Brinkmann, V. and Zychlinsky, A. 2012. Neutrophil extracellular traps: Is immunity the second function of chromatin? *Journal of Cell Biology* September 2012, 198 (5): 773–783. Available from: http://jcb. rupress.org/content/198/5/773.full

Perrone, L. A. et al. 2008. H5N1 and 1918 Pandemic Influenza Virus Infection Results in Early and Excessive Infiltration of Macrophages and Neutrophils in the Lungs of Mice. *PLoS Pathogens* 2008, 4(8): e1000115. Available from: http:// journals.plos.org/plospathogens/article?id=10.1371/journal. ppat.1000115

Shooter, R. A. et al. 1980. *Report of the investigation into the cause of the 1978 Birmingham smallpox occurrence.* The House of Commons. Available from: https://www.gov.uk/government/uploads/ system/uploads/attachment_data/file/228654/0668.pdf.pdf

第三章

Ali, Y. M. et al. 2012. The Lectin Pathway of Complement Activation is a Critical Component of the Innate Immune Response to Pneumococcal Infection. *PLoS Pathogens* 2012, 8 (7): e1002793. Available from: http://www.plospathogens. org/article/info%3Adoi%2F10.1371%2Fjournal. ppat.1002793

Commins, S. P. et al. 2010. Immunologic messenger molecules: cytokines, interferons, and chemokines. *Journal of Allergy and Clinical Immunology* February 2010, 125 (2 Suppl. 2): S53–72. Available from: http://www.jacionline.org/article/S0091- 6749(09)01075-6/fulltext#sec11

Yiu, H. H. et al. 2012. Dynamics of a Cytokine Storm. *PLoS ONE* 2012, 7 (10): e45027. Available from: http://www.plosone. org/article/info%3Adoi%2F10.1371%2Fjournal. pone.0045027

第四章

Brink, J. G. 2009. The first human heart transplant and further advances in cardiac transplantation at Groote Schuur Hospital and the University of Cape Town. *Cardiovascular Journal of Africa* February 2009, 20 (1): 31–35. Available from: http://www. ncbi.nlm.nih.gov/pmc/articles/PMC4200566/

Pearsall, P. 2002. Changes in Heart Transplant Recipients That Parallel the Personalities of Their Donors. *Journal of Near- Death Studies* 2002, 20 (3). Available from: http://www. newdualism.org/nde-papers/Pearsall/Pearsall-Journal%20 of%20Near-Death%20Studies_2002-20-191-206.pdf

Raya-Rivera, A. M. et al. 2014. Tissue-engineered autologous vaginal organs in patients: a pilot cohort study. *Lancet* 26 July 2014 , Vol. 384, Issue 9940: 329–336. Available from: http:// www.thelancet.com/pdfs/journals/lancet/PIIS0140- 6736(14)60542-0.pdf

Snyder,T.M.et al.2011.Universal noninvasive detection of solid organ transplant rejection. *Proceedings of the National Academy of Sciences USA* April 2011, 12 108 (15): 6229–6234.Available from: http://www.ncbi.nlm.nih.gov/pmc/articles/PMC3076856/

第五章

Ardissone, A. N. 2014. Meconium Microbiome Analysis Identifies Bacteria Correlated with Premature Birth. *PLoS ONE* 9 (3): e90784. Available from: http://journals.plos.org/plosone/ article?id=10.1371/journal.pone.0090784

Fitz-Gibbon, S. et al. 2013. Propionibacterium acnes strain populations in the human skin microbiome associated with acne. *Journal of Investigative Dermatology* September 2013, 133 (9): 2152–2160. Available from: https://www.ncbi.nlm.nih. gov/pmc/articles/PMC3745799/

Groeger, D. et al. 2013. Bifidobacterium infantis 35624 modulates host inflammatory processes beyond the gut. *Gut Microbes* 1 July 2013, 4 (4): 325–339. Available from: http://www.ncbi. nlm.nih.gov/pmc/articles/PMC3744517/

Hsiao, E. Y. et al. 2013. Microbiota Modulate Behavioral and Physiological Abnormalities Associated with Neurodevelop- mental Disorders. *Cell* 19 December 2013, 155 (7): 1451–1463. Available from: http://www.cell.com/abstract/S0092-8674 (13)01473-6

Messaoudi, M. et al. 2011.Assessment of psychotropic-like properties of a probiotic formulation (Lactobacillus helveticus R0052 and Bifidobacterium longum R0175) in rats and human subjects. *British Journal of Nutrition* March 2011, 105 (5): 755–764.Available from: http://www.ncbi.nlm.nih.gov/pubmed/20974015

Morton, E. R. et al. 2015. Variation in Rural African Gut Microbiota Is Strongly Correlated with Colonization by Entamoeba and Subsistence. *PLoS Genetics* November 2015, 11 (11): e1005658. Available from: http://www.ncbi.nlm.nih. gov/pmc/articles/PMC4664238/

Nood, E. van et al. 2013. Duodenal Infusion of Donor Feces for Recurrent Clostridium difficile. *New England Journal of Medicine* 2013, 368: 407–415. Available from: http://www.nejm.org/ doi/full/10.1056/ NEJMoa1205037#t=articleBackground

OpenBiome. Available at: http://www.openbiome.org/

Ridaura, V. K. et al. 2013. Gut Microbiota from Twins Discordant for Obesity Modulate Metabolism in Mice. *Science* 6 September 2013, 341 (6150). Available from: http://www. sciencemag.org/content/341/6150/1241214.full

Ursula, L. K. et al. 2012. Defining the Human Microbiome. *Nutrition Reviews* August 2012, 70 (Suppl. 1): S38–S44. Available from: http://www.ncbi.nlm.nih.gov/pmc/articles/PMC3426293/

第六章

Anon., 1923. Medicine: Voronoff and Steinach. *Time*, 30 July 1923, Vol. 1, Issue 22.

Bouman, A. et al. 2005. Sex hormones and the immune response in humans. *Human Reproduction Update* July/August 2005, 11 (4):

411–423. Available from: http://humupd.oxfordjournals. org/content/11/4/411.full

Broomfield, J. J. et al. 2014. Maternal tract factors contribute to paternal seminal fluid impact on metabolic phenotype in offspring. *Proceedings of the National Academy of Sciences* 2014, 111 (6). Available from: http://www.pnas.org/content/ early/2014/01/23/1305609111. full.pdf

Fox, C. A. et al. 1973. Continuous measurement by radio-telemetry of vaginal pH during human coitus. *Journal of Reproduction and Fertility* April 1973, 33 (1): 69–75.Available from: http://www. reproduction-online.org/content/33/1/69.full.pdf+html

Kavanagh, J. et al. 2001. Sexual intercourse for cervical ripening and induction of labour. *Cochrane Database of Systematic Reviews* 2001, (2): CD003093. Available from: http://www. ncbi.nlm.nih.gov/ pubmed/11406072

Robertson, S. A. et al. 2002. Transforming growth factor beta – a mediator of immune deviation in seminal plasma. *Journal of Reproductive Immunology* October–November 2002, 57 (1–2): 109–128. Available from: http://www.jrijournal.org/article/ S0165-0378(02)00015-3/abstract

第七章

Mor, G. and Cardenas, I. 2010. The Immune System in Pregnancy: A Unique Complexity. *American Journal of Reproductive Immunology* June 2010, 63 (6): 425–433. Available from: https://www.ncbi.nlm. nih.gov/pmc/articles/PMC3025805/

第八章

Cairncross, S. et al. 2002. Dracunculiasis (Guinea Worm Disease) and the Eradication Initiative. *Clinical Microbiology Reviews* April 2002, 15 (2): 223–246. Available from: http://www. ncbi.nlm.nih.gov/pmc/

articles/PMC118073/

Hansen, R. D. E. et al. 2011. A worm's best friend: recruitment of neutrophils by Wolbachia confounds eosinophil degranulation against the filarial nematode Onchocerca ochengi. *Proceedings of the Royal Society B: Biological Sciences* 7 August 2011, 278 (1716): 2293–2302. Available from: http://www.ncbi.nlm. nih.gov/pmc/articles/ PMC3119012/

Helmby, H. 2015. Human helminth therapy to treat inflammatory disorders – where do we stand? *BMC Immunology* 16: 12. Available from: http://www.ncbi.nlm.nih.gov/pmc/articles/ PMC4374592/

Janeway, C. A. et al. 2001. Pathogens have evolved various means of evading or subverting normal host defences. In: *Immunobiology: The Immune System in Health and Diseases*, 5th edition. New York, Garland Science. Available from: https:// www.ncbi.nlm.nih.gov/books/ NBK27176/

Wekerle, H. and Sun, D. 2010. Fragile privileges: autoimmunity in brain and eye. *Acta Pharmacologica Sinica* 31: 1141–1148. Available from: http://www.nature.com/aps/journal/v31/ n9/full/aps2010149a.html

World Health Organisation. Updated January 2017. *Trypanosomiasis, human African (sleeping sickness).* Available from: http://www. who. int/mediacentre/factsheets/fs259/en/

第九章

Alberts, B. et al. 2002. The Generation of Antibody Diversity. In: *Molecular Biology of the Cell.* 4th edition. New York, Garland Science. Available from: http://www.ncbi.nlm.nih.gov/ books/NBK26860/

Maul,R.W.and Gearhart,P.J.2010.AID and Somatic Hypermutation. *Advances in Immunology* 105: 159–191. Available from: http:// www.ncbi.nlm.nih.gov/pmc/articles/PMC2954419/

National Cancer Institute. 2013. CAR T-Cell Therapy: Engineering Patients' Immune Cells to Treat Their Cancers. Available from: http:// www.cancer.gov/cancertopics/research- updates/2013/CAR-T-Cells

第十章

Deer, B. 2011. How the case against the MMR vaccine was fixed. *The BMJ* 342: c5347. Available from: http://www.bmj.com/ content/342/ bmj.c5347

Dove, A. 2005. Maurice Hilleman. *Nature Medicine* 11, S2. Available from: http://www.nature.com/nm/journal/v11/n4s/full/ nm1223.html

Public Health England. *Immunisation against infectious disease.* Available from: https://www.gov.uk/government/collections/ immunisation-against-infectious-disease-the-green- book#the-green-book

Riedel, S. 2005. Edward Jenner and the history of smallpox and vaccination. *Proceedings (Baylor University Medical Center)* January 2005, 18 (1): 21–25. Available from: http://www. ncbi.nlm.nih.gov/ pmc/articles/PMC1200696/

Siegrist, C. A. *Vaccine immunology.* Available from: http://www. who. int/immunization/documents/Elsevier_Vaccine_ immunology.pdf

Vaccine Confidence Project 2015. *The State of Vaccine Confidence 2015.* Available from: http://www.vaccineconfidence.org/ The-State-of-Vaccine-Confidence-2015.pdf

Wakefield, A. J. et al. 1998. Ileal-lymphoid-nodular hyperplasia, non-specific colitis, and pervasive developmental disorder in children. *Lancet* 28 February 1998,Vol. 351, Issue 9103, 637– 641. Retracted but available from: http://www.thelancet.com/ journals/lancet/article/ PIIS0140-6736(97)11096-0/abstract

第十一章

Anagnostou, K. et al. 2014. Assessing the efficacy of oral immunotherapy for the desensitisation of peanut allergy in children (STOP II): a phase 2 randomised controlled trial. *Lancet*, Vol. 383, Issue 9925, 1297–1304. Available from: http://www.thelancet.com/journals/lancet/article/ PIIS0140-6736(13)62301-6/fulltext

Galli, S. J. et al. 2008. The development of allergic inflammation. *Nature*,Vol. 454, 445–454. Available from: http://www.nature. com/nature/journal/v454/n7203/full/nature07204.html

Graham-Rowe, D. 2011. Lifestyle: When allergies go west. *Nature Outlook*, 479: S2–S4. Available from: http://www.nature. com/nature/journal/v479/n7374_supp/full/479S2a.html

Krombach,J.W.et al.2004.Pharaoh Menes'death after an anaphylactic reaction – the end of a myth. *Allergy* 59: 1234–1235. Available from: http://onlinelibrary.wiley.com/doi/10.1111/j.1398- 9995.2004.00603. x/full

Lane, R. 2013. Bill Frankland: active allergist at 101. *Lancet*, Vol. 382, Issue 9894, 762. Available from: http://www.thelancet. com/journals/lancet/article/PIIS0140- 6736%2813%2961821-8/abstract

Theoharides,T. C. et al. 2012. Mast cells and inflammation. *Biochimica et Biophysica Acta* January 2012, 1822 (1): 21–33.Available from: http://www.sciencedirect.com/science/article/pii/ S0925443910002929

第十二章

D'Adamo, E. and Caprio, S. 2011. Type 2 Diabetes in Youth: Epidemiology and Pathophysiology. *Diabetes Care* May 2011, 34 (Suppl. 2): S161–S165. Available from: https://doi. org/10.2337/dc11-s212

Janeway, C. A. et al. 2001. Pathogens have evolved various means of evading or subverting normal host defenses. In: *Immunobiology: The Immune System in Health and Disease.* 5th edition. New York, Garland Science. Available from: http://www.ncbi.nlm. nih.gov/books/NBK27176/

MultiPepT1De available from: http://www.multipeptide.co.uk/

Redondo, M. J. et al. 2008. Concordance for Islet Autoimmunity among Monozygotic Twins. *New England Journal of Medicine* 25 December 2008, 359: 2849–2850. Available from: http://www.nejm.org/doi/full/10.1056/NEJMc0805398

Russell, S. J. et al. 2014. Outpatient Glycemic Control with a Bionic Pancreas in Type 1 Diabetes. *New England Journal of Medicine* 24 July 2014, 371: 313–325. Available from: http://www.nejm.org/doi/full/10.1056/nejmoa1314474#t= article

第十三章

Allenspach, E. et al. X-Linked Severe Combined Immunodeficiency. In: *GeneReviews.* 1993–2017. Seattle (WA): University of Washington, Seattle. Available from: http://www.ncbi.nlm. nih.gov/books/ NBK1410/

Berg, L. J. 2008. The 'Bubble Boy' Paradox: An Answer That Led to a Question. *Journal of Immunology* 1 November 2008, 181 (9): 5815–5816. Available from: http://www.jimmunol.org/ content/181/9/5815. full

Farmer, S. et al. 1948. Temporary remissions in acute leukaemia in children produced by folic acid antagonist, 4-aminopteroyl- glutamic acid (aminopterin). *New England Journal of Medicine* 3 June 1948, Vol. 238. Available from: http://www.nejm. org/doi/pdf/10.1056/ NEJM194806032382301

Yi, Y. et al. 2011. Current Advances in Retroviral Gene Therapy. *Current Gene Therapy* June 2011, 11 (3): 218–228. Available from: https://www.ncbi.nlm.nih.gov/pmc/articles/ PMC3182074/

Gore, M. E. 2003. Adverse effects of gene therapy: Gene therapy can cause leukaemia: no shock, mild horror but a probe. *Gene Therapy* 10, 4–4. Available from: http://www.nature. com/gt/journal/v10/n1/ full/3301946a.html

Hacein-Bey-Abina, S. et al. 2003. LMO2-Associated Clonal T Cell Proliferation in Two Patients after Gene Therapy for SCID-X1. *Science* 17 October 2003, Vol. 302, Issue 5644, 415–419. Available from: http://www.sciencemag.org/ content/302/5644/415.long

Hacein-Bey-Abina, S. et al. 2014. A Modified g-Retrovirus Vector for X-Linked Severe Combined Immunodeficiency. *New England Journal of Medicine* 9 October 2014, 371: 1407–1417. Available from: http:// www.nejm.org/doi/pdf/10.1056/ NEJMoa1404588

第十四章

Chiocca,E.A.and Rabkin,S.D.2014.Oncolytic Viruses and Their Application to Cancer Immunotherapy. *Cancer Immunology Research* April 2014, 2 (4): 295–300. Available from: http:// cancerimmunolres. aacrjournals.org/content/2/4/295.full

Cuzick, J. et al. 2014. Estimates of benefits and harms in prophylactic use of aspirin in the general population. *Annals of Oncology* 26 (1): 47–57. Available from: http://annonc.oxfordjournals.org/ content/26/1/47.full#T3

European Cancer Congress 2015. ECC 2015 press release: Post diagnosis aspirin improves survival in all gastrointestinal cancers. European Society for Medical Oncology. Available from: http://www.esmo.org/ Conferences/Past-Conferences/ European-Cancer-Congress-2015/ News/ Post-Diagnosis-Aspirin-Improves-Survival-in-all- Gastrointestinal-Cancers

Great Ormond Street Hospital for Children 2015.World first use of gene-edited immune cells to treat 'incurable' leukaemia. Available from: http://www.gosh.nhs.uk/news/press-releases/ 2015-press-release-archive/world-first-use-gene-edited- immune-cells-treat-incurable-leukaemia

Hanahan, D. and Weinberg, R. A. 2000. The Hallmarks of Cancer. *Cell* 7 January 2000,Vol.100,Issue 1,57–70.Available from: http://www.cell. com/cell/fulltext/S0092-8674(00)81683-9

Hanahan, D. and Weinberg, R. A. 2011. Hallmarks of Cancer: The Next Generation. *Cell* 4 March 2011, Vol. 144, Issue 5, 646–674.Available from: http://www.cell.com/cell/fulltext/ S0092-8674(11)00127-9

Infuso, A. et al. 2006. European survey of BCG vaccination policies and surveillance in children 2005. *Eurosurveillance* 1 March 2006, Vol. 11, Issue 3. Available from: http://www. eurosurveillance.org/ViewArticle.aspx?ArticleId=604

Mittal, D. et al. 2014. New insights into cancer immunoediting and its three component phases – elimination, equilibrium and escape. *Current Opinion in Immunology* April 2014, 27: 16–25. Available from: http://www.ncbi.nlm.nih.gov/pmc/ articles/PMC4388310/

Muehlenbachs, A. et al. 2015. Malignant Transformation of Hymenolepis nana in a Human Host. *New England Journal of Medicine* 5 November 2015, 373: 1845–1852. Available from: http : // www.nejm.org/doi/full /10.1056/NEJMoa1505892#t=abstract

Tebas, P. et al. 2014. Gene Editing of CCR5 in Autologous CD4 T Cells of Persons Infected with HIV. *New England Journal of Medicine* 6 March 2014, 370: 901–910. Available from: http:// www.nejm.org/doi/ full/10.1056/NEJMoa1300662

第十五章

Baize, S. et al. 2014. Emergence of Zaire Ebola Virus Disease in Guinea. *New England Journal of Medicine* 9 October 2014, 371: 1418–1425. Available from: http://www.nejm.org/doi/ full/10.1056/ NEJMoa1404505#t=article

Bausch, D. G. and Schwarz, L. 2014. Outbreak of Ebola Virus Disease in Guinea: Where Ecology Meets Economy. *PLoS Neglected Tropical Diseases*, 8(7): e3056. Available from: http:// journals.plos.org/plos-ntds/article?id=10.1371/journal. pntd.0003056

Henao-Restrepo, A. M. et al. 2015. Efficacy and effectiveness of an rVSV-vectored vaccine expressing Ebola surface glycoprotein: interim results from the Guinea ring vaccination cluster- randomised trial. *Lancet* 29 August 2015, Vol. 386, Issue 9996, 857–866. Available from: http://thelancet.com/ journals/lancet/article/PIIS0140-6736(15)61117-5/fulltext

Keim, P. et al. 2001. Molecular Investigation of the Aum Shinrikyo Anthrax Release in Kameido,Japan.*Journal of Clinical Microbiology* December 2001, 39 (12): 4566–4567. Available from: http:// www.ncbi. nlm.nih.gov/pmc/articles/PMC88589/

Mabey, D. et al. 2014. Airport screening for Ebola. *BMJ* 14 October 2014,349.Available from:http://www.bmj.com/content/349/ bmj.g6202

Mann, J. G. 2012. Anthrax toxin protective antigen – Insights into molecular switching from prepore to pore. *Protein Science* January 2012, 21 (1): 1–12. Available from: http://www.ncbi. nlm.nih.gov/pmc/articles/PMC3323776/

World Health Organisation. *Ebola outbreak 2014–2015*. Available from: http://www.who.int/csr/disease/ebola/en/

第十六章

Abedon, S. T. et al. 2011. Phage treatment of human infections. *Bacteriophage* March–April 2011, 1 (2): 66–85. Available from: http://www.ncbi.nlm.nih.gov/pmc/articles/PMC3278644/

Coates, A. R. M. et al. 2011. Novel classes of antibiotics or more of the same? *British Journal of Pharmacology* May 2011, 163 (1): 184–194. Available from: http://www.ncbi.nlm.nih.gov/ pmc/articles/ PMC3085877/

Friedman, R. M. 2008. Clinical uses of interferons. *British Journal of Clinical Pharmacology* February 2008, 65 (2): 158–162. Available from: http://www.ncbi.nlm.nih.gov/pmc/articles/ PMC2253698/

Ling, L. L. et al. 2015. A new antibiotic kills pathogens without detectable resistance. *Nature* 22 January 2015, 517: 455–459. Available from: http://www.nature.com/nature/journal/ v517/n7535/full/nature14098.html

Liu, J. K. H. 2014.The history of monoclonal antibody development – Progress, remaining challenges and future innovations. *Annals of Medicine and Surgery* (London) December 2014, 3 (4): 113–116. Available from: http://www.annalsjournal.com/article/ S2049-0801(14)00062-4/fulltext

West, H. 2015. Immune Checkpoint Inhibitors. *JAMA Oncology* 1 (1): 115. Available from: http://oncology.jamanetwork.com/ article.aspx?articleid=2174768

致　谢

感谢每一位亲朋好友，你们或者给予了我温暖的鼓励，或者给我寄过奇怪的免疫学故事，或者帮我阅读了一部分书稿，又或者就我这两年没有出来游玩而表示了支持和理解。

特别感谢在布鲁姆斯伯里出版公司西格马部门的吉姆，是他问我是否考虑过要写一本书——我之前并没有考虑过，如果没有他，我将永远不会踏上这个精彩的旅程。我还要感谢每一位才华横溢的专业人士，我的编辑、印刷厂和书店的工作人员，是你们把我天马行空的想法变成了真切的现实。

最感谢的是我的丈夫汤姆，感谢他的不厌其烦、正能量，愿意倾听从瘟疫到塑料阴道的各种故事。就像婚姻誓词说的，无论是顺境或逆境、富裕或贫穷、健康或疾病，我们都会共同面对。

最后，感谢你选择了这本书并读到这里——我很感激你的好奇心，希望我也用一大堆事实和故事报答了它。

Immune: How Your Body Defends and Protects You by Catherine Carver

Copyright © Catherine Carver, 2017

This edition arranged with Bloomsbury Publishing Plc

Through Big Apple Agency, Inc., Labuan, Malaysia.

Simplified Chinese translation copyright © 2023 by Ginkgo (Shanghai) Book Co., Ltd.

All rights reserved.

本书中文简体版权归属于银杏树下（上海）图书有限责任公司

著作权合同登记号　图字：22-2023-057

图书在版编目（CIP）数据

人体不可思议的兵工厂 / (英) 凯瑟琳·卡弗
(Catherine Carver) 著；徐说译. -- 贵阳：贵州人民
出版社，2023.11

书名原文：IMMUNE：HOW YOUR BODY DEFENDS AND
PROTECTS YOU

ISBN 978-7-221-17745-2

Ⅰ.①人… Ⅱ.①凯…②徐… Ⅲ.①人体生理学—
免疫学—普及读物 Ⅳ.①R392.1-49

中国国家版本馆CIP数据核字(2023)第140782号

RENTI BUKESIYI DE BINGGONGCHANG

人体不可思议的兵工厂

[英] 凯瑟琳·卡弗（Catherine Carve ）　著

徐说　译

出 版 人：朱文迅　　　　　选题策划：后浪出版公司

出版统筹：吴兴元　　　　　编辑统筹：费艳夏

策划编辑：王潇潇　　　　　特约编辑：崔　星

责任编辑：潘江云　　　　　装帧设计：墨白空间·杨和唐

责任印制：常会杰

出版发行：贵州出版集团　贵州人民出版社

地　　址：贵阳市观山湖区会展东路SOHO办公区A座

印　　刷：嘉业印刷（天津）有限公司

经　　销：全国新华书店

版　　次：2023年11月第1版

印　　次：2023年11月第1次印刷

开　　本：889毫米×1194毫米　1/32

印　　张：9.5

字　　数：205千字

书　　号：ISBN 978-7-221-17745-2

定　　价：52.00元

贵州人民出版社微信